U0252332

良 医 利 器

人工智能技术在医疗健康领域的应用
及 Python 实现

王大禹 著

科学出版社

北京

内 容 简 介

本书是一本医学人工智能的入门书，涵盖了对机器学习的介绍，对疾病诊断、疾病治疗及疾病管理过程等医疗健康领域相关知识的介绍。本书筛选了高发且有重大影响的九种疾病：乳腺癌、冠心病、卒中、糖尿病、肥胖、高血压、乙肝、不孕不育症、阿尔茨海默病，并以这九种疾病为例，介绍了人工智能技术的具体应用。本书还介绍了 Python 语言，以及使用 Python 语言解决五个医学问题的实现方法，包括机器学习算法、自然语言处理、数据分析等技术。

本书可作为连接医疗健康领域和人工智能领域之间的桥梁，供 IT 行业的专业人士、医疗健康领域的专业人士和领导者参考阅读，也可帮助人工智能的初学者和不会编程的医学相关人士了解机器学习算法的基本概念和知识。

图书在版编目（CIP）数据

良医利器：人工智能技术在医疗健康领域的应用及Python实现 / 王大禹著. — 北京：科学出版社, 2024.11. — ISBN 978-7-03-078925-9

Ⅰ. R319

中国国家版本馆CIP数据核字第20240VW758号

责任编辑：杨小玲　张艺璇 / 责任校对：张小霞
责任印制：肖　兴 / 封面设计：有道文化

科学出版社 出版
北京东黄城根北街 16 号
邮政编码：100717
http://www.sciencep.com
天津市新科印刷有限公司印刷
科学出版社发行　各地新华书店经销
*
2024 年 11 月第 一 版　开本：720 × 1000 1/16
2024 年 11 月第一次印刷　印张：27 1/4
字数：300 000
定价：97.00 元
（如有印装质量问题，我社负责调换）

作 者 简 介

　　王大禹，东北大学计算机专业本科、硕士，香港理工大学计算机专业博士，研究方向为机器学习、信息检索、自然语言处理。曾任职于美非能源、微软、完美世界、亚马逊等公司，有 20 余年人工智能及大数据的研发与应用经验。中国中医科学院中医学博士后，国家首批传统医学师承学员，中医执业医师，在健康医疗领域有 15 年学习、研究经历。（微博：中国大禹，微信：77839416）

前　言

在这样一个免费信息都看不完的时代，出版一本书是一个慎重的选择。很多免费的信息质量也很高，为什么要购买本书？读者需要理由，我想我需要保证：第一，书里的观点和信息有价值，而且在他处不可见（原创而且唯一）、不常见（同类信息稀缺）、不便见（同类信息缺乏整理）；第二，读者可以依据自己的知识背景舒服、有效地按自己的节奏读完本书并受益，同时感到有趣。因此，我倍感压力。单单"有趣"二字，就是天花板。本书分为三个部分，分别介绍医学知识、机器学习算法在疾病诊断治疗中的应用及上述应用的 Python 语言实现。

生老病死是每个人都逃不过的宿命，人类对自己生命、身体和健康的探索一直没有停止。勇敢乐观的孙悟空哭的时候不多，但在《西游记》第一回就落泪了，这一次落泪就是对死亡的恐惧，后来才走向求佛问道之路。幸运的是，我们赶上了当今的信息时代，大数据和人工智能技术让我们对长时间、全方位的数据的获得、处理和分析变得可行，为探索生命和健康掀开了新的一页。2018 年，谷歌的研究者仅利用数据发现了用视网膜眼底相片可以预测心脏病风险，建立起"眼"和"心"的关系。使用视网膜相片是因为很多就诊者拥有这种相片，用于监测糖尿病对眼睛的伤害，而眼底改变在糖尿病人群中的发生率非常高，约为 10%。根据全息理论，足底的每一个反射区也对应着某个组织/器官。如果每一位做过足疗的人都有"足底相片"或其他足底信息，并且作为健康记录的一部分，也许可以在统计意义上发现足底反射区与某种疾病的关系。相信很多关于生命和健康的谜团会被陆续揭开，当然也包括那些只能了解输入和输出关系但不知道转化机制的"黑盒"。

对于健康和亚健康的人群，最重要的是用最小的成本（个人和社会）保持健康、预防疾病。对于患者来说，最重要的是提前防护、准确诊断和有效治疗。诊断就是通过患者的症状（自己的主观感受，如疲劳）和体征（外人可以观察或通过检查得知的信息，如血压）来判断是什么疾病，是通过结果找原因的过程。诊断非常复杂，因为不同的疾病可能导致相同的症状和体征，相同疾病在不同人身体的体现可以相差很大。收集到历史和现在的全部症状和体征信息是作出准确诊断的基础条件，虽然收集到全部信息是理想化的条件，但是随着技术的进步，信息会越来越多。经过特征筛选（feature selection）之后，人工智能（AI）技术会告诉我们哪些因素、哪些数据更重要。这个问题在统计学中称为因子分析（factor analysis），是分析、简化复杂问题的一个方法。

人体非常复杂，疾病的诊断和治疗复杂而困难。2016 年的一个报告显示[①]，在美国，医疗错误是排名第三的致死原因，导致每年 25 万人的死亡，仅次于心脏病和癌症。我们可以推断在其他国家，医疗错误也会经常发生并导致严重后果。这并非医生医术不高，而是人的有限能力在复杂问题面前会显得力不从心。更全面的数据和 AI 算法会帮助解决这些复杂的问题。疾病导致的症状和体征多种多样，很多特异性的表现也许可以作为诊断的参考，但因为医学发展的原因或统计

---

① Anderson JG, Abrahamson K. Your health care may kill you: medical errors. Stud Health Technol Inform, 2017, 234: 13-17.

学原因，至今没有被收集和重视。信息时代，在广大人群中收集这些信息变得可行。电商网站可以为罕见的零件或物品找到分布在长尾处（即每年交易数量非常少）的卖家和买家，积少成多便有利可图。技术也有机会让不常见或常见但经常被忽视的症状被统计和研究。例如，2015 年 3 月的《法制日报》报道了一位五年来坚持接送北京海淀实验小学学生过马路的社区民警的事迹，这位民警罹患肺癌去世，他有一个特殊的症状：定时咳嗽。新闻记载："每天下午 5 点左右，老高都要经历一次剧烈咳嗽，持续 1 小时左右，让他一句完整的话都说不出来。"定时咳嗽是否有指导诊断和治疗肺病或癌症的意义？数据可以帮我们产生一些见解。

定时发作的症状还有潮热，就是像潮水一样准时来到的发热。更年期潮热影响大部分的更年期女性，每个人的发热规律还有差别。有些人偶然发作，时间短促；有些人则每天数次，持续时间不等。潮热发作多在下午、黄昏或夜间，中医判断为"阴虚"。定时发作的症状还有腹泻，"五更泻"又称"鸡鸣泻"，在中国古代医案就有所记载，天亮之前或早上一起床就要去厕所，国外称"morning diarrhea"，即"早晨腹泻"。我在医院学习、研究期间，发现咳嗽、腹泻、发热、头痛等这些定时发作的症状经常被患者提及，临床上并不罕见。

AI 的应用不仅仅是技术问题，更是商业问题和社会问题。医疗影像分析及辅助诊断是目前 AI 在医疗领域的重要应用。AI 技术可以帮助医生解决面对大量的影像资料看不过来、看不出来和看不准的问题。看不过来这个容易理解。例如，每例小肠胶囊内镜检查产生的视频通常会长达 8~10 小时，采集 2 万~3 万张图片，肠镜医生可能要看很多张图片才能找到异常点，AI 技术可以帮助医生最快地定位到这一点。随着医疗影像越来越精密，工作量显然会增加。有一些异常可能肉眼难以辨认，比如比较小的结节，AI 技术也可以帮助医生找到这些异常。很多情况下医生难以仅仅通过图片判断肿块的类型，如果有可靠的训练数据，即通过实证的方式（如活检）证明了肿块的形态和类型，也是可以应用 AI 技术的。从医疗影像上找到这些异常部位对于AI 技术的研究是非常有意义的，现在还有寻找肺结节的比赛（Lung Nodule Analysis）。

但是，早期的筛选是否对患者或疑似患者有帮助呢？根据统计①，发达国家中如果 1000 位 50 岁以上女性每年做一次乳腺癌筛查，坚持做 10 年，结果如下：会有 1 位因为乳腺癌早期发现而延长生命；2～10 位被过度诊断，因为她们的结节在有生之年不会产生危害；5～15位进行乳腺癌治疗，但和出现症状再治疗的结果一样；125～250 位要经历不必要的活检。解答是否早期筛查这一问题，则需要回答很多技术之外的问题，也可以通过数据和分析来解决。有一些恶性肿瘤发展缓慢，在患者去世前都没有产生症状，例如老人的前列腺癌；有一些恶性肿瘤几乎没有变化，这些肿瘤在病理学上符合癌症的定义，但是没有治疗的价值。过度诊断会导致不必要的治疗，这些治疗本身可能会对身体造成危害，对患者心理、生活带来灾难性影响，并给个人及社会带来经济负担。

如果把医疗健康领域和 IT 及 AI 领域比作两个城堡，本书就是连接这两个城堡之间的桥梁。本书分三个部分，第一部分属于医学城堡，第三部分属于 IT 城堡，第二部分属于桥。本书的功能及阅读建议如下：

---

① Welch HG, Woloshin S, Schwartz L. Overdiagnosed: Making People Sick in the Pursuit of Health. Boston: Beacon Press, 2011: 149.

（1）帮助从事 IT 的专业人士（包括 AI 技术人员、研究人员、开发者、云从业者、解决方案架构师、产品经理、数据科学家、运营、培训讲师等）了解医疗健康领域，并了解人工智能技术在多个医疗领域的应用，包括常见的疾病预测、诊断、治疗和预后管理，了解九种常见病相关的公开、公认的数据，为未来深入探究智慧医疗、AI 医疗健康领域做好充分的准备。可以按顺序学习第一部分、第二部分，第三部分可以选学。

（2）帮助从事医疗健康领域的专业人士（包括医生、护士、营养师等）了解并掌握以机器学习算法为代表的 AI 技术，以及这些算法和技术在医疗领域的广泛应用。工欲善其事必先利其器，让 AI 成为改进、辅助医务工作的利器。对 AI 的使用有前瞻性的视角，可以认识到目前 AI 技术应用至医疗领域的强项和不足；可以使用数据分析技术及机器学习算法处理手头的数据，并得出一些创新性的结论，写出有用的、对晋升有帮助的论文。可以按顺序学习第三部分第 15 章，第二部分和第三部分第 16 章，第一部分可以选学。

（3）帮助医疗健康领域领导者，从事智能医疗、医学 AI 解决方案开发的专业人士，商界、投资界人士全面深入了解 AI 和医疗健康领域结合的多领域的应用案例、发展前景、局限和风险。可以学习第二部分，第一部分、第三部分可以选学。

（4）帮助 AI 和机器学习的初学者、入门者了解机器学习算法的基本概念和基础知识，并以医疗场景中九种常见的疾病（癌症、冠心病、卒中、糖尿病等）的诊断、治疗为场景介绍这些算法的应用，最终用 Python 语言亲自实现这些算法并完成应用。可以按第 15 章、第一部分、第二部分、第 16 章顺序学习。

（5）帮助不会编程的人高效地掌握编程。最快地学习 Python 语言，结合笔者的在线课程"斩蛇奇艺"高效地在本地电脑上运行样例 Python 代码，并通过五个医学应用领域的样例代码深入了解 Python 编程，高效地通过改程序的方式掌握 Python 语言，并可以处理自己手头的数据和信息。可以直接学习"斩蛇奇艺"及第 16 章。

（6）帮助对医学知识、医学史、养生保健感兴趣的人快乐地掌握医学知识和健康常识。可以阅读第一部分、书中所有医学相关的背景知识和第二部分中所有感兴趣的内容。

钱钟书先生说："年轻的时候，我们总是会将自己的创作冲动误解为创作才能。"笔者从年龄来讲不算年轻，但害怕从年轻时就盲目带着上述自以为是的"误解"。因此写作中一直把创作冲动转换为准确、客观、全面的介绍，尽可能少地妄加评论，达到"述而不作"的境界。尽管如此，书中难免会有很多错误及不足之处，恳请各位读者批评指正。

王大禹

2024 年 5 月

目　　录

第一部分　健康医疗领域应用人工智能技术需要掌握的医学知识

第二部分　人工智能技术和机器学习算法在九种常见疾病诊治及管理过程中的应用

第三部分　机器学习简介及医疗健康领域中文本处理、图像分析、疾病预测和诊断的 Python 实现

健康医疗领域应用人工智能技术
需要掌握的医学知识

第 1 章
主观的症状和客观的体征

简单而言,医生为就诊者提供的医疗服务分为先后两个阶段:诊断和治疗,诊断是治疗的基础。医学诊断就是依靠患者的病史、主诉及一系列必要的检查,获取重要信息,判断患者感觉不适的原因,用某种或某几种疾病来描述这个原因。从统计学或信息科学的角度来看,诊断是一个分类的过程,同文本分类、图像识别一样。判断是否患有某种疾病就是二元分类,就像用算法判断一张图片里是否有猫。判断患有哪种疾病是多元分类,就像判断一张图片中的猫、狗、羊的数量各是多少,再做最终决定。分类问题很难,因为分类任务的几个候选结果都很类似,就像选择题中的备选答案,或是上述判断图片中的动物数量(猫、狗和羊的外形相似,均为一头四足一尾)。医学诊断很难是因为就诊者出现的症状和体征可以是很多疾病的表现,需要通过鉴别诊断来判断究竟是由哪种疾病导致的;另外,就诊者可能同时患有多种疾病。医生的知识和经验是有限的,ICD-11(《国际疾病分类》第 11 版)中包含 85 000 个实体,目前已经定义的疾病至少有 1 万种,没有医生可以完全了解所有疾病。当然,绝大部分疾病是罕见疾病,发病率低于万分之六(万分之六是美国的标准,不同国家有不同标准)。在这个意义上,信息技术和人工智能技术至少能做到对所有登记的疾病进行考虑、比较和分析，这是医生本身所做不到的。

人工智能的优势可以体现在收集、利用大量人口呈现出的综合信息，构建并训练出强大的算法。随着科学技术的发展和数据的积累，也许有一天通过患者提供的或呈现出来的健康相关信息就可直接计算出治疗方案，诊断和治疗也就合并成一步。

理性的决策需要依据充足而准确的信息，医疗决策也不例外。有些信息可以测量，有些只能通过询问获得，例如，人类发展指数（human development index，HDI）、生活满意度指数（satisfaction with life index，SWL）等量化指标可以帮助衡量生活质量，但是如果想了解某个居民的切身感受，还是需要面对面询问一下"你幸福吗？"

症状（symptom）是主观的，是患者本人觉察到的异常和不适，一般指那些患者本人不说出来就没有办法直接获得的信息，例如感觉疲劳、恶心和疼痛。虽然表情可以显露出疲劳或疼痛，但是确切的信息需要患者对部位及感受进行具体描述。而体征（sign）是客观的，指外人可以察觉的异常或通过医学检查获得的数据，例如皮肤红疹或血脂异常。症状和体征来自患者和医生的不同视角，二者对于诊断都至关重要。

1.1 症状的数字化：以疼痛为例

表明疼痛是症状的最好例子是幻痛（phantom pain）。80%～100%的截肢者会感觉到被截掉的肢体仍然存在，少部分人会感觉到幻肢痛。对于下肢截肢者，夜间起床会有风险：他们误认为自己的下肢还在，起身后可能会跌倒或伤到残肢，睡觉时可佩戴保护装置以防受伤。幻痛多见于四肢痛，也会发生在切除的其他器官或组织，如乳房、牙齿和内脏。幻痛显然是旁观者没办法感觉到甚至无法理解的，因为连痛的实体都不存在。

症状的主观性给医生带来困惑，也给计算机程序的数据收集和后续的计算带来困难。第一，病人不说，有些症状医生就不知道；详细地描述症状对诊断会有帮助。有些患者对症状的描述非常翔实，北京协和医院郎景和院士所著的《一个医生的故事》一书中记载了他的一个患者主诉"肚子里像是有根棍子"，后来手术中发现盆腹腔有粘连，而且有一束纤维带牵拉腹膜和肠管。医学的进步，需要鼓励和引导患者用自己的话说出自己的主观感受，这些感受很有可能蕴藏着支持诊断的重要信息。受限于技术和其他因素，目前的医学教育、实践和研究都对患者个人提供症状的开发和使用存在不足；如果有了这些信息，如何有效地利用和处理也是一个难题。很显然，患者对自身感受描述的语言是非专业的，口语化的，甚至带方言的。而各种表示症状的词语的程度和范围往往需要进一步询问。例如，笔者在天津的医院遇到大量就诊者主诉"裂（lié）心"，如果查方言词典可以看到这个词是冀鲁官话，表示"胃疼"，但是大多数情况下就诊者并不是表示胃疼，而表示轻微反胃。有使用关中方言的患者把头痛说成"颡（sá）疼"，"颡"在关中方言表示头或额头。如此回答，医生听了之后会心生疑惑：我再问就诊者哪里疼，就诊者会反问我"啥疼"，到底谁问谁。患者自己对症状描述的规范化、结构化是电子病历构建、医学人工智能领域信息处理的瓶颈和关键点，自然语言处理技术是解决这一问题的核心技术。

第二，患者主观的感受差异。"子非鱼安知鱼之乐"，我们没有办法准确知道别人的感受和别人眼里的世界。仅以视觉为例，同样一片树叶，甲乙二人就算没有红绿色盲，看见的绿色也会有差别，因为人类感受颜色的视细胞（视锥细胞）对于相同颜色的反应程度不同，视锥细胞的分布和数量也不同。例如，女性对色彩的感受力远胜于男性，这与 X 染色体上的视觉基因有关，也与人类进化中女性从事采集工作相关——在绿叶中发现红色的果实，并通过不同的暖色的差异判断果实的成熟度。因此，同样的服装卖场和菜市场给女性带来的视觉惊艳是男性体验不到的，这种差异笔者和表哥在小时候被女性长辈带到商场、市场时就已深深体会到了。如何将主观感受尽可能客观化和标准化，从而可以和自己的历史症状或他人的类似症状相对比，这是实现计算的条件。

下面以疼痛为例说明症状的数字化可考虑的属性。疼痛是临床上最常见的症状，在发达国家，患者看医生的诸多原因中疼痛排名第一。一些属性（机器学习领域称为特征）可以描述疼痛，如首发时间、持续时间、强烈程度、部位、发生的模式（持续、间歇等）。例如，统计表明[1]，全球 21% 的人都有紧张性头痛，这种头痛的特点是束带感，感觉像一根带子勒紧头或老虎钳子夹头，中医的"头痛如绞""头痛如裹"也是类似的感觉。疼痛的强烈程度有很多标准，NRS-11[2]（numerical rating scale）按照疼痛对日常生活活动（activities of daily living，ADL）的影响，把疼痛分成从 0 到 10 的 11 个等级。日常生活活动包括：个人清洁、如厕、穿衣、行动、吃饭等。分级后，对于疼痛程度可以借

---

[1] Stovner Lj, Hagen K, Jensen R, et al. The global burden of headache: a documentation of headache prevalence and disability worldwide. Cephalalgia, 2007, 27（3）: 193-210.

[2] Breivik H, Borchgrevink PC, Allen SM, et al. Assessment of pain. British Journal of Anaesthesia, 2008, 101（1）: 17-24.

用医学中的量化方法及判断方法来分级。NRS-11 提供了一种让非专业人士可以评估自己或家人疼痛的强烈程度的办法，见表 1-1。

表 1-1　NRS-11 疼痛强度量表

级别	疼痛程度
0	没有疼痛
1～3	轻微疼痛（对日常生活活动影响比较小）
4～6	中度疼痛（对日常生活活动影响比较大）
7～10	剧烈疼痛（致残，没有日常生活能力）

疼痛可以分为急性疼痛和慢性疼痛，还可以按产生疼痛的损伤类型分类。因为组织损伤引起的疼痛称作伤害性疼痛；因为神经损伤引起的疼痛称作神经性疼痛。此外，还有心因性疼痛，即受心理因素影响的疼痛。心因性疼痛最常见于组织损伤或神经损伤，该损伤引起的疼痛会因恐惧、抑郁、压力或焦虑等因素而增加或延长。

大多数疼痛属于伤害性疼痛，这种疼痛源于身体组织的损伤，例如骨骼、软组织或器官的损伤，也可能来自癌症等疾病。患者所经历的伤害性疼痛可以是尖锐的刺痛，也可以是不太尖锐的钝痛；可以是偶发的，也可以是稳定不变的；可以是急性的，例如脚踝扭伤等运动损伤引起的疼痛，也可以是慢性的，例如关节炎或慢性头痛。某些医学治疗（例如癌症的放射治疗）也可能导致组织损伤，从而引起疼痛。

神经性疼痛是因为神经损伤产生的。神经可能因糖尿病等疾病而受损，也可能因外伤而受损，某些化疗药物也会导致神经损伤。此外，卒中、病毒感染也可能导致神经受损。神经损伤引起的疼痛可能是中枢神经系统受损导致的，也可能是由于周围神经受损造成的。神经性疼痛通常被描述为烧灼感或刺痛感，有些人将其描述为电击样痛或针刺感。一些有神经损伤的人通常对温度和触摸敏感，只是轻轻一碰就可以引起疼痛。例如，糖尿病神经病变患者会经历各种疼痛，主要包括灼痛、电击样痛和锐痛；其次是酸痛和冷痛①。带状疱疹后神经痛通常持续一个多月。三叉神经痛是由于面神经发炎，其疼痛被描述为强烈的、闪电般的疼痛，它可能发生在嘴唇、头皮、前额、眼睛、鼻子、牙龈、脸颊和脸部一侧的下巴，可以通过触摸触发区域或轻微运动来消除疼痛。

传统医学诞生和发展于匮乏现代化检测手段的时代，医生非常依赖于患者主诉的症状，包括疼痛。中医对疼痛做过详细的研究和分类。胀痛是痛且胀，一般的原因是气滞。刺痛是疼痛如针刺之状，一般是因为瘀血。窜痛是痛处游走不定，和风证相关。冷痛是痛有冷感而喜暖，灼痛是痛有灼热感而喜凉。还包括疼痛对应外界压力的反应，例如，中医对腹痛分"按则痛减"和"按则痛加"，用于区分"虚痛"和"实痛"。"虚"和"实"是中医八纲辨证中的两个正交的维度。中医外科学还把疼和肿结合分辨，分为先肿后痛、先痛后肿、只肿不痛、只痛不肿。

疼痛是患者最容易发现和感受到的症状，对疼痛各种细节的收集和分析应是诊断的重要组成部分。目前已经有大量的手机应用软件（App）为患者记录疼痛提供了方便的条件。例如"My Pain Diary（我的疼痛日记，mypaindiary.com）"，可以帮助记录疼痛部位、疼痛类型、疲劳、压抑指数，如厕、喝咖啡、锻炼、服药的数量，还能帮助分析天气与身体状况的关联；"FlareDown（爆发，flaredown.com）"也可以

---

① 糖尿病神经病变诊治专家共识（2021 年版），中华糖尿病杂志，2021，13（6）：540-557.

帮助记录详细的疼痛情况，而且还内嵌了美国农业部食品数据库和天气数据，在记录的同时试图帮使用者找到触发疼痛的原因和治疗疼痛的方法。

1.2　手部的体征：手指和指甲暗示的疾病

体征是一种客观的证据，源于患者、家人、医生的发现及医学检查。在人工智能技术的帮助下，医学应该越来越多地依赖简单、无害的方法获得体征。例如通过本人的观察或医生的视诊就可以获得的信息。通过观察获得的信息更经济、更容易，成本小且可以反复获得，因此从测量次数上讲也更准确。视诊结果的下一步推断可以依赖统计学方法或数据挖掘方法发现关联关系。医学发展的初期，医生缺乏基于现代科技的医学检查办法，所以不得不依赖各种简单的体格检查，包括视诊。传统医学中积累了大量容易得到的体征来观察、研究并对诊断进行辅助，这给目前大数据及人工智能时代的我们收集体征和研究疾病提供了很多帮助和提示。

以手指和指甲为例，这是自查过程中最容易看到的体征。很多人体工学结论建议电脑显示器要放在距人眼 50 厘米处，长度和单臂长接近，这是眼睛看东西最舒适的距离。手指恰好在这个距离上，所以最容易观察到。中文中的"了如指掌"和英语中"at one's fingertips（如在指尖）"都表明了这一点。

1846 年，法国医生约瑟·博（Joseph Honoré Simon Beau）记录了指甲上横向的（垂直于手指伸展方向）的凸脊或凹槽，将其命名为博氏线（Beau's lines）。指甲上横向的凸或凹体现的是指甲厚度的异常变化，这和指甲的生发甲基（见"背景知识：指甲的结构"）异常相关。生病、精神压力和营养缺乏都会导致指甲生长受到影响。生发甲基受损、生发甲基的供血不足或皮肤病对生发甲基的影响都会导致博氏线的出现，如表 1-2 所示。正常人的指甲生长速度是每天 0.1 毫米，因此，可以根据博氏线的位置推断身体异常的发生时间。

表 1-2　导致指甲出现博氏线的原因

类型	引发博氏线的原因
生发甲基受伤	手指或脚趾被砸被挤
	暴露在极冷环境中
	修指甲或人造指甲
	用手指敲门
传染性疾病或其他疾病	新冠病毒感染
	心脏病
	高热
	麻疹
	腮腺炎
	肺炎
	链球菌感染
慢性病	糖尿病
	甲状腺功能减退
	外周动脉疾病（PAD）
	雷诺综合征
皮肤病	湿疹、银屑病
营养缺乏	缺锌、蛋白质不足

 背景知识

指甲的结构

平常我们用指甲刀修剪的那部分指甲叫甲板（nail plate）。甲板躺在甲床（nail bed）上，甲床背部（贴近甲板那侧）是上皮组织，有非常强的黏性，把甲板牢牢地粘住。甲床下层是真皮，有神经、淋巴和血管。甲床真皮有互锁的凸凹结构可以固定甲板，如同粘东西之前故意打粗糙的表面或公路铺沥青前故意打粗的地面。神奇的是，甲床真皮在粘住指甲的同时还要支持不断生长的甲板上移。

解剖学中，靠近躯干的部分为近端、远离躯干的部分为远端。所以指尖的方向叫远端，手掌方向叫近端。近端甲板叫甲根（nail root），指甲从这里生发。甲根所在的甲床如同它根植的土壤，这部分甲床比较特殊，叫甲基（matrix）。甲基把皮肤细胞角质变成甲板，甲基决定甲板的大小和厚度，指骨的形状决定了甲板的弧度。新的甲板细胞产生后会推动老的甲板细胞向远端和背部移动。

有时为了强调这部分甲基比较强的生发能力，把甲根附近的甲基称为生发甲基（germinal matrix），见图1-1。而甲床远端生发能力不强的甲基称为不育甲基（sterile matrix）。远端甲基产生甲板的腹部，近端甲基产生甲板的背部，有80%的甲板由近端甲基产生。甲板背部比较硬，甲板腹部比较软。生发甲基长度越长，指甲越厚。

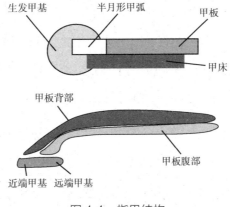

图 1-1　指甲结构

指甲的竖直方向（和手指方向相同）上出现的从指甲根部到指甲边缘凸脊大多数是无害的，和人体老化有关，也有研究认为可能和贫血有一些关联。指甲上出现的单个或多个小凹坑和银屑病、湿疹、关节炎等有关。

除了指甲形状，指甲上的白斑、白色条纹也可以作为诊断的体征[①]。白色可能发生在甲板，也可能发生在甲板下面的甲床。白色如果发生在甲板，压迫后不变色；如果发生在甲床则压迫后会变色。另外，发生在甲板的白斑或白纹会随指甲生长而向指尖方向移动。

穆尔克线（Muehrcke's line）命名源于美国医生穆尔克（Robert C. Muehrcke，1921～2003）。1956 年穆尔克医生在《英国医学杂志》（BMJ）上发表了一项研究成果[②]，他检查了已知患有慢性低白蛋白血症者和健康志愿者的指甲，发现指甲上多条横向白线（横向指平行于甲弧或指关节横纹）的出现是低血清白蛋白（低于 2.2g/dL，国际正常值 3.4～5.4g/dL，中国正常值 3.5～5.1g/dL）的标志，指甲上的横向白线与基础疾病的严重程度相关，并在输注人血白蛋白后消失。穆尔克线会出现在所有的指甲和趾甲，在食指、中指、无名指指甲上最明显。穆尔克线实际出现在甲板下方的甲床上，因此它们不会随着指甲的生长而移动，并且会在对指甲施加压力时消失，因为压力会使甲床变白。

1919 年，荷兰医生米斯（R. A. Mees）记录了砷中毒的病人指甲上出现的另一种 1～2 毫米宽的横向白色纹，命名为米氏线（Mees'

① Iorizzo M, Starace M, Pasch MC. Leukonychia: what can white nails tell us? Am J Clin Dermatol, 2022, 23（2）: 177-193.

② Muehrcke RC. The finger-nails in chronic hypoalbuminaemia: a new physical sign. Br Med J, 1956, 1（4979）: 1327, 1328.

lines）。米氏线看起来和上述穆尔克线很像，但是米氏线与穆尔克线的差别在于发生位置，米氏线是甲板变白，而穆尔克线是甲床变白。因此，米氏线随指甲生长而向指尖方向移动，直到超过甲床被剪掉。这一体征与慢性砷中毒、肾衰竭及化疗有关。

指甲的根部有白色的半月痕，被称为甲弧（lunula），见图1-1。指甲从生发甲基处生长，生发甲基把皮肤细胞角质变成了坚硬的指甲。靠近指尖的指甲角质化彻底，细胞失去了细胞核，细胞变得更加透明，因此可以透过这部分指甲看到下面粉红色的甲床。而指甲根部的指甲刚刚被角质化，不太彻底，颜色不是特别透明，呈现出白色的甲弧。生发甲基生发速度不同，中间快，两端慢，所以出现半月状甲弧。

半月状甲弧呈现的是甲基的状态，所以和健康有一定关联。一些理论认为出现半月甲弧的手指越多、半月甲弧越大表明身体健康状态越好。半月甲弧如果呈淡蓝色，可能与糖尿病相关；呈红色，可能与心脏病相关；呈棕色，可能与肾病相关。中医认为半月甲弧的大小与人的气血状态有关。另外，甲床的颜色、清澈度与血脂高低及肝病有关系。这些都可以非常容易地用数据来进一步研究。

除了指甲颜色，手指形状也是重要体征。例如，杵状指（clubbing digits）大多和心肺疾病相关，希波克拉底可能是第一个记录这一体征的医生，因此西方又称之为"希波克拉底手指"。以食指为例，指甲所在指骨叫远节指骨，与远节指骨相邻的是中节指骨，远节指骨和中节指骨之间的关节叫"远指间关节"。杵状指的人远节指骨比较厚大，指甲根部处的手指厚度大于远指间关节处的厚度，手指看起来像鼓槌。用一个简单的测试可以发现自己是否有杵状指：把左右两个相同的手指（食指或中指）背对背贴在一起，指甲贴合，远指间关节也贴合，指尖指向自己，如果手指的指甲间在指甲根部出现菱形，则为正常，否则就是杵状指。这个测试又称为沙姆罗斯测试，是为了纪念南非心脏病学家里奥·沙姆罗斯（Leo Schamroth，1924～1988）而命名的。

1.3 传统医学重视的体征：舌与舌苔

舌体黏膜上有许多密集的粗细不等的小突起，叫舌乳头。在医学中，术语"乳头"是指器官或组织表面上的小乳头状突起或结构。这种结构可见于身体的许多部位，并根据其位置发挥不同的功能，如舌乳头、肾乳头。

根据形态，人类的舌乳头分为四类：丝状乳头细而长，呈白色丝绒状，遍布舌体表面；菌状乳头散在丝状乳头之间，犹如草地中的蘑菇，肉眼可见，呈红色点状；叶状乳头位于舌后部的两侧边缘，呈皱褶状，每侧有 5～8 个，人类的叶状乳头已经退化，不明显；轮廓乳头最大，7～11 个，位于舌后部，见图 1-2。味觉感受器（味蕾）分布在这些舌乳头之间。

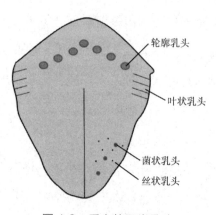

图 1-2　舌上的四类乳头

在正常情况下，舌上皮细胞有轻度角化和脱落现象，角化上皮以及填充在乳头间隙的脱落上皮、唾液、食物碎屑、渗出的白细胞等，组成正常的薄而白色的舌苔。

中医诊断中的重要一步就是看就诊者的舌和舌苔，例如中医医案中的"舌赤苔黄而燥"描述了舌头的颜色、舌苔的颜色及舌苔的质地。西医诊断一般没有舌诊这个步骤，但是医学界已经认识到口腔和舌对诊断疾病的重要性。一位意大利学者在一篇综述[①]中写道："由于口腔靠近呼吸道并与胃肠系统有连续性，以及参与语音发音，口腔在许多生理过程中发挥着至关重要的作用。此外，多种全身性疾病与特异性或非特异性口腔变化有关，在许多情况下，口腔成为重要的诊断部位。口腔受累可能先于全身系统和症状，为临床医生提供潜在疾病的早期诊断。特别是，对口腔的仔细检查可以揭示代谢紊乱、内分泌疾病、胃肠道疾病、血液疾病、自身免疫性疾病和肿瘤等身体异常情况。"

正常的舌乳头让舌看起来很粗糙。如果舌头表面没有了丝状或菌状乳头，就会产生柔软光滑的外观，被称为萎缩性舌炎（atrophic glossitis，AG），发病率为 1.3%～9%。1975 年美国的国家健康和营养调查（National Health and Nutritional Examination Survey）已经描述了萎缩性舌炎与营养素缺乏的关系，公认的营养素缺乏包括维生素 B_3、B_6、B_9、B_{12}，铁和锌的缺乏，可以导致萎缩性舌炎。萎缩性舌炎也与酗酒有关，营养不良是酗酒者的典型症状，营养不良和酒精对舌黏膜的化学损伤是导致萎缩性舌炎的原因。可以导致萎缩性舌炎的全身性疾病包括自身免疫性疾病、癌前病变和肿瘤、遗传病和代谢紊乱。

---

① Erriu M, Pili FM, Cadoni S, et al. Diagnosis of lingual atrophic conditions: associations with local and systemic factors. A descriptive review. Open Dent J, 2016, 10: 619-635.

如果舌苔部分缺失，舌面上将呈现出一块块颜色不同的区域，如同地图，称为地图舌（geographic tongue）或良性游走性舌炎（benign migratory glossitis）。地图舌在西医中被认为是原因不明但无害的一种体征，不传染，经常发生在家族中，由父母遗传给子女[①]。另外，有如下疾病或特殊情况的人经常出现地图舌：

· 银屑病：俗称牛皮癣，许多有地图舌的人也患有银屑病，这是一种炎症性皮肤病。

· 激素变化：口服避孕药的女性出现地图舌，这可能是由于避孕药中的雌激素和孕激素所致。

· 维生素缺乏症：缺乏维生素 B_6、B_{12} 的人更有可能出现地图舌。

· 舌面出现涤沟状裂纹：目前医学上不清楚裂舌的产生原因，但是发现裂舌与地图舌、唐氏综合征及银屑病相关联。

· 糖尿病：一些医生发现糖尿病患者，尤其是 1 型糖尿病患者，出现地图舌的概率更高。

· 过敏：患有湿疹、花粉热和其他过敏症的人出现地图舌的概率可能会增加。

· 情绪压力：医生发现压力增加与地图舌之间存在联系。

传统医学中，中医诊断非常重视舌及舌苔的体征。中医理论认为舌通过经络气血与脏腑紧密相连，舌质可反映脏腑气血的虚实，舌苔可表明邪气的深浅与胃气的存亡。气病查苔，血病观质。舌诊是诊断中的重要一步，是"望闻问切"四诊中望诊的重要部分。在中国，望舌有悠久的历史，中医经典《黄帝内经》和《伤寒论》中就有望舌诊病

---

① http://my.clevelandclinic.org/health/diseases/21177-geographic-tongue

的记载。1341 年，元代杜清碧撰写了《敖氏伤寒金镜录》，将临床常见舌象绘成 36 种图谱。中医舌诊包括对舌的舌神、舌色、舌形、舌态进行判断，对舌苔的颜色、苔质进行判断，并对舌和舌苔二者综合诊察。

在中医诊断中，上述提及的萎缩性舌炎的体征舌上无苔、光滑洁净叫"舌光"，或"镜面舌""光滑舌""光剥舌"，提示病情危险，胃阴干涸、肾阴欲竭、气阴两虚、气血两虚都会出现舌光。舌苔剥落不全，剥落处光滑无苔称为"舌剥"，对应上述的"地图舌"，常见的原因为胃阴虚或气阴两虚。

值得一提的是，香港理工大学张大鹏教授在 2000 年左右就从事用智能算法辅助舌诊的研究[①]。他们团队对生物识别技术的研究开展较早。近两年也有大量用机器学习、深度学习算法对舌图像进行处理并支持疾病诊断的研究，例如上海中医药大学使用 Faster R-CNN 算法对 8676 张舌图像按照裂舌、齿痕舌、瘀舌、斑舌、苔腻、剥苔、烂苔七项进行分类[②]。发现裂舌和齿痕舌与高血压、血脂异常、超重和非酒精性脂肪肝密切相关，而苔腻与高血压和超重有关。也有印度学者按照中医理论对舌图像处理进行研究[③]，通过 CNN-ResNet 50 架构提取全景舌头图像的深层特征，并使用深度径向基神经网络对提取的特征进行训练。

---

① Zhang D, Pang B, Li N, et al. Computerized diagnosis from tongue appearance using quantitative feature classification. Am J Chin Med，2005，33（6）：859-866.

② Jiang T, Lu Z, Hu X, et al. Deep learning multi-label tongue image analysis and its application in a population undergoing routine medical checkup. Evidence-Based Complementary and Alternative Medicine，2022，2022：3384209.

③ Balasubramaniyan S, Jeyakumar V, Nachimuthu DS. Panoramic tongue imaging and deep convolutional machine learning model for diabetes diagnosis in humans. Sci Rep，2022，12（1）：186.

第 2 章
19 世纪前医生的诊断工具

在现代医学检测设备和方法发明之前，医学诊断主要依赖于观察、病史采集、体格检查和有限的医学知识。对于病史采集，医生会收集患者症状、现病史、既往病史及其生活方式和环境等相关信息。医生会仔细观察患者的外貌和行为，以留意到明显的体征，例如肤色、体温、脉率、呼吸模式和整体举止。医生会进行身体检查以评估患者的情况，包括触诊（触摸身体有无异常）、听诊（听身体发出的声音，例如心音或呼吸音）、叩诊（轻叩身体以评估内部结构）等。医生会根据当时的医学理论为疾病做解释，例如使用体液理论，将疾病视为体液（血液、黏液、黑胆汁和黄胆汁）的失衡。医生会评估症状并尝试确定与疾病相关的体液失衡。

值得注意的是，这一时期的医疗实践受到当时可用知识和技术的限制，对疾病及其根本原因的了解仍在发展，医学治疗往往基于经验知识和传统做法。而在今天，病史获取和体格检查容易被忽视，这种忽视可能会失去很多有用信息，尤其是个性化的信息。这些个性化的信息应该和现代化检查结果（包括医学影像和实验室检查）共同作为病历的一部分，成为患者的丰富特征，人工智能技术才能获取它们与疾病之间的关联。在未来，患者及家属观察到的个性化信息将在医学诊断和治疗中发挥更大的作用。

例如，一位就诊者讲述自己"左手食指发凉"或者"膝盖感觉有风"，这些症状往往被忽视，如果加上具体的时间（"上午九点"）和触发条件（"吃完牛肉"），明明是增加了信息，但是因为个性化太强，更容易被忽视。人工智能技术可以记录并利用这些信息，因为这些信息可能蕴含着和疾病相关的重要内容。这种个性化的症状或体征从新闻中就可以获取。例如，北京一位优秀的民警高宝来坚持送小学生过马路 5 年，风雨无阻。2015 年他患肺癌去世，得到了大家的深切怀念。《法制日报》新闻记载："每天下午 5 点左右，老高都要经历一次剧烈咳嗽，持续一个小时左右，让他一句完整的话都说不出来。"没有发现规律可能是因为实例少，或者是实例过于复杂。二十年前，我在读博士时，导师告诉我，对于无规律的散点可以做个分类，其中的一部分可能看起来就有规律了，这种"分而治之"的办法一直让我记忆犹新。

2.1　病史采集

患者的病史（medical history，Hx）是医生通过问诊的方式获得的信息，这些信息对疾病的诊断和治疗有重要参考价值，是诊断过程中最先获得的信息。医生可以询问患者本人或知情人，以获得患者的症状和体征。《诊断学》（第 8 版）中说"病史的主体是症状"，症状往往是患者的主观感受，不问不知道；而体征则需要医生的一些检查来确定。也有人认为，有推断价值的信息才是体征。采集到的病史，加上体格检查、实验室检查、辅助检查等，构成了临床信息收集的整个部分。

对于不同的医疗行为，病史采集的深度和重点有所不同，急诊因为时间所限采集的信息非常少，住院可能要采集比一般门诊更多的信息。一般说来，病史采集会覆盖以下方面，见表 2-1。

表 2-1　病史采集覆盖的信息

名称	英文及缩写	内容
一般项目	ID and demographics	姓名、年龄、身高、体重
主诉	chief complaint（CC）	主要遇到的身体问题及持续时间
现病史	history of present illness（HPI）	主诉的详细内容
既往病史	past medical history（PMH）	过去的主要疾病、经历的手术、正在罹患的疾病（如糖尿病）
系统回顾	review of systems（ROS）	对于不同器官系统（如呼吸系统、循环系统）的系统性询问
家族疾病（或家族史）	family disease（FX）or family history（FmHx）	直系血亲的身体异常状况，尤其是和本次主诉相关的情况
过敏史	allergic history	对于食物、药物、乳胶及其他环境因素发生过的过敏症状
性生活史、生育史、妇科史	sexual history, obstetric/gynecological history	婚姻状况、性生活情况，女性患者的月经记录（与月经相关的时间和月经量）、生育记录
社会生活情况（或个人史）	social history（SocHx）/personal history	个人生活方面可能有临床意义的信息，包括家庭、职业、习惯、嗜好等

以家族史为例，家族史信息不仅仅对于诊断疾病有重要参考作用，对于自己平时的保健、养成良好的健康习惯也有参考作用。看病之前应该收集自己的家庭病史，并随身携带；即使不完整，也要向医生报告已知的信息。大量疾病都存在和家族病史相关的遗传倾向，例如心血管疾病、自身免疫系统疾病、骨质疏松症、精神疾病、哮喘、高血压、某些癌症（尤其是乳腺癌、卵巢癌、结直肠癌）、糖尿病等。例如，1994 年针对 10 余万人的研究发现一级亲属（即父母、子女及同父、同母的兄弟姐妹）患结直肠癌（又称大肠癌）会增加本人罹患结直肠癌的风险，尤其是对于年轻人。如图 2-1 所示，纵轴是每万人的累计

发病人数，横轴是年龄，有家族史的人发病率远高于没有家族史的人。根据目前的标准，推荐 45 岁开始做结直肠癌的筛查，但对于有家族病史的人，推荐 40 岁或近亲诊断出结直肠癌的前十年开始筛查。

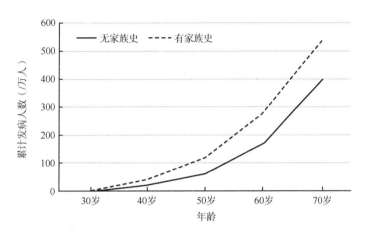

图 2-1　结直肠癌随年龄增长的发病率（每万人的发病人数）

对于备孕的夫妇，需要在怀孕前了解包括出生缺陷、发育障碍及其他遗传疾病等更多的家族史信息。对于儿童，很多遗传疾病在儿童时期就已经很明显，了解遗传病史可以帮助早期发现疾病。孤独症、注意缺陷多动障碍（ADHD）、阅读障碍、焦虑症和抑郁症都会遗传。如果有家族史，心脏病和 2 型糖尿病也会在儿童时期出现迹象。有慢性病家族史的儿童可以从良好的生活习惯中受益，例如锻炼身体和健康饮食。

由于受各种条件的制约，目前家族病史的获取不能保证全面和准确；这本身也限制了医学界对家族病史的研究，限制了医学教育和实践对家庭病史的重视。就诊时病史采集时间不足是一个主要原因，这可以通过患者私下采集来改善，统一的采集标准、有效的记录工具是必要的。另外，基于一些原因，家族病史可能不准确，例如收养、父亲不是亲生父亲、亲戚间缺少联系、对于亲戚疾病的诊断不确定等。但是，随着人均寿命的增长、DNA测序的发展和互联网的普及，我们更容易确定直系血亲，并了解他们的身体状况以及疾病诊断；数据处理技术会让家族病史在疾病的研究、诊断中起到更重要的作用。当然，家族集体发病也不一定和基因有关联，例如整个家庭受到相同的环境毒素的侵害。

中医的病史采集中有著名的"十问歌"。十问歌始见于明代张介宾所撰的《景岳全书》，清代陈修园的《医学实在易》中总结的十问歌如下："一问寒热二问汗，三问头身四问便，五问饮食六问胸，七聋八渴俱当辨，九问旧病十问因，再兼服药参机变，妇人尤必问经期，迟速闭崩皆可见，再添片语告儿科，天花麻疹全占验。"显然，十问歌包含了对既往史的系统回顾，还包括对儿科和妇科的特殊信息的获取。以问大便为例，笔者认为这是十分必要的。大便的状态应该作为可利用的信息帮助诊断，同时药物治疗也要考虑大便的状态。在便溏（指大便不成形，形似溏泥）或腹泻的状态下，消化道内的物质通过速度快，会减少对口服药物的吸收；而便秘会增加患者的不适，这都应该作为医生考虑的因素。主观上漠视这些信息就是对患者和医学的一种不负责任，也不利于医学的发展和医生的成长。客观上没有时间、精力采纳这些信息，可以依靠信息技术应用自动化的方法去收集信息并做相关提醒。有潜力的医疗管理系统无论是设施上还是管理方式都应该为患者"多提供一点信息"和医生"多考虑一点信息"的行为提供便利并给予鼓励。

计算机辅助病史采集系统（computer-assisted history taking systems，CAHTS）在20世纪60年代就已经出现，现在不同的医疗机构对其使用的情况各不相同。病史采集容易受到医患关系的影响，而计算机辅助采集可以解决这个问题。因为计算机辅助采集可以让患者不受社会期望偏差（social desirability bias）的影响。社会科学的研究发现，受访者对问题的回答容易偏向于对方喜欢听或社会认可的方向，被称为社会期望偏差。计算机辅助病史采集显然更适合采集隐私类病史。互联网、电脑和手机上的应用可以让患者在病史采集时更舒服，相信有一天中国的主流医院会给患者自己填写病史的机会或通过人机交互的方式完成病史采集。

 背景知识

社会期望偏差

社会期望偏差（social desirability bias）是一种心理现象，指个人倾向于以他们认为社会可接受或期望的方式作出反应或行为，而不是提供准确或真实的信息。这种偏差会影响人类行为的各个方面，包括调查、访谈和问卷中的自我报告。社会期望偏差可能由于一系列因素而产生，例如对判断的恐惧、对社会认可的渴望、文化规范，或者给出不受欢迎或社会不可接受的反应的感知后果。

例如，病史收集中当被问到健康行为，例如吸烟、饮酒或运动习惯时，回答者可能会少说不健康的行为或多说健康的行为，以显得更受社会欢迎。这可能导致对积极健康行为的高估和对消极健康行为的低估。求职面试中求职者可能会表现出比实际情况更能干、更勤奋或更敬业的样子，淡化弱点或缺点，以增加获得工作的机会。

研究人员和调查设计者采用各种策略来最大程度地减少社会期望偏差，例如确保匿名、以中立的方式设计问题、使用间接或隐含的措施，或采用统计技术来识别和控制偏差。通过理解和解释社会期望偏差，研究人员可以收集到更准确和可靠的数据。

2.2 体格检查

19世纪以前，病史采集和体格检查是医生唯一的诊断工具。即使在医学影像和医学检验有了极大进步的今天，病史采集和体格检查仍然是评估患者不可或缺的步骤。在人们眼中，除了白大褂，悬挂的听诊器也是医生的标志；体格检查也如同一种仪式，如果少了，患者可能会觉得检查不充分。

医生对就诊者进行了问诊、病史采集之后，会通过体格检查（physical examination）来进一步获得就诊者的体征信息。体格检查包括获取生命体征（vital sign）数据，例如体温、血压、每分钟脉搏和呼吸次数。医生最常用的体格检查手段有四种：视诊、触诊、叩诊、听诊。嗅诊也可以使用，但应用的领域不多，常用于有机磷农药中毒导致的蒜味呼吸、糖尿病酮症酸中毒患者的烂苹果味呼吸、膀胱炎或尿毒症患者的浓烈氨味尿等。1751年，法国国王路易十五的医学顾问让·阿斯特鲁克（Jean Astruc）分别取了一块乳腺癌肿块和一条牛肉，在烤箱里烤熟后进行品尝，没有发现味道上的差别[1]。他认为乳腺癌肿块里面不含黑胆汁，而体液学说中癌症是因为某个区域积累过多的黑胆汁。现代医学中尝味道已经不作为体格检查的手段。

中医的四诊"望、闻、问、切"也使用了上述体格检查的方法。"望"对应着视诊，"闻"对应着听诊和嗅诊，"问"是问诊，"切"是局部的触诊，通过腕部桡动脉搏动的特点来收集临床信息。

体格检查的第一步是一般检查，是对就诊者全身状态的概括性检

---

① Faguet GB. A brief history of cancer: age-old milestones underlying our current knowledge database. Int J Cancer, 2015, 136（9）: 2022-2036.

查，检查方法以视诊为主。检查内容包括体型、发育及营养状态、意识状态、表情、体位姿势、步态等，还包括皮肤和淋巴结。与一般检查相对应的是具体部位的检查，一般分为头部、颈部、胸部、腹部、生殖器肛门直肠、脊柱与四肢、神经系统七个方面。全面体格检查用于住院患者，包括一般检查/生命体征、头颈部、前侧胸部、背部、腹部、上肢、下肢、肛门直肠、外生殖器和运动步态 10 个方面共 100 余项。因为隐私问题，肛门直肠和外生殖器必要时才检查。

1761 年，奥地利人奥恩布鲁格（Auenbrugger）发明了叩诊，据传灵感来源于他经营旅馆的父亲敲酒桶来判断剩余酒量的做法。当时叩诊没有引起足够重视，直至 1808 年，拿破仑的御医科维萨（Corvisart）翻译了奥恩布鲁格的著作，并把叩诊改进和推广。

叩诊可以直接用手指拍打，医师右手中间三手指并拢，用其掌面直接拍击被检查部位，借助于拍击的反响和指下震动感来判断病变情况，适用于胸部和腹部范围较广泛的病变，如胸膜粘连或增厚、大量胸腔积液或腹腔积液及气胸等。间接叩诊法应用最多，医师将左手中指第二指节紧贴于叩诊部位，其他手指稍微抬起；右手手指自然弯曲，用中指指端叩击左手中指第二节指骨的两端，因为该处易与被检查部位紧密接触，而且对于被检查部位较敏感。在同一部位可连续叩击 2～3 下，若未获得明确印象，可再连续叩击 2～3 下。应避免不间断地连续快速叩击，因为这不利于叩诊音的分辨。叩诊音可以分为清音、过清音、鼓音、浊音、实音等。清音是正常声音。鼓音如同击鼓，在叩击含有大量气体的空腔脏器时出现；正常情况下可见于腹部，异常情况下可见于肺内空洞、气胸、气腹等。过清音介于鼓音与清音之间，临床上常见于肺组织含气量增多、弹性减弱时，如肺气肿。浊音是叩击被少量含气组织覆盖的实质脏器时产生，可见于叩击心或肝被肺段边缘所覆盖的部分，或肺炎（肺组织含气量减少）时的肺部。实音比浊音更浊，如叩击心和肝等实质脏器所产生的音，在异常状态下可见于大量胸腔积液或肺实变等。

1808 年叩诊的推广是医学诊断学和医患关系的分水岭。叩诊发明之前，医生和就诊者在观察患者方面是平等的，没有差别：你看到的我也能看到；医生需要患者配合来获得症状和体征的信息。叩诊把听觉引入了医学检查，划出了医生的专业技能和患者日常感官之间的界限。叩诊启发了 1819 年听诊器的发明。接下来，大量体格检查设备陆续出现：1846 年发明了肺活量计，1851 年发明了检眼镜，1867 年发明了便携式的体温计，1896 年发明了血压计。检查方法的专业化和设备的专业化让医生成为获得临床信息的主体。19 世纪中期伴随各种体检设备的发明，麻醉剂和消毒剂也陆续出现：1842 年首次用乙醚麻醉患者切除其颈部肿块，1865 年首次用苯酚消毒开放式骨折的伤口。1900 年人类发现 ABO 血型系统，1928 年发现青霉素，从此外科手术变得更加安全。两次世界大战加深了人类对外科手术的理解，学者们发现切掉伤员的一部分身体也可以让人存活。外科手术从此不需要对切割任何肢体和组织的大小及范围有太多顾虑，过度治疗变得不可避免。误诊的代价也越来越高，因为切掉的器官难以重现。

在体检的过程中，叩诊和听诊都需要安静的环境，医生会出于专业的目的打断患者及陪诊家属的讲话并让他们保持安静，这一习惯延续至今，尤其是门诊量高的时候。医生和患者在专业技能上的差距导致越来越难以准确获得有效信息，患者不确定某个信息是否对诊断或治疗有用，通常缄默不言。没有一定量的个人信息，治疗就只会面向疾病，而不是面向病人。就像计算机成为人们的写作工具后大家会忽视甚至忘记一些汉字的写法和英文单词的拼法，高技术含量的体检方法的发明也可能让医生对病人的主诉及症状描述有所忽视；随着信息及人工智能技术的发展，这些平时被忽视的信息应该重新得到重视；技术的一个功能就是让人类可以更高效地收集、处理并利用更多的不同种类的健康相关信息，从而作出更准确的决策。

 拓展阅读

白大褂口袋的使用及如何携带闲置的听诊器

对白大褂口袋的使用和闲置听诊器的携带没有成文的规定，但是有一定的使用习惯，有的习惯也可能不是最优的。有些科室的医生不会随时佩戴听诊器。

白大褂有三个口袋，上一下二。对于右利手的医生，右手接触病人较多，白大褂左侧相对清洁，右侧属于污染区。白大褂左上的口袋相对清洁，可以放置一次性手套、帽子等，很多医生也用来放笔；左下的口袋属于半污染口袋，一般放笔、便签和纸质文书；右下口袋属于污染口袋，可以装叩诊锤等。

听诊器分三部分：接触病人的听件，医生听音的耳件，二者间的连接胶管。美剧中的听诊器多横挂在颈后，按照白大褂的口袋清洁度分区，这种挂法的耳件是清洁的，应该置于左上口袋；听件悬于白大褂右侧。一般不建议这种挂法，因为脖子的油脂容易让胶管老化，患者容易抓住听诊器造成安全风险（如精神病科室），同时这种挂法在医生快走时容易使听诊器掉落。有些科室的医生不穿白大褂，穿手术室用的刷手服，左上无口袋。

另一种挂法是耳件挂在脖子上，胶管和听件像领带一样悬下来，听件放到右下口袋里，因为听件属于污染物放在污染区。这种方式很卫生，但不一定舒服，由于听诊器长度不够，听件不能放置到口袋底部而经常弹跳出来。

第三种方法是整个听诊器全部放置到口袋里，这样污染的听件和清洁的耳件就混到一起了，不卫生。当然，听诊器可以通过消毒减少污染。

第3章
医学检查和相关数据应用

医学检查（medical test）除了第 2 章介绍的询问病史、体格检查外，还包括体内（in vivo）检测、体外（in vitro）检测和医学影像检查。

根据检查的方式不同，医学检查分为体内检测和体外检测。体内检测指在就诊者身上进行的检测，例如食管测压（esophageal manometry）。在测试中，需要将测压导管从检查者的鼻腔进入，再通过食管进入胃里，然后缓缓抽出，从而检测到食管不同位置的压力。再比如麦胶挑战性测试，麦胶是谷物中的蛋白质，摄入含麦胶的食物会让一些人出现腹泻等异常情况。麦胶挑战性测试就是让这些人吃含有麦胶的食物，观察异常症状什么时候出现、反应如何。这种直接发生在就诊者身上的测试就是体内检测。

另一类医学检查属于体外检测，发生在实验室中，检测的对象是就诊者的组织样本或体液，例如血常规。体外检测一般利用化学方法在实验室的设备上完成，也称为实验室检查或实验诊断。以检测的对象分类，实验室检测分血液检测、尿液检测、粪便检测、痰液检测、脑脊液检测、浆膜腔积液检测、生殖系统体液检测等。

3.1 实验室检查

验血是最常见的实验室检查，以检查的内容分类，包括血液一般检查、生化检查、免疫学检查、病原体检测和基因检测。血液一般检查包括血常规检查、网织红细胞检测和血沉检查。血细胞包括红细胞、白细胞和血小板。血常规是对血细胞成分、血细胞计数及形态分布的检查。网织红细胞是尚未完全成熟的红细胞，在血液中的数值可反映骨髓红细胞的生成功能，因而对血液病的诊断和治疗反应的观察均有重要意义。血沉是红细胞沉降率的简称，是红细胞在一定条件下每小时的沉降距离。炎症、妊娠、贫血、自身免疫性疾病（如类风湿关节炎）、感染、肾病和一些癌症（如淋巴癌）发生时血沉会加快。

常见的血液生化检查包括对血液中葡萄糖、胆固醇、钾、钠等物质含量的检测。血糖检查是目前诊断糖尿病的主要依据，也是判断糖尿病病情严重程度的主要指标。胆固醇和甘油三酯的测定帮助评估血脂，用于早期识别动脉粥样硬化。98%的钾离子分布于细胞内液，只有少量分布于细胞外液，血钾反映了细胞外液中钾离子的浓度，血钾增高或减低都有特定的发生机制和原因。

常见的血液免疫学检查包括体液免疫检查、细胞免疫检查、肿瘤标志物检查、自身免疫检查、感染免疫检查等。以肿瘤标志物为例，这些标志物由肿瘤细胞本身产生或机体对肿瘤细胞反应而产生。甲胎蛋白（AFP）在人出生后就不再产生，但当肝细胞发生恶性病变时身体会重新合成甲胎蛋白，因此 AFP 含量对诊断肝癌有价值。癌胚抗原（CEA）是广谱肿瘤标志物，CEA 升高可以用于诊断胰腺癌、结直肠癌、乳腺癌、胃癌等多种癌症。糖类抗原 125（CA125）对于诊断卵巢癌有较大的临床价值。同一种肿瘤可与多种肿瘤标志物相关联，而一种肿瘤标志物的升高也可发生在多种肿瘤的情况下。因此，肿瘤标志物的组合有利于提高肿瘤诊断，例如对于胰腺癌，CA19-9 是首选标志物，CA242 和 CEA 是次选。

　　血液病原体检测的方法包括直接显微镜检测、病原体特异性抗原检测、病原体核酸检测等。可致病的病原体包括细菌、病毒、真菌、衣原体等。以细菌为例，细菌感染性疾病的诊断一般都需要对提取的标本中的细菌进行识别、分析，除非有非常特殊的临床症状，例如破伤风引起的典型肌痉挛。细菌检测一般可以通过细菌抗原、细菌抗体或检测细菌遗传物质来确定。而对于病毒感染的检查包括病毒分离、病毒核酸与抗原的直接检出、特异性抗体的检测。以乙型肝炎为例，传统的乙肝病毒标志物检测有五项，俗称"二对半"，包括乙肝表面抗原、乙肝表面抗体、乙肝 e 抗原、乙肝 e 抗体、乙肝核心抗体。随着技术发展，乙肝核心抗原也被加入检测，共六项检测。这六项标志物的检测结果（阴性或阳性）的组合可以得出分析结果。例如，"大三阳"是指乙肝表面抗原、乙肝 e 抗原、乙肝核心抗体三项指标阳性，往往提示体内病毒复制比较活跃，但是否引起了严重的肝细胞损害，还要结合肝功能检查情况和患者的自觉症状。

　　放射免疫分析法（RIA）可以用于乙肝六项检测。放射免疫分析法大致过程如下，先把已知数量的抗原变得有放射性（一般使用可以辐射出伽马射线的碘-125 同位素附在酪氨酸上，然后把这些有放射性标记的抗原和已知数量的特异性抗体混合，二者如榫卯一样结合），然后把待测者的血清加入，血清里可能有未知数量的同种抗原，这些没有放射性标记的抗原就会和原有的有放射性标记的抗原在与抗体结合的问题上竞争，随着没有放射性标记的抗原的浓度逐渐增加，有放射性标记的抗原和抗体结合的比例越来越少，没有结合的有放射性标记的抗原增加，最后把结合的抗原去掉，利用伽马计数器通过闪烁晶体探测放射性辐射，用于清点没有结合的放射性标记的抗原的数量，并用这个数量估算原血清中的抗原数量。

在机器学习算法的支持下，单纯的血液检查也可以帮助预测和诊断很多疾病。例如，总部位于瑞士苏黎世的公司 Smart Blood Analytics 在市场上发布了面向医生的 SBAS 软件，以及面向有症状终端用户的移动 App（mySmartBlood）。在面向用户的移动 App 中，用户需要输入血液检查结果，包括血液一般检查及五类指标（蛋白质与氨基酸分析、生化、酶、脂类和凝血酶），然后 App 可以给出最多 5 类疾病的发生可能性，包括缺血性心脏病（如心绞痛、心肌梗死等）、其他类型心脏病（如心衰、房颤等）、高血压、脑血管疾病等。App 可以显示出哪些血液指标对于这些疾病的确诊有支持作用。另外，值得一提的是，这家公司开发了一种算法，使用 35 项血液指标，可以判断受试者感染的是新冠病毒还是其他病毒或细菌。4434 人的实验结果表明，这个预测算法的敏感度(识别出的阳性人数除以真实的阳性人数)可达 83.5%，特异度（识别出的阴性人数除以真实的阴性人数）可达 99.1%。

3.2　心电图和心律失常数据库

心电图是最常用的电生理诊断。处于静息状态的心肌细胞细胞膜外带正电荷，膜内带负电荷。当收到电刺激（动作电位）后，细胞膜内负电荷减少，当细胞膜内带正电荷、细胞膜外带负电时称为去极化（depolarization），然后细胞又逐渐恢复到原来静息时的状态，这个过程叫复极，这样一个周期就完毕了。心电图可以利用黏附在皮肤上的电极通过皮肤上细微的电位变化来呈现不同位置的心肌细胞在心跳时的去极化和复极的模式。

从皮肤表面采集到的心脏电位强度与三个因素相关：一是心肌细胞数量，这取决于心肌厚度，例如负责把血液输送到身体的左心室比较厚。二是贴在皮肤上的电极和心肌细胞之间的距离。三是探测电极和心肌细胞的连线与心肌细胞排列方向（去极化方向）的角度。

心电图一般用 10 个电极，固定到不同的位置，见表 3-1。这 10 个电极中每两个电极间的电势差及后期的组合计算可以生成 12 个结果，称为 12 导联（lead），用于从不同角度描述心脏电生理状况。这个 12 导联体系由荷兰医生爱因托芬（Einthoven）建立，他因为发明了心电图获得了 1924 年的诺贝尔生理学或医学奖。

表 3-1　心电图电极及固定位置

电极名称	电极位置
RA	右臂，一般在右腕，避开大块肌肉
LA	左臂，位置和 RA 对称，一般在左腕
RL	右腿，一般在右踝，避开骨突起
LL	左腿，位置和 RL 对称，一般在左踝
V_1	第 4、5 肋骨间，胸骨右缘
V_2	第 4、5 肋骨间，胸骨左缘
V_3	V_2 和 V_4 的中点
V_4	左锁骨中线和第 5、6 肋间相交点
V_5	左腋前线，和 V_4 同一水平
V_6	左腋中线，和 V_4 同一水平

12 个导联中有 6 个肢体导联和 6 个胸导联。6 个肢体导联中包括 3 个标准肢体导联Ⅰ、Ⅱ、Ⅲ，这三个标准导联是两个电极之间的电势差：

$$I = LA - RA$$

$$II = LL - RA$$

$$III = LL - LA$$

3 个加压肢体导联（笔者认为应翻译成增强导联，而不是加压导联）的计算方法如下，aVR 导联是增强向量右（augmented vector right）的缩写，aVL 是增强向量左的缩写，aVF 是增强向量足的缩写。aVR 导联相当于 RA 和 LA、LL 平均值之间的电势差。

$$aVR = RA - \frac{1}{2}(LA + LL)$$

$$aVL = LA - \frac{1}{2}(RA + LL)$$

$$aVF = LL - \frac{1}{2}(RA + LA)$$

6 个胸导联测的是胸部的六个电极 V_1 至 V_6 和威尔逊中心电势之间的电势差。威尔逊中心电势是 RA、LA 和 LL 三者电势的平均值。

心脏内部有四个空腔，用于把含氧较多的血液泵入身体并接受身体回流的含有代谢废物的血液、把含有代谢废物的血液泵入肺并接受肺回流的含氧较多的血液。心脏上面的两个空腔叫心房，下面的两个空腔叫心室，都分左右。心房 atrium 的原意是壁炉顶端在天花板的开口，心室 ventricle 的原意是肚子，因此中文心房心室的翻译失去了语源学的信息，上下位置不清晰。正常的心电活动起源于窦房结（位于右心房顶端），刺激心房，然后到房室结（位于心房中隔下部），房室结将窦房结传来的心电刺激传至心室，而且在结内作短暂（0.05～0.07秒）的延迟，使心房肌和心室肌不在同一时间内收缩，最后刺激心室。正常的心电图波形就是上述各部位传导波形的叠加，见图 3-1，这些波段被命名为：

· P 波：幅度较小，反映心房肌细胞去极过程。

· PR 段：心房复极的过程，和 P 波合在一起叫 PR 间期。

· QRS 波群：幅度最大，心室肌细胞去极的全过程。

· T 波：心室快速复极过程。T 波前的 ST 段是缓慢复极的过程。QT 间期是心室去极至复极完毕的全过程。

· U 波：乳头肌复极过程。不常见，常被忽略。

心电图一般被打印到格子纸上，格子多为粉色，每一个小格子是 1 毫米见方，为方便计数，5 毫米见方的大格子的周围被加粗。水平方向的刻度表示时间，每毫米表示 0.04 秒，即 40 毫秒，一分钟的长度为 1500 个小格；竖直方向的刻度表示电势，每毫米表示 0.1mV。

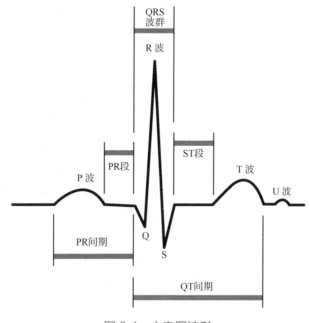

图 3-1　心电图波形

　　以心房颤动为例看一下异常的心电图表现。心房颤动，简称房颤，是一种临床上很常见的心律失常，发生机制比较复杂，至今未完全清楚。房颤大多数与心房扩大、心肌受损等有关，但是有少部分房颤患者没有器质性心脏病。房颤心电图的特点是正常的 P 波消失，出现了大小不等、形状各异的颤动波，而且两个 R 波之间的间距不等，通常以 V₁ 导联最明显。图 3-2 所示，上图为房颤心电图，下图为正常心电图。

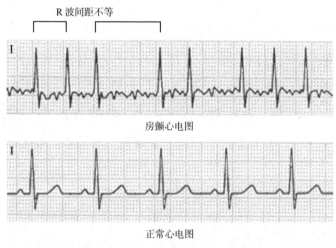

图 3-2　房颤心电图与正常心电图的比较

　　MIT-BIH 数据库是知名的心律失常数据库，源于贝斯以色列医院（Beth Israel Hospital）心律失常实验室在 1975～1979 年获得的 4000 多个长期动态心电图记录，是公开的心电图数据。贝斯以色列医院 1916 年成立，1996 年与新英格兰女执事医院合并成为贝斯以色列女执事医疗中心（Beth Israel Deaconess Medical Center），位于美国马萨诸塞州波士顿，是哈佛医学院主要的教学医院。MIT-BIH 数据库包含随机选择的 23 条记录（编号在 100～124），以及从同一集合中选择的 25 条记录（编号在 200～234），包括各种罕见但临床上重要的心律失常，例如复杂的室性、交界性和室上性心律失常和传导异常。上述 48 条记录中的每条都略超过 30 分钟，由 2 名或 2 名以上心脏病专家独立注释每条记录并解决分歧。

LightWave[①]等在线工具可查看心电图数据库中的心电图波形及注释。以 MIT-BIH 心律失常数据库第 202 号数据为例，如图 3-3 所示。这部分心电图发生在 18 分 57 秒，其中上方标有"ML II"的心电图波形是导联 II 的修正版本，将电极放置在与常规导联 II 略有不同的位置上，以获得更稳定或更清晰的信号，可以更好地监测心律。下方是 V₁ 导联心电图波形。两个波形之间的"atr"所在行是对心电图的标记。其中"●"表示正常心电图，"A"表示房性早搏，"a"表示伴传导异常的房性早搏，"（AFIB）"表示房颤。

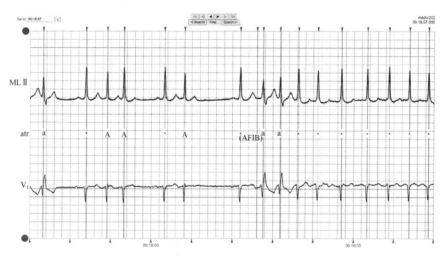

图 3-3　用 LightWave 显示的心电图波形和注释

不同数据库给出的心脏搏动（心跳）分类结果是不同的，MIT-BIH

① Moody GB，Mark RG. The impact of the MIT-BIH Arrhythmia Database. IEEE Eng in Med and Biol，2001，20（3）：45-50.

数据库有 15 种异常分类，有的数据库只做二元分类，例如正常和异常心跳、正常和室性早搏等。心跳的特征可以基于心电图波的形状，用两种方式构建。第一种是用心电图 P 波、QRS 波和 T 波的斜率、振幅、峰值来构建，第二种是用时间间隔来构建，如 QRS 波持续时间、QT 间期或心率。也可以把心电图波做 Hermite 变换、小波变换，然后用变换后的系数来描述波形。心跳分类的困难是特征太多而实例太少，容易导致过度拟合，需要用特征抽取或降维技术实现。随机森林、支持向量机和神经网络等算法都曾广泛用于心跳分类。

使用深度学习算法处理心电图数据也有很多进展。巴西的一项研究[①]收集并使用了来自巴西米纳斯吉拉斯州 811 个城市的 1 676 384 名患者的 2 322 513 条 12 导联的心电图记录。用深度神经网络（DNN）对六种异常做检测：一度房室传导阻滞（AV block 1）、右束支传导阻滞（RBBB）、左束支传导阻滞（LBBB）、窦性心动过缓（SB）、心房颤动（AF）和窦性心动过速（ST）。结果显示，所有心电图异常均获得高性能的分类，F1 评分超过 80%，特异度超过 99%。算法的诊断性能至少与住院医师和医学生一样好。这项研究显示了深度神经网络用于自动心电图处理的潜力，能提高效率、增加对心电图结果的准确判断并减少医生工作量。

3.3　医学影像技术与影像学检查

现代医学诊断非常依赖医学影像（medical imaging），X 线、CT、磁共振成像、超声检查是最常见的医学影像技术。

---

① Ribeiro AH, Ribeiro MH, Paixão GMM, et al. Automatic diagnosis of the 12-lead ECG using a deep neural network. Nat Commun, 2020, 11（1）: 1760.

3.3.1 X 线与插入导管评估

19 世纪末物理学家们把两个电极放到一个真空或半真空的柱状玻璃管里研究阴极射线，当两个电极加上高压电时电极之间会产生阴极射线，即电子流。电子流打到阳极的金属上会产生 X 射线，很多学者发现了这种射线，伦琴将其进行系统研究并命名。X 射线是一种电磁波，波长介于 0.01～10nm，它的穿透性非常好，因此用于各种物质探测（如人体、物体和晶体）。波长最长的 X 射线用于分析晶体内部结构，探测晶体内原子的位置。大部分的原子半径在 0.1～0.2nm（即 1～2Å），典型的用于晶体分析的 X 射线的波长是 0.1nm。波长再短一些的 X 射线用于乳房的 X 射线摄影，属于低能量的 X 射线。高能量的 X 射线用于骨骼的 X 射线摄影，而最高能量的 X 射线用于机场和地铁的行李安检。

X 射线被发现后就很快用于医学影像，影像的识别取决于尺寸、分辨率和对比度。人体内同样厚度的不同密度的组织对 X 射线的吸收不同，会产生不同的灰度。X 射线通过物体时一部分会被吸收或散射，剩下的会通过，可以用接收器来记录，例如胶片。以水为例，125-kVp 的 X 射线（就是使用 125kV 电压产生的 X 射线）对于水的衰减系数是 0.18cm^{-1}。这表示这种 X 射线通过 1cm 厚度的水时会被吸收或散射掉 18%，剩下的才能通过。125-kVp 的 X 射线对于不同组织的衰减系数如表 3-2 所示。X 线片上，高密度组织呈白色，如骨骼、钙化灶；低密度组织呈黑色，如含气体的肺、胃肠道等；中等密度组织呈灰白色，如软骨、肌肉、结缔组织、脂肪、体液等。

表 3-2　X 射线对于不同物质和人体组织的衰减系数

物质或人体组织	线性衰减系数（cm^{-1}）
空气	0.0003
脂肪	0.162
水	0.180
脑脊液	0.181
血液	0.182
灰质	0.184
白质	0.187
密质骨	0.46

　　早在 20 世纪 60 年代就有将计算机处理的 X 线片用于确定肺癌预后的工作[1]，论文的题目中把 X 线片称为"伦琴图片"。目前机器学习，尤其是深度学习算法，已经在 X 线片分析和处理中得到了广泛应用。机器学习一般需要带标记的数据实例，最著名的公开胸片数据集是 ChestX-ray14，该数据集包含 11 万张美国国立卫生研究院临床中心 2017 年发布的 X 线片。使用自然语言处理的方法将 X 线片的诊断结果从放射医师报告中提取出，共有 14 种（原来的数据集叫 ChestX-ray8，有 8 种结果）：肺不张、心脏肿大、积液、浸润、肿块、结节、肺炎、气胸、实变、水肿、肺气肿、纤维化、胸膜增厚和疝。

　　肺结节的检测是人工智能在 X 线片分析中的最早应用之一，但最近受到学术界和市场关注的应用场景包括气胸检测、胸腔积液检测、结核病筛查等。插入导管的评估也是一个新兴的领域。

---

　　[1] Lodwick GS，Keats TE，Dorst JP. The coding of roentgen images for computer analysis as applied to lung cancer. Radiology，1963，81：185-200.

　　人体插管主要包括胸腔引流管、气管导管和鼻胃管等。胸腔引流管是一种插入胸膜腔的外科引流管，用于去除临床上不需要的物质，例如气胸时胸膜腔内的气体及各种胸腔积液。胸腔积液包括淋巴液（乳糜胸）、化脓性感染产生的脓液（脓胸）、血液（血胸）和尿液（尿胸）。胸腔引流管的一端插入胸膜腔内，另一端连接到低于胸部水平线以下的引流设备上，用水密封，让胸膜腔内的气体和液体可以排出，但不能从胸腔引流管返回胸腔。胸腔引流管由聚氯乙烯或硅胶制成，外径范围是 6~40Fr（Fr 是法国导管量规，1Fr 等于 1/3mm）。胸管有 1 个端孔，6 个侧孔。胸腔引流管的不正当放置会导致血管和神经损伤，一般不正当放置的比例在 30%左右[1]。除了胸腔引流管，常用的导管还有气管导管（endotracheal tube，ETT），气管导管是插入患者气管或支气管，为患者特别是不能自主呼吸的患者创建一个临时性的人工呼吸通道，气管导管的不正当放置比例为 5%~28%。鼻胃管（nasogastric tube，NGT）是通过鼻子给胃输送药物和食物的导管，鼻胃管的不正当放置比例约为 15%。有研究者[2]提出了评估导管放置的五大问题：①有无导管？结果是 1 或 0；②导管顶端在哪？结果是一个二维坐标的二元组；③导管走向是怎么样的？结果是一个二维坐标的序列；④是什么类型的导管？可以用某个数字表示某类导管；⑤放置的导管是否正常或令人满意？结果是 1 或 0。目前看来，气管导管的识别精度最高，因为导管位置靠近颈部和胸部，导管和背景的对比度比较大，而鼻胃管的

　　① Francis R，Virginie L，Yasmina B，et al. Incidence of chest tube malposition in the critically ill：a prospective computed tomography study. Anesthesiology，2007，106（6）：1112-1119.

　　② Yi X，Adams SJ，Henderson R，et al. Computer-aided assessment of catheters and tubes on radiographs：how good is artificial intelligence for assessment? Radiol Artif Intell，2020，2（1）：e190082.

识别难度很大，因为鼻胃管被心脏轮廓和腹部的组织遮挡，且鼻胃管的位置变化比较大。导管经常出现在 X 线片里，但是支持机器学习算法的数据集不仅需要 X 线片中对导管的标注，还需要对心、肺、脊椎等位置的标记。

 背景知识 ————————————————————

胸膜和胸膜腔

肺在胸腔内，就像花生在花生壳内。胸腔的边界叫胸壁，胸壁从外至内有 10 层，最外层是皮肤，最内层是壁胸膜（parietal pleura）。除了壁胸膜，覆盖在肺表面的也是胸膜，叫脏胸膜（visceral pleura）。这两层胸膜之间的空间叫胸膜腔（pleural space/cavity）。正常条件下，胸膜腔是塌陷的、真空的，含有大约 10mL 液体，里面的压力是负压，大约 –3.68mmHg。胸膜是一种浆膜（serous membrane），可以分泌液体，液体中含有唾液黏蛋白、透明质酸、磷脂等润滑性大分子，用于在两层胸膜表面起润滑作用。当两层胸膜间的某些部位失去了润滑性，会产生胸膜摩擦音，常见于肺炎、肺栓塞和胸膜炎，听起来就像是踩在刚下过雪的雪地上的声音。

人体的浆液腔

心包腔（围绕心脏）、胸膜腔（围绕肺）和腹膜腔（围绕腹部大部分器官）是人体内的三个浆液腔。男性有第四个浆液腔，鞘膜是围绕着睾丸的浆膜。

3.3.2 CT 与新冠病毒感染诊断

传统的 X 射线摄像的缺点是拍的相片是身体各部位重叠起来的相片。曾有人形象地表示地铁很挤：被挤成了相片。如果器官不变形，挤成的相片就是 X 片。而 CT（computed tomography，计算机断层扫描）克服了相片重叠的问题，是先切片，然后给每一切片都拍了相片。人体有很多种可以断层切片摄影的方向，最常见的是拦腰截断的方向，犹如一个切片面包。每一张 CT 片就是一片面包，外面的面包硬壳相当于人体的皮肤，而里面的白色部分就是人体的内脏，如果是核桃面包，面包片中那一部分核桃就相当于人体的某个器官或肿块。

CT 的另外一个优点是可以更好地对影像进行量化及定制显示，这对于固定目标的观测十分有意义。CT 片是黑白的，黑和白之间不同的灰色称为灰度（grayscale），人眼能识别的灰度小于 40 个，计算机显示器用 8 位来表示 256 个灰度，远高于人眼的识别水平。CT 的发明者之一亨斯菲尔德（Hounsfield）给 CT 片显示的人体组织定义了 2001 个不同的密度值，源于 X 射线遇到不同组织的衰减程度，如密质骨为 1000，蒸馏水为 0，空气为 –1000，以 HU（Hounsfield unit）为单位，称为亨氏单位。显然，CT 片不能呈现 2001 个灰阶，人眼也识别不了。另外，人眼能识别的灰度的差异是有限的，因此，CT 片需要定制，将 CT 片上的密度相近的组织显示出不同的灰度阶。例如，一张胸部 CT 图像里既有肺又有纵隔，如果想用最佳的灰度呈现肺组织及病变，可以选择观测肺窗，设定肺窗为窗位（windows level，即中心值）–600HU，窗宽（window width，即最大值和最小值的差）1500HU；如果想显示纵隔及其病变，可以选择纵隔窗，窗位 50HU，窗宽 400HU。如果窗体设定为 50～350HU，则大于 350HU 的图像全部是白色，50HU 以下的为黑色，然后在中间的 300 个 HU 上设定不同的灰度。常用 CT 窗口设定见表 3-3。

表 3-3　不同部位的常用 CT 窗口设定值（单位：HU）

检查部位	窗宽	窗位
头部，后颅窝	150	40
头部，大脑	100	30
头部，颞骨	2800	600
腹部，软组织	350	50
腹部，肝脏	150	30
脊柱，软组织	250	50
脊柱，骨骼	1800	400

使用机器学习算法处理 CT 片的应用有很多，举一个预测新冠病毒感染严重程度的例子。这项研究[①]基于法国两家医院的 1003 名新冠病毒感染确诊患者，使用了 58 个临床和生物学特征及胸部 CT 影像，发现 CT 影像对新冠病毒感染严重程度的预测有帮助。临床和实验室数据来自详细的医疗记录，并由 10 名具有 3～20 年经验的放射科医生回顾性整理。数据包括人口统计变量（年龄和性别），来自临床检查的变量（体重、身高、体重指数、心率、体温、氧饱和度、血压、呼吸频率），以及一系列症状（咳嗽、咳痰、胸痛、肌肉痛、腹痛、腹泻以及呼吸困难），病史数据（是否存在高血压、糖尿病、哮喘、心脏病、肺气肿、免疫缺陷合并症及是否吸烟），实验室数据[丙氨酸、胆红素、总胆红素、肌酸激酶、C 反应蛋白（CRP）、铁蛋白、血红蛋白、乳酸脱氢酶（LDH）、白细胞计数、淋巴细胞计数、单核细胞计数、血小板计数、多核中性粒细胞计数和尿素]。

关于新冠病毒感染患者的 CT 片的放射学报告提供了五个变量：

---

① Lassau N, Ammari S, Chouzenoux E, et al. Integrating deep learning CT-scan model, biological and clinical variables to predict severity of COVID-19 patients. Nature Communications, 2021, 12（1）: 634.

①毛玻璃影，特征值为圆形、非圆形或不存在，毛玻璃影定义为肺密度增加不足以遮掩血管；②可以掩盖血管边缘和气道壁的实变，特征值为圆形、非圆形或不存在；③毛玻璃样混浊伴相关的小叶间隔增厚，特征值为存在或不存在；④是否在肺外部 1/3 的空间存在病变，特征值为存在或不存在；⑤是否以位于肺下段的病变为主，特征值为存在或不存在。除了这 5 个 CT 影像特征，根据法国放射学会制定的评估标准还定义了肺部病变的程度，分为无、最小、中度、广泛、严重、非常严重 6 个等级，用从 0 至 5 的整数来表示。变量从报告中使用光学字符识别（OCR）技术自动抽取。

研究者使用深度学习模型来预测新冠病毒感染患者患病的严重程度，预测模型由两个子模型构成，最终结果是两个子模型的平均值。子模型使用未加标记的 CT 片，先对 CT 片的大小进行调整，并使用不同的 HU 窗。子模型包含深度神经网络的特征抽取器和惩罚逻辑回归模型。两个子模型的特征抽取器分别是用 ImageNet 数据库训练的 EfficientNet-B0 模型和用 DeepLesion 数据库、LIDC 数据库训练的 ResNet50 模型。

研究发现了一些和新冠病毒感染严重性相关的特征，和以往的研究结论类似。例如，性别和年龄与严重性关联性最强，男性、老年风险高。呼吸频率、舒张压和氧饱和度是与严重程度最相关的临床特征。乳酸脱氢酶和 C 反应蛋白是与严重性最相关的感染性生物学特征。

除了这些临床和生物学变量之外，胸部 CT 还提供了疾病严重程度的其他标志。例如，与严重性相关的显著特征包括病变的总范围和铺路石样改变。铺路石（crazy paving）模式是肺部薄层计算机断层扫描常见的影像结果。它由散在或弥漫性毛玻璃样衰减伴叠加的小叶间隔增厚和小叶内线组成，看起来像大小和形状不规则的石块以随意的方式拼铺而成的地面。研究表明，放射科医生在新冠病毒感染大流行中面临着阅读、注释和优先处理大量病例的挑战。放射图像的人工智能分析有可能减轻这种负担并加快阅读时间。最后，通过 CT 训练的深度学习模型获得的预后评分比放射科医生对疾病程度的量化更优，能更好地预测严重程度。

3.3.3 医用超声与胎儿生物测量

医用超声成像利用频率范围在 2～10MHz 的超声波入射到人体组织后产生的各种物理现象来成像。超声波频率高，波长短，指向性比较好。超声波遇到大界面时发生反射与折射，可以显示组织的界面轮廓，遇到小界面时发生散射，对于探测脏器或组织内的细小结构很有效。超声波在人体内传播时，不同组织对超声吸收程度不同，主要与组织里蛋白质及水的含量有关：超声波通过液体时几乎无衰减，通过骨质或钙质时衰减明显。

超声波设备最早用于军事领域。1949 年，日本研发出最简单的医用超声成像仪，为 A 模式，生成一维图像，一般用于测量长度，例如眼球的直径，这种模式不常用。如果这种模式有中文名字，应该称为"A 超"，A 是振幅（amplitude）的首字母。最常见的 B 超是医用超声成像的 B 模式，出现在 1951 年，B 是亮度（brightness）的首字母，因为成像中用亮度表示回声的强弱。B 模式也叫二维超声，超声图像是身体的一个截面，图像上端表示皮肤侧，下端表示身体内部。B 超的探头既是超声波的发送器又是接收器，B 超呈现出的图像就是接收的回声。回声的特征有两种：一是回声的位置，靠回声抵达接收器的时间来计算；二是回声的强弱，靠回声的强度来计算。

通过人体的超声波会不断衰减，回声的产生靠两个途径。一是组织边界，两个组织的声阻抗差越大，回声比例越高。声阻抗与组织密度有关，骨质最大，空气最低，实质器官（肝、肾）居中。因此，血管壁、心瓣膜、脏器包膜会产生高回声，图像显示高亮度；而骨骼、结石、含气肠管的边界声阻抗差更大，会产生强回声，图像显示极高亮度。回声第二个产生途径是靠组织内的细小不规则的结构散射来产生，散射量比较小，所以这种途径回声不强。尿、胆汁、囊肿液、血液等液体物质几乎没有回声，图像显示液性暗区。心、肝、脾等实质器官产生低回声，图像显示低亮度。使用的超声波频率越高（5～10MHz），波长越短，产生图像的分辨率越高，但检查深度比较低，因为介质的吸收系数与传播声波频率的平方成正比，即高频超声波容易被吸收；反之频率低（2～5MHz），产生图像的分辨率低，检查深度比较高。

M 型超声主要用于检查心脏和大血管，相当于额外给 B 超图像加了另一个图像，加的图像在一个时间轴上做了一次 A 模式的超声成像，从而可以显示心脏内部结构的运动幅度、速度等。

超声波和可听见的声音都是机械波，超声波的频率比我们能听见的声音要高，所以称为"超声"，我们听不见超声波。声波有多普勒效应，在没有屏蔽门的站台听火车驶过时，火车驶来时声音的频率不断增高，远去时频率降低。超声波也有这个特性，因此可以用来检测血流的方向和速度，也可以判断血流流畅（专业术语叫层流）还是不流畅（专业术语叫湍流）。在彩色多普勒血流成像（CDFI）中，朝向探头的血流显示为红色，远离探头方向的血流显示为蓝色，对于湍流用绿色或其他颜色表示。血流速度快，色彩鲜亮，否则暗淡。

超声成像的优势在于无放射性辐射，安全性高，可以动态显示器官及血流状态，可以实时改变探头角度和位置，并且超声设备便宜、轻便，可以推到床边做检查。局限性在于骨骼、肺部气体、胃肠道气体产生的强回声影响成像。另外，难以在一张图上整体显示大的脏器，成像不算清晰，诊断的准确性极大依赖操作医师的技术和经验。在体检中心引起恐慌的 B 超诊断失误屡见不鲜。

机器学习算法在超声图像的分析处理中主要有三个应用场景：分类、检测和分割。分类解决是哪个的问题，就是利用解剖学或病理学特征来区分图像中不同的解剖结构或解剖组织，比如肿瘤、病变、结节、胎儿等。传统的机器学习算法容易被图像失真干扰，深度神经网络可以利用图像中的中层或高层的抽象特征，所以比传统的机器学习算法更有优势。在肿瘤的检测和诊断中，乳腺癌和肝癌的识别通常依赖于超声图像，并且是机器学习应用较多的领域。在结节的检测方面，甲状腺结节是机器学习算法应用最集中的领域之一。

在产前检查中，胎儿的生物测量对于评估胎儿健康非常重要，一般的测量指标有顶臀长（crown-rump length，CRL）、双顶径（biparietal diameter，BPD）、头围（head circumference，HC）、腹围（abdominal circumference，AC）、股骨长（femur length，FL）等。例如，顶臀长（CRL）在孕期前三个月测量，以确定胎龄。最佳测量时间是第 8 周和第 12 周之间，这时 CRL 超过 10 毫米，在此之前胎儿生长非常慢。这几个指标中，腹围不容易用自动化的办法获得，因为测量腹围的超声图像中胎儿腹部区域和外部环境的对比度不大。有很多研究[1]使用机器学习的方法来支持腹围的测量。另外，胎儿心脏的超声影像也是一

① Jang J, Park Y, Kim B, et al. Automatic Estimation of Fetal Abdominal Circumference from Ultrasound Images. IEEE Journal of Biomedical & Health Informatics，2018，22（5）：1512-1520.

个分类问题，需要判断某个影像是心脏的哪个视窗。胎儿心脏比较小，影像分类很困难。

超声图像的检测是解决目标（病变、肿瘤、结节等）在哪的问题，分割则是为目标划出边界，例如为前列腺、胎儿、心脏左心室、甲状腺结节、淋巴结、子宫内膜等目标划出外周边界。一般有两种办法来进行图像分割：第一种是自下而上的方式，这种方式需要把图中每个像素都做个分类——是目标对象还是背景；第二种是自上而下的方式，这种方法需要利用先验信息，即目标对象大概的形状。医学超声图像中很多目标对象的边界是不完整的，这给自下而上的方式提出很大的难题，自上而下的方式反而有一些优势。

 背景知识 ————————————————

胎儿的腹围和体重估计

胎儿腹围（abdominal circumference，AC）测量是一种广泛用于产科产前检查的测量方法，用于评估胎儿大小及营养状况。AC 测量最早出现于 1975 年，在胎儿腹部最宽部分的水平上进行，横跨肝脏。超声图像是上腹部的横切面，呈现为一个圆，见图 3-4。圆周就是绕胎儿腹部一圈的皮肤表面，圆内横切面包括胎儿胃、脊柱和脐静脉深部（门静脉窦），有时可以看到胆囊，但不应该看到肾脏和脐带与身体的连接处。其中脐静脉呈 J 形，如同曲棍球棒。脐静脉是血液从胎盘返回胎儿的管道，在胎儿出生后退化。

获得的胎儿腹部图像应尽可能是圆形，因为椭圆有可能是斜切，会导致错误的估计。测量时卡尺应沿着胎儿腹部的外周放置，在外围圆形上取两个垂直（正交）的腹径（圆的直径）后取平均值，然后乘以 π 即可获得腹围。用公式表示为两个腹径之和乘以 1.57（1.57 约为 π 的一半）。

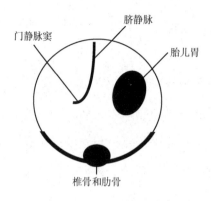

图 3-4　胎儿腹围超声图像

 拓展阅读

门静脉系统

血液循环的过程是：血液从心脏流过大动脉、小动脉，然后进一步进入毛细血管。组织或器官中的毛细血管有很多，铺开并交织像一张床，所以称为毛细血管床（capillary bed）。在毛细血管床进行营养和废物的交换。毛细血管汇合变宽成为小静脉，小静脉又变宽并汇合成为静脉，然后通过腔静脉将血液送回心脏。

有一种不常见的静脉系统，静脉不把血液送回心脏，而是送到另一个毛细血管床，这种系统称为门静脉系统（venous portal system）。人体中门静脉系统包括肝门静脉系统、垂体门脉系统和肾门静脉系统。肝门静脉系统经常被提及，有时，门静脉这个术语特指肝门静脉。

在解剖学中，"门"指神经或血管等脉管进入和离开腺体或器官的区域。肝门是一条短而深的横裂，长约5cm。肝总管（输送胆汁）、肝动脉、肝门静脉在肝门处和肝脏连接，肝总管在右侧，肝动脉在左侧，肝门静脉在肝总管和肝动脉之间。

第 4 章
循证医学与鉴别诊断

循证医学（evidence-based medicine）即基于证据的医学，其基本理念是用最可信的证据来优化医学决策。在科学中，实验证据（empirical evidence）一般指的是实验结果，这个结果需要科学团体的认可后才被认为是可靠的。这种可靠性验证需要用科学方法，即先提出一个假说，并设计实验可以证明这个假说，通过同行评议，可以重复实验结果，在公认的会议或杂志上发表。因此，一个领域的知识的边界是这个领域内科学团体中公认的同行的知识的并集。随着科学的发展，这个边界也是不断扩充的，或者调整的。循证医学认为证据的强度是不同的，强有力的证据可以产生强有力的推荐，例如来自元分析、系统回顾、随机对照试验的证据。而弱证据只能支持弱推荐，例如来自病例对照研究的证据。循证医学可以用于病因分析、诊断分析、治疗评价、药物不良反应的分析、疾病预后分析、公共卫生和流行病分析等。在本章，我们讨论在诊断过程中的循证医学的分析及应用。

4.1 诊断性实验中常用的指标

把一群人按是否患有某种疾病可以分成两类："有病"和"无病"，诊断性实验的结果也是两个值："阳性"和"阴性"。如果使用回归分析，结果可能是一个数值，这个数值能够进一步通过诊断性实验得到"阳性"或"阴性"的结果，例如某公式的最终结果大于某个值就诊断为阳性。诊断中考量的各种信息在机器学习中称为特征值，在代数或回归分析中称为自变量或参数。诊断性实验就是通过某些诊断性指标（特征的集合）对病人是否患有某种疾病做最终的判断（分类器的最终结果），这在机器学习领域是一个分类问题。

对于某疾病，理想的诊断性实验结果是让所有该疾病的患者都出现阳性，而所有无该疾病的人都出现阴性。理想的诊断一般不存在，当前的医学界将最可靠的诊断方法、最接近理想诊断性实验的方法称为金标准，例如病理活检、手术发现、病原体的发现、尸检、影像诊断等。评价新的诊断性实验，需要以金标准为依据，即事先假定金标准得出的结论就是客观事实。

假定一个人群有 10 人，其中 4 人患某种疾病，6 人没有患这种疾病。10 人均做了某项诊断性实验，根据实验结果可把这 10 人分成 4 种情况，如表 4-1 所示。在统计学中，假阳属于第一类错误，而假阴属于第二类错误。以下指标可以评估这个诊断性实验。

表 4-1　10 人的诊断性实验结果

诊断性实验结果	有病	无病
阳性（+）	a=1（真阳）	b=2（假阳）
阴性（−）	c=3（假阴）	d=4（真阴）

· 敏感度（sensitivity，SEN）　指有病人群中阳性结果的比例，即 a/（a+c）=1/（1+3）=25%。而漏诊率为有病人群中假阴的比例，即 c/（a+c）=75%。敏感度和漏诊率之和为 1。敏感度测试用于排除疾病，

如果一个测试的敏感度是 100%，表明假阴为 0，某患者测试结果为阴性可以排除这个疾病。但是高敏感度测试没办法证明有病，因为敏感度这个指标不考虑假阳。例如，机场安检门对金属类物品的检测敏感度非常高，任何金属都不放过，哪怕是个钥匙环。因此如果没有报警，表明身上没有任何金属。但是报警了，不一定是危险金属物品。这是一个典型的高敏感度、低特异度的例子。

·特异度（specificity，SPE）　指无病人群中阴性结果的比例，即 d/（b+d）=67%。而误诊率是假阳在无病人群的比例，即 b/（b+d）= 33%。特异度和误诊率之和为 1。特异度测试的阳性用于判断疾病存在。某测试的特异度如果为 100%，表明不存在假阳，所有的"阳"都为真。当然，如果某测试出了问题，例如测试盒坏了，所有测试结果都为阴时，这个坏了的测试的特异度也为 100%，因为没有阳性结果，也就没有假阳。所以，评估一个测试要同时考虑敏感度和特异度。

·准确度（accuracy，ACC）　指所有人群中正确的结果的比例，即真阳和真阴占总体的比例，即（a+d）/（a+b+c+d）=（1+4）/（1+2+3+4）=50%。

·阳性预测值（positive predictive value，PPV）　指阳性人群中真阳的比例，即 a/（a+b）=33%。

·诊断比值比（diagnosis odd ratio，DOR）　指真阳和真阴数量的乘积除以假阳和假阴数量的乘积，即 ad/bc=0.67。

·阳性似然比（positive likelihood ratio，LR+）　指真阳在有病人群中的比例与假阳在无病人群中的比例的比值，即 [a/（a+c）]/[b/（b+d）]=0.75。

注意，如果测试人群发生变化，我们把无病人群数量扩成原来的10倍，如表 4-2 所示，此时准确度由 50% 变为 64%，阳性预测值由33% 变为 5%。显然，诊断比值比和阳性似然比未变。因此，准确度和阳性预测值并不稳定，与人群中真正病人的比例有关。

表 4-2　64 人的诊断性实验结果

诊断性实验结果	有病	无病
阳性（＋）	a=1（真阳）	b=20（假阳）
阴性（－）	c=3（假阴）	d=40（真阴）

上述诊断性实验实际上相当于一个二元分类器，把一个实例（某个被测试者）分成"有病"或"无病"。信息检索领域中搜索引擎也是把一个文档分成与查询词"相关"（relevant）或"不相关"（irrelevant）。信息检索的性能一般由精确率（precision）和召回率（recall）来衡量。其中召回率是已经分类成"相关"的文档占所有相关文档的比例，即相当于真阳在病人人群中的比例，相当于敏感度。而精确率定义为分类成"相关"的文档中真的是相关的文档的比例，即相当于真阳占结果为阳性的人群的比例，即阳性预测值。在科学与工程领域，英文precision 描述的是随机误差，例如正态分布曲线的宽度，越窄说明波动越小，类似于"精度"。而在医学领域，英文 accuracy 描述的是系统误差，即与真实值之间的距离，类似于"准度"。

诊断性实验的目的不同，对敏感度和特异度的要求也不同。如果是用于筛选病例的诊断性实验，尤其对于危害性极大的疾病，就希望漏诊率低，因此要选用敏感度高的实验。如果以确诊病例为目的，或者是治疗代价高昂的疾病，就希望误诊率低，应选用特异度高的诊断性实验。有时，也希望敏感度和特异度都要高一点，体现在对于一些疾病诊断的临界值的设定，要考虑漏诊率和误诊率之和最低，例如空腹血糖大于多少 mmol/L 可以被诊断为糖尿病。显然这个临界值设定得越低，更多的人会被诊断为糖尿病，因此敏感度高，特异度低；如果临界值设定得不低，则敏感度低，特异度高。也可以使用敏感度和特异度之和作为筛选标准，称为约登（Youden）指数；也可以考虑使用二者的乘积；还可以以敏感度为 y 轴，误诊率（即 1–特异度）为 x 轴画出的 ROC 曲线（receiver operating characteristic curve，受试者工作特征曲线），用于衡量诊断性实验。

举一个脚踝扭伤的例子，急诊室遇到的脚踝扭伤中约 15% 会出现骨折，诊断骨折的金标准是拍 X 线片，显然 X 线会让患者受到辐射、增加时间和费用。1992 年，渥太华市民医院（Ottawa Civic Hospital）的医生发明了 "渥太华踝关节诊断原则（Ottawa ankle rules）"，提出脚踝扭伤患者满足下列条件之一再推荐去拍 X 线片：

- 压内、外踝靠后下侧会痛（往上确认到约 6 厘米处）。

- 压第五跖骨基底部（脚掌外侧最凸的地方）会痛。

- 压舟状骨会痛。

- 患肢不能自行站立步行 4 步以上。

渥太华踝关节诊断原则可以识别出 96% 的骨折患者，可以排除 10%～70% 的未骨折患者。这个诊断骨折方法的敏感度为 96%，特异度为 10%～70%。假设有 1000 个踝扭伤的患者，其中有 150 个人有骨折，850 人无骨折，渥太华踝关节诊断原则可以从 150 人中识别出来 144 个人是骨折的，漏诊 6 人。850 未骨折的人中，可以让最少 85 人、最多 595 人免去拍 X 线片。

4.2 鉴 别 诊 断

医学诊断是一个逆问题,即由果索因。因为同样的症状和体征(以下简称症状)可以是多种疾病的表现,因此需要通过各种诊断测试从多种原因中找到其中的一种或几种,这也是诊断的难点所在。鉴别诊断(differential diagnosis)就是从多种可能的疾病中最终确定患者得的是什么病,鉴别诊断常见的缩写有:DDx、ddx、DD、D/Dx 等。在数学意义上,鉴别诊断是条件概率的结果:根据就诊者的所有信息为每一种疾病算出一个概率,并决定最终结果。

假设随机取 1000 名吸烟者和 1000 名非吸烟者,发现吸烟者中患肺癌的有 300 人,而非吸烟者中患肺癌的有 10 人。则对于吸烟者患肺癌的绝对风险为 30%,而非吸烟者患肺癌风险是 1%。相对风险(relative risk,RR)也叫风险比(risk ratio),是二者的比值,即肺癌发生在暴露于吸烟这个风险因素下和未暴露在这个风险下的风险比,为 30。如果按照表 4-1 的格式来写,则相对风险 RR=[a/(a+b)]/[c/(c+d)]。如果是一种罕见的疾病,即 a 远小于 b,c 远小于 d,相对风险和前面所提到的比值比 ad/bc 近似相等。相对风险可以用于某种条件下计算疾病发生率。例如,暴露在这个风险条件下的患者患病的概率等于一般人群患病概率与相对风险比的乘积。

4.2.1　验前概率与验后概率

诊断性实验可以帮我们根据实验结果对某种疾病的发生概率重新做计算,根据验前概率(pre-test probability)可以得到验后概率(post-test probability)。注意,这两个概念不是大家熟悉的先验概率和后验概率。

为了更方便地应用贝叶斯定理，需要先把概率先变成概率比（odds），概率比就是某件事情发生的概率与不发生的概率的比值。如果某事件发生的概率是 90%，则不发生的概率为 10%，概率比为 9。概率和概率比的转换关系如下：

$$概率=概率比/（概率比+1）$$

$$概率比=概率/（1-概率）$$

把概率转成概率比的意义在于概率比可以直接乘以某个诊断试验的阳性似然比得到一个新的概率比，这个概率比转回成概率后就是一个从这个诊断试验得到更多信息的概率。根据历史数据，可以算出一些疾病的诊断性实验的阳性似然比。检验后的概率比等于检验前的概率比乘以这个检验的阳性似然比。例如，儿童泌尿系统感染的发病率是 9%，泌尿系统感染的诊断性检测是检验尿中的白细胞和亚硝酸盐，如果二者皆阳性，则这个诊断的阳性似然比（LR+）为 20。假设有个发热的孩子在做任何检查前，医生估计其患泌尿系统感染的概率为 10%，则概率比是 0.11，乘以阳性似然比 20，得到验后概率比为 2.2，转化为概率得到验后概率为 69%。也就是说，做了这样一个检测后，医生对这名儿童诊断为泌尿系统感染的概率由 10%（验前概率）升至 69%（验后概率）。当然大部分诊断性检测没有这么大的能力，例如，对于胰腺癌，诊断的金标准为手术或尸检，B 超判断肯定阳性、可疑阳性的阳性似然比分别为 5.6 和 2.1；对于结直肠癌，癌胚抗原（CEA）在 10～19μg/L、大于 20μg/L 的阳性似然比分别为 2.3 和 3.5。

上述计算需要把验前概率变成概率比，最后还要变回来，有点麻烦。1975 年 Fagan 发明了可通过连线进行计算的简易图表，如图 4-1

所示。这个例子①是耻骨腱膜损伤的诊断，运动员耻骨腱膜损伤的检验前发病率为 62.8%，即左侧竖线。中间竖线显示的是阳性似然比。不同的诊断性测试有不同的阳性似然比，其中 MRI 加触诊的阳性似然比为 10，就是三条斜线中最上者，结果验后概率为 92.8%。下面两条分别表示"MRI 发现耻骨腱膜损伤"和"触诊耻骨腱膜痛"两种诊断性测试。显然，基于人工智能的鉴别诊断算法可以提供现阶段最可靠的疾病统计信息，并免去上述各种数学计算的麻烦，为医生诊断疾病提供便捷的参考。

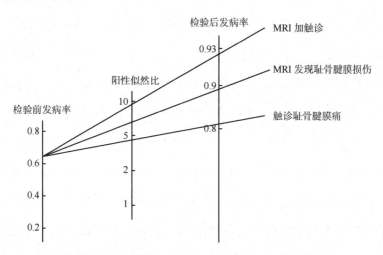

图 4-1　检验前发病率和检验后发病率的简易转换

4.2.2　案例：头晕和眩晕的鉴别诊断

头晕（dizziness）是一个应用比较广泛的术语，包括站不稳、眩晕和头重脚轻。眩晕（vertigo）是感觉到自己在动，而实际上自己没

---

① Falvey ÉC, King E, Kinsella S, et al. Athletic groin pain (part 1): a prospective anatomical diagnosis of 382 patients—clinical findings, MRI findings and patient-reported outcome measures at baseline. Br J Sports Med, 2016, 50 (7): 423-430.

有动；或是感觉到周围物体在动，而实际上物体没有动。感觉到的这种动往往是旋转或摇摆，同时这种眩晕伴随着恶心、呕吐、出汗和行走困难。如果头动，眩晕的感觉会更强烈。导致眩晕最常见的疾病是良性阵发性位置性眩晕（benign paroxysmal positional vertigo，BPPV）、梅尼埃病和迷路炎，也可能是卒中、脑肿瘤、脑损伤、偏头痛等。身体旋转的时间比较长或是在颠簸的船上也会导致生理性眩晕，接触毒素（例如酒精、一氧化碳）亦可导致眩晕。7.5%～10%的人有过眩晕，年发病率在 5%左右。发达国家的急诊中眩晕的比例是 2%～3%。眩晕对老年人影响更大，一项研究表明[①]60 岁以上人群的眩晕或头晕患病率为 30%，老年人出现头晕可能会导致跌倒，甚至意外死亡。

根据神经系统产生问题的位置，眩晕分为周围性（又称外周性）和中枢性。由内耳或前庭系统（包括半规管、耳石器官和前庭神经，见"背景知识：前庭系统"）引起的眩晕是周围性眩晕。最常见的原因是良性阵发性位置性眩晕，占所有周围性眩晕的 32%，其他原因包括梅尼埃病、迷路炎等。普通感冒或细菌感染也会引起前庭系统的炎症，导致周围性眩晕。周围性眩晕患者通常表现为轻度至中度的平衡障碍、恶心、呕吐、听力下降、耳鸣、胀满感和耳痛。由中枢神经系统损伤引起的眩晕叫中枢性眩晕，通常是因为脑干或小脑的病变，例如脑梗死或脑出血、肿瘤（前庭神经鞘瘤、小脑肿瘤）、偏头痛等。中枢性眩晕感觉到的运动幻觉和恶心没有周围性眩晕那么明显，但可能伴有言语不清、复视、病理性眼颤和更严重的平衡障碍，很多人无法站立或行走。周围性眩晕往往会在短时间内得到改善，而中枢性眩晕改善更慢。

---

① Fernández L, Breinbauer HA, Delano PH. Vertigo and dizziness in the elderly. Front Neurol, 2015，6：144.

以 BPPV 为例，BPPV 是最常见的前庭疾病，当松散的碳酸钙碎屑从耳石膜脱落并进入半规管时就会发生这种情况。患有 BPPV 的人可能会经历短暂的眩晕，通常在一分钟内，随着位置的变化而发生。它每年发生在 0.6% 的人口中，约 10% 的人在其一生中会有一次 BPPV 发作。目前认为 BPPV 是由于内耳的机械故障所致。BPPV 可以通过 Dix-Hallpike 测试进行诊断，并且可以通过 Epley 操作让耳石从半规管返回到耳石器官里进行治疗。梅尼埃病（或称为美尼尔综合征）是一种原因不明的内耳疾病，可能是由内耳中存在的内淋巴液量增加（内淋巴积水）引起的，会伴随波动性听力减退、耳鸣等症状。

眩晕是比较常见的症状，但是导致眩晕的疾病很多，因此做好鉴别诊断的意义非常重大。目前看来，临床上对良性阵发性位置性眩晕和前庭偏头痛的诊断是不足的，而对梅尼埃病的诊断是过度的。在过去的几十年中，包括支持向量机、K 最近邻、深度学习等机器学习模型已经用于眩晕的鉴别诊断，用机器学习模型处理患者数据，找到症状、前因、习惯与病史之间的相关性和关联性，以预测眩晕的病因。

德国慕尼黑大学的 PoiSe 项目（Prevention，Online Feedback，and Interdisciplinary Therapy of Acute Vestibular Syndromes by e-health 的缩写，即 "电子健康对急性前庭综合征的预防、在线反馈和跨学科治疗"）中的一项研究表明[①]，针对眩晕的鉴别诊断算法都集中于对脑血管疾病引发眩晕的鉴别诊断或前庭系统问题引发眩晕的诊断，而这两种病因之间的区分也非常重要，因为脑血管疾病引发的眩晕需要非常紧急的治疗。根据统计，因为眩晕看急诊的病人有 3%～13% 是因为脑血管

① Filippopulos FM, Strobl R, Belanovic B, et al. Validation of a comprehensive diagnostic algorithm for patients with acute vertigo and dizziness. Eur J Neurol, 2022, 29（10）: 3092-3101.

疾病，如脑卒中；约 10% 的脑卒中病例被漏诊，尤其是当患者症状轻微或短暂时。

PoiSe 项目使用了三级判定的算法，同时对脑血管疾病和前庭系统问题导致的眩晕做鉴别诊断，三级分为基线级、第一级、第二级。基线级的判断是问患者如下 8 个问题，如果有 1 个或 1 个以上的问题的答案是"是"，则诊断为脑血管问题：

· 有面部或四肢麻痹或感觉障碍的病史或临床表现？

· 有四肢共济失调的病史或临床表现？

· 有说话困难的病史或临床表现？

· 视力障碍（复视或急性视力丧失）？

· 一种未知性质的新头痛？

· 至少有一个 HINTS 测试结果是中枢性的？

· 中枢性眼震模式（例如，同时存在自发性和位置性眼震）？

· 失去行走能力？

如果上述 8 个问题的答案都是"否"，则根据发作次数、持续时间、是否有触发因素、耳部症状等作为第一级别来判断是否为下列 6 种非血管性前庭疾病（表 4-3）。

表 4-3　PoiSe 项目中 6 种非血管性前庭疾病的诊断标准

发作次数	持续时间	其他	诊断
≥1	<60 分钟	有触发因素或位置性眼颤	良性阵发性位置性眩晕（BVVP）
≥5	<60 分钟	无头痛，无耳部症状	前庭阵发症（vestibular paroxysmia, VP）
≥5	1 分钟至 3 天	头痛，无耳部症状	前庭偏头痛（vestibular migraine, VM）

续表

发作次数	持续时间	其他	诊断
≥2	1分钟至24小时	有耳部症状	梅尼埃病（MD）
≤1	1分钟至24小时	无触发因素	单侧前庭病（unilateral vestibulopathy, UVP）
≥0	1分钟至1天	无眼颤	功能性头晕（functional dizziness, FD）

有触发因素是指眩晕或头晕是由头部位置变化、站立或特定情况（例如在拥挤的公共汽车中）引起。伴随的耳部症状包括听力波动、耳鸣或耳塞。

如果上述6种前庭疾病的诊断条件都不满足，则诊断进入第二级。如果有位置性眼颤则诊断为良性阵发性位置性眩晕，如果没有上述症状但有自发性眼颤而且甩头测试阳性则为单侧前庭病；如果没有上述症状但有头痛，则诊断为前庭偏头痛；如果没有上述症状但有耳部症状，则诊断为梅尼埃病；如果上述症状均没有则诊断为其他疾病。

研究者根据 PoiSe 项目的三级鉴别诊断法进行了纳入 407 名患者（46%为女性）的测试，算法正确分类了 407 名患者中的 287 名（71%）。算法对脑血管疾病具有高敏感度（93.8%），对所有其他非血管性前庭疾病（BPPV、VP、MD、VM、UVP、FD 及其他疾病）具有 95.2%～99.2%的高特异度。诊断的阳性预测值介于 65%～76%，但 FD 和 VP 除外，分别为 25%和 33%。不同诊断的阴性预测值在 91.2%～100%。

 背景知识

前 庭 系 统

前庭系统由半规管和耳石器官组成，帮助身体保持平衡。

半规管感知头部的圆周运动，并把神经信号传递给大脑。半规管（semicircular canal）中的"规"不是圆规的意思，而是圆形的意思。

半规管就是半圆管，位于内耳中，是三个充满淋巴液的呈"C"字形（半圆形）的小管，左右各一组。因为人感受的是三维空间的动作，所以每侧有三个管，相互垂直，分别负责三个方向上的动作感知并传递给大脑。

每个半规管在底部都有一个变粗的球状空间叫壶腹，如图 4-2 所示。壶腹底部是隆起的壶腹嵴，嵴顶部是一层感觉上皮细胞，由毛细胞和支持细胞构成。毛细胞下面连接神经纤维，至第Ⅷ对脑神经。毛细胞因为上面有毛束从嵴中延伸出来而得名，每个毛细胞的毛束中有 100 个不同长度的细小的静止纤毛和一个活动的纤毛。这根活动的纤毛比静止纤毛更大、更长，最长的静止纤毛在活动纤毛附近，所以形成了上细下粗的凝胶状团块，如同蜡烛火焰的形状，称为壶腹帽。壶腹帽顶端延伸到了壶腹的顶部，把壶腹平分成两份，因此形成了一个屏障，阻挡了半规管里面的淋巴液流动。假设这是水平方向的半规管，当头部水平方向转动时，半规管里面的淋巴液流动，推动了壶腹帽，因此壶腹帽底端的感觉细胞可以采集到壶腹帽摆动产生的信号，通过极化和去极化把神经信号通过第Ⅷ对脑神经送到脑干。头部在水平方向旋转时（需要有加速度，不是匀速转），左右两个水平半规管里面

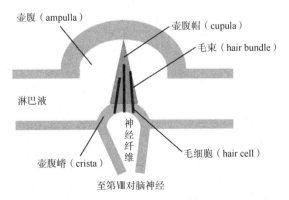

图 4-2　半规管壶腹的内部结构

的壶腹帽会朝相反两个方向运动，两个半规管得到的信息叠加一起，神经系统就知道头在旋转。

耳石感知头部的线性加速度，把神经信号传递给大脑，如头部倾斜或平移。两个耳石器官是球囊和椭圆囊，这两个器官都有感觉上皮细胞，叫黄斑（macula），由毛细胞和支持细胞构成，毛细胞上有毛束，毛细胞和毛束上面是凝胶状层，凝胶状层上面是耳石膜，耳石膜内部嵌入了碳酸钙晶体，这些晶体叫耳石。耳石让耳石膜比周围的支撑结构和淋巴液重，因此头倾斜时，重力让耳石膜摇摇欲坠，产生相对于感觉上皮细胞的移动，因此牵动之间的毛束，毛束基部的毛细胞被刺激，产生神经信号。椭圆囊对头部在水平面上的运动产生反应，例如头部倾斜和横向位移；球囊对垂直平面的运动产生反应。

Dix-Hallpike 测试

Dix-Hallpike 测试源于伦敦的国立神经内科和神经外科医院的两位研究者 Dix 和 Hallpike，是一种诊断良性阵发性位置性眩晕的办法。过程如下：

先确认患者没有颈部外伤等问题，然后进行下面的测试：

1）让患者在检查床上端坐。

2）调整患者的体位和在床上的位置，要保证患者过一会仰卧时头部可以超过并悬垂于床沿，使头部伸展至床面以下。

3）站在患者身后。

4）将患者的头部向左侧转动 45°。

5）在支撑颈部的同时，以轻快平稳的动作将患者从坐姿移动到仰卧位，确保他们的头部悬垂在床沿，并在床面以下成 30°。要求患者在整个过程中睁开眼睛。

6）仔细检查患者眼睛至少 30 秒，检查是否有眼球震颤迹象。如果患者说发生眩晕或观察到眼球震颤，结果为阳性。

7）如果没有观察到眼球震颤，左侧的测试就完成了，小心地帮助患者坐起来。

8）短暂休息后，在右侧重复测试，注意步骤 4 中将患者的头部转向右侧。

估计 Dix-Hallpike 测试的敏感度是 79%，特异度是 75%。即漏诊率（有病但是测试为阴）为 21%，误诊率（无病但是测试结果为阳）为 25%。

HINTS 测试

HINTS 测试可以帮助判断眩晕是周围性还是中枢性，见表 4-4。测试由三个核心部分组成：甩头测试、眼球震颤评估和偏斜测试。

甩头测试分三步：第一，轻轻左右移动患者的头部，确保颈部肌肉放松；第二，让患者在左右转动头部时一直注视医生（测试者）的鼻子；第三，将患者的头部快速向两侧各转动 10°～20°，然后回到中间点。正常反应是受试者眼睛可以一直注视目标（医生或测试者的鼻子）。异常反应（阳性反应）是转头时眼睛会被拖离目标，然后转动头部后会进行矫正性扫视回到目标。阳性表示出现异常反应的转头侧存在外周前庭病变。

眼球震颤评估的过程是让患者直视前方，然后让患者左右注视，但不要盯着具体物体（盯着看会减少眼颤）。单向眼球震颤更可能是外周神经系统的问题；当眼颤改变方向或呈垂直方向时，更可能与中枢神经系统有关。

偏斜测试分三步：第一，让患者注视测试者的鼻子，然后遮住他们的一只眼睛；第二，快速移动手，盖住患者的另一只眼睛。在此过程中，观察未遮盖的眼睛是否有任何垂直或对角线矫正运动；第三，在另一只眼睛上重复此操作。如果观察到异常运动，对于中枢性眩晕有特异性。

表 4-4　用 HINTS 测试区分周围性眩晕和中枢性眩晕

测试	周围性眩晕	中枢性眩晕
甩头测试	出现异常	正常
眼球震颤评估	无或单向	双向或垂直
偏斜测试	无垂直偏斜	有垂直偏斜

第 5 章
诊断中的问题

    医学诊断复杂而困难，因为疾病本身和病人都很复杂。大量疾病有复杂的潜在原因和发病机理，目前医学界对这些疾病的理解很局限，或者可以说，对于所有疾病的理解会受限于目前的测量设备、诊断工具和认知水平。疾病很复杂，相同的疾病会呈现出范围非常广泛的症状，如蜱虫叮咬导致的莱姆病（见"背景知识：莱姆病与蜱虫"）。有些疾病可能以非典型的方式呈现，如心肌梗死（见"背景知识：心肌梗死的非典型表现"）。不同疾病可以呈现出类似的症状和体征，而且呈现的时间可因人而异，呈现也可能是有条件的。例如，疲劳可能是自身免疫性疾病（如系统性红斑狼疮、类风湿关节炎）、慢性感染（如莱姆病或肺结核）、抑郁症和某些癌症（如白血病）的症状，也可能是由生活方式因素导致的，如睡眠不足或体力过度消耗。腹痛可能是胃炎、消化性溃疡、肠易激综合征、炎症性肠病、肾结石、尿路感染等众多疾病的症状。另外，近万种疾病中的 80% 以上是罕见病，患病率极低，医生及其他医疗工作者对这些疾病的了解是有限的。

    人体之间的差异可以通过生化指标个性显示，下面以对维生素 C 的需求和吸收差异为例加以解释。维生素 C 对于动物是必需的，负责辅助合成胶原蛋白、神经递质（如血清素），帮助增加铁的吸收，支持免疫功能等，缺乏维生素 C 会导致坏血病。豚鼠及包括人在内的大部分灵长类动物自身不能产生维生素 C，必须从食物中获取。这些物种在进化中发生了基因突变，导致负责生成 L-古洛糖酸内酯氧化酶的基因失活，而这种酶是从葡萄糖合成维生素 C 所必需的。因此，豚鼠可用于摄入维生素 C 的研究。1967 年的一项研究表明[1]，豚鼠对维生素 C 的需求量个体间相差极大，在 93 只豚鼠这个小范围内至少会相差 20 倍。1954 年因化学键相关研究获得诺贝尔化学奖的鲍林教授（见"拓展阅读：鲍林"）做过一些关于维生素 C 的研究，并建议大剂量摄入维生素 C 以维持健康。他认为，人的基因复杂度大于豚鼠，对维生素 C 的需求差异也会大于豚鼠，估计人对维生素 C 的需求会有 80 倍的差异。1973 年，鲍林做了精神分裂症患者的维生素 C、B_3、B_6 的负荷试验（也称维生素耐受性试验，是一种用于评估人体吸收和利用特定维生素的能力的医疗程序）。实验选取 44 名住院的精神分裂症患者作为实验组，并选取同样数量的斯坦福大学的学生作为控制组，每人口服 1.76 克维生素 C，6 小时后测量尿液中的维生素 C 含量，发现有 2%～40% 的口服维生素 C 分泌到尿液中，相差 20 倍。同时发现，精神分裂症患者尿液中的维生素 C 的量是控制组的 60%，说明他们身体保存了更多的维生素 C。

　　人与人之间的生化、生理差异让诊断更加困难。同时，这也意味着随着就诊者或患者数量的积累，有必要做一下细分。如果分类标准和粒度合适，每个子类中的人的差异性会足够小，以致降低诊断难度并提高治疗效果。如果某药物对某种疾病的有效率是 3%，这个比例

---

[1] Williams RJ, Deason G. Individuality in vitamin C needs. Proceedings of the National Academy of Sciences, 1967, 57（6）: 1638-1641.

显然很低，但如果我们可以准确找到这 3% 的人群，这个药物在该人群的有效率则是 100%。相信未来的治疗方案（如某种药物的成人建议剂量）将参考患者性别、BMI、血压、基因及其他生理指标。

 背景知识 ————————————————————————

莱姆病与蜱虫

莱姆病是由伯氏疏螺旋体引起的，通过受感染的蜱虫叮咬传播给人类。莱姆病的症状因人而异，可能影响不同的身体系统，呈现多种症状。以下是与莱姆病相关的一些症状。

1. 早期症状　莱姆病通常在蜱虫叮咬后 3～30 天内发生，常见症状可能包括称为游走性红斑的特征性皮疹、发热、疲劳、头痛、肌肉和关节疼痛，以及淋巴结肿大。

2. 神经系统症状　莱姆病如果不及时治疗或未在早期诊断出来，可能会发展并影响神经系统。神经系统症状可能包括面部麻痹、剧烈头痛、手脚麻木或刺痛、记忆力下降、注意力难以集中和睡眠障碍。

3. 关节和肌肉骨骼症状　莱姆病还会引起关节炎，导致关节疼痛、肿胀和僵硬等症状。最常受影响的关节是膝关节。

4. 心脏症状　在极少数情况下，莱姆病会影响心脏，导致心悸、胸痛和呼吸急促等症状。这可能是由于心肌炎症（心肌炎）或心电传导障碍所致。

5. 认知和心理症状　一些莱姆病患者可能会出现认知障碍，包括记忆力下降、注意力难以集中和找词困难。此外，可能会发生情绪变化，例如抑郁或焦虑。

重要的是要注意，并非所有莱姆病患者都会出现所有这些症状，并且严重程度可能会有所不同。与莱姆病相关的这些广泛的症状会导致诊断困难，尤其是当症状是非特异性的或类似其他病症时。医疗保健专业人员需要综合考虑临床评估、病史、实验室检查（如血清学检查）和对蜱虫潜在暴露的认识，以便准确诊断莱姆病并开始适当的治疗。

心肌梗死的非典型表现

心脏病发作的警示信号多样且复杂，典型症状是人们熟知的胸痛或胸部不适，但偏离常规的非典型症状会增加识别难度。以下是心脏病发作时可能出现的一些非典型症状。

1. 隐匿性症状　部分患者在心脏病发作期间几乎不出现任何显著症状。他们可能会经历呼吸短促、疲劳、消化不良，或是下颌、颈部、背部及手臂等区域的细微不适感。这些症状的非特异性往往导致被归为其他疾病，从而延误了治疗时机。

2. 腹部不适　在某些案例中，心脏病发作的最初迹象是腹部疼痛，特别是位于上腹部，极易与消化系统疾病（如胃痉挛或肠胃不适）混淆。

3. 非典型胸痛　胸痛的表现也可能差别很大，可能表现为轻微、间断性的疼痛，或是疼痛不在常规心前区位置，如蔓延至肩部、手臂乃至下颌等。

4. 流感样假象　极少数情况下，心脏病发作会伴随类似流感的症状，包括体温升高、疲倦、全身肌肉酸痛及恶心等。这些全身性症状极易误导患者及医生，将其误判为病毒感染。

另外，心脏病发作的非典型症状在特定人群如女性、老年群体及糖尿病患者中更为常见。这些症状的多样性和不典型性给患者自我辨识和医疗诊断带来困难，可能导致治疗时机的延误。

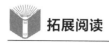

拓展阅读

鲍　林

鲍林（Linus Carl Pauling，1901～1994）是美国化学家、生物化学家、化学工程师、和平活动家、作家和教育家。他发表了千余篇论文，其中约 850 篇涉及科学主题。《新科学家》杂志称他为有史以来最伟大的 20 位科学家之一。鲍林于 1954 年获得诺贝尔化学奖，因为反对核弹的地面测试获得 1962 年诺贝尔和平奖。当前，获得两次诺贝尔奖的人只有五位。鲍林是唯一获得两项非共享诺贝尔奖的人，并且是在不同领域获得诺贝尔奖的两人之一，另一位是居里夫人。

鲍林是量子化学和分子生物学领域的创始人之一。他对化学键理论的贡献包括提出了轨道杂化的概念和元素电负性的第一个精确标度。鲍林还研究了生物分子的结构，并展示了 α 螺旋和 β 折叠在蛋白质二级结构中的重要性。鲍林的方法结合了 X 射线晶体学、分子模型构建和量子化学的方法和结果。他的发现启发了 DNA 结构方面的工作，使遗传学家破解所有生物体的 DNA 成为可能。

5.1　疾病筛查与过度诊断

过度诊断是指诊断出了疾病，但是这个疾病不会在患者有生之年产生症状或导致死亡。随着科学技术进步，出现了很多疾病早期的筛查方法，有些筛查可以挽救生命，有些筛查则导致不必要的治疗，即过度治疗。对于大部分过度诊断，最合适的办法应该是不作干预，但到底是忽略、观察还是进行干预，决策非常困难，一般没有数据可进行鉴别和计算风险。还有一些过度治疗是因为调整了诊断标准而发生，如果诊断标准敏感性提高，则具有轻微问题或低风险的人群会被视为患者而接受治疗。

以癌症筛查为例，癌症的发展阶段如下：先到达可以用诊断性实验筛查出或检出的程度，再到达产生症状的程度，最后到达导致死亡的程度。不同类型的癌症的发展速度不同，有的癌症类型在患者的余生都未达到可以检出的程度，显然这种癌症的筛查不会导致过度诊断，也不会产生什么问题，因为未被机器和人发现。一部分类型的癌症虽然可以达到被检出的程度，但可以向健康状态回退、不继续发展或者是在余生都未发展到可产生症状的程度，这时就容易产生过度诊断。如果筛查间隔固定，例如每年查一次，显然进展缓慢的癌症更容易被筛查出，而进展迅速的癌症不容易被筛查出。

以甲状腺癌为例，最常见的有四种病理类型：乳头状癌、滤泡状癌、未分化癌和髓样癌。其中乳头状癌最常见，占 75%～85%，多发于 20～55 岁女性，这种类型的癌细胞分化好、生长慢、不容易转移，因此五年存活率为 96%～97%，十年存活率为 93%。甲状腺癌的检测方法是超声检查和细针穿刺，随着筛查的普及，甲状腺癌发病率增加迅速，见图 5-1。最常见的乳头状癌也呈现相同的增长趋势，但甲状腺癌的死亡率却维持不变。2017 年 5 月，美国预防服务工作组（The US Preventive Services Task Force）在《美国医学会期刊》上发表文章称，甲状腺癌的发病率在过去十年每年增加 4.5%，比其他癌症要快，但死亡率没有变化。因为引入大规模筛查后死亡率没有降低，工作组认为对于没有症状的人群的筛查的收益是负的，因此不推荐筛查。

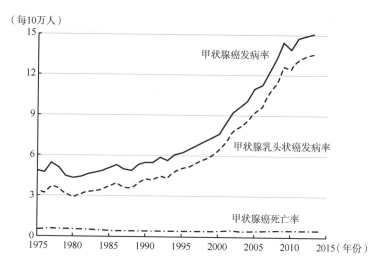

图 5-1　美国甲状腺癌的发病率和死亡率（美国国家癌症研究所）

　　过度诊断影响癌症存活率（survival rate）的结果，会得出早期筛查对增加癌症存活率的有偏差结论。存活率是反映癌症预后情况或发展情况的一个指标，通常是从确诊开始计算一定时间后的存活数量的百分比，例如一年、五年、十年存活率。注意到存活率的分母是已经确诊的人群数量，早期筛查会导致存活率计算的分子和分母中增加了相同数量的符合癌症诊断标准但没有癌症症状或产生危害的人群，因为在 $a<b$ 且 $m>0$（a、b、m 均为实数）的条件下，$(a+m)/(b+m)>a/b$，如向到达饱和之前的盐水里加盐（即 m）会导致盐水变得更咸（浓度增加），所以早期筛查会导致存活率增加。仍然以图 5-1 所示的甲状腺癌为例，假设 1995 年没有大范围的癌症筛查，有 6 个病人（也许是因为有症状）去医院被诊断为甲状腺癌，五年后死亡 1 人，5 人健在，五年存活率为 5/6=83%。有了大范围癌症筛查的 2015 年，有 15 人被诊断为甲状腺癌，五年后仍然死亡 1 人，14 人健在，则五年存活率为 14/15=93%。实际上五年存活率的增加并不是因为做了早期筛查，而是因为把原来没有作为癌症症状的人群数量 m 增加到分子和分母中。另外，针对进展比较迅速的癌症类型，对于个人而言，早期筛查诊断癌症显然比产生症状了再去诊断癌症要好，存活率高，而这只是测量的偏差。

随着人工智能及其他信息技术引入医学领域，我们可以发现更细微的病变。例如，在医学影像中发现更细小的结节或病变。在这个意义上，人工智能技术会增加过度诊断的概率。但技术是双刃剑，随着可计算的医疗数据的记录和积累，人工智能算法可以让我们更深入地研究包括癌症在内的各类疾病，并支持对疾病更准确、实用、合理的分类，以及找到对于每一类疾病最合适的处理办法。对于未知疾病或难以分类的疾病，可以利用病人的相关信息来代替疾病进行深入研究。

5.2 案例：用聚类算法发现脓毒症的过度诊断

这里举一个用机器学习算法发现脓毒症的过度诊断的例子。脓毒症（sepsis）是一种危及生命的疾病，曾是白求恩大夫离世的原因。脓毒症源于身体对感染的反应，进而导致自身组织和器官受损。脓毒症可由细菌、病毒和真菌导致，原发的感染部位包括肺、脑、尿路、皮肤和腹部器官。风险因素包括年幼或年老、癌症或糖尿病导致的免疫系统减弱、重大创伤或烧伤。脓毒症患者需要立即进行静脉输液和抗菌药物治疗，护理一般在重症监护室进行。脓毒症因严重程度的不同，导致的死亡风险亦不同，其死亡率约30%，严重的脓毒症死亡率可达50%，80%可发生感染性休克。脓毒症在 2017 年影响到 4900 万人，其中 1100 万人死亡。

　　一项墨尔本大学的研究[①]使用了重症监护医学信息集市（The Medical Information Mart for Intensive Care，MIMIC）数据库 MIMIC-Ⅳ 作为研究对象。这个数据库包含了 2008～2019 年贝斯以色列女执事医疗中心（BIDMC）重症监护病房的 40 000 多名患者提供的重症监护相关的数据，包括患者人口统计、转院、生命体征、实验室检查、药物、诊断等。MIMIC-Ⅳ 是 MIMIC 数据库的最新版本。这项墨尔本大学研究的对象为早期没有怀疑感染的成年患者，筛选条件是入 ICU 之前没有做培养物及没有使用抗生素。

　　1991 年起，脓毒症的诊断使用全身炎症反应综合征（systemic inflammatory response syndrome，SIRS）标准，这个诊断标准敏感度非常高但是特异度比较低，如果诊断结果为阴性则几乎不会是脓毒症，如果结果为阳性则只有中等可能性是脓毒症。按照 SIRS 标准，脓毒症按照严重性分为 3 个等级：脓毒症、严重脓毒症和脓毒症休克。SIRS 标准涉及 4 个指标：体温、心率、呼吸频率或血气分析以及白细胞计数，如果两个或两个以上指标有异常则诊断为脓毒症。如果有脓毒症引起的器官功能障碍或乳酸升高（大于 4mmol/L），则诊断为严重脓毒症。脓毒症休克是严重的脓毒症加上持续的低血压。SIRS 包含 4 个方面的具体标准是：体温低于 36℃或高于 38℃、心率大于每分钟 90 次、呼吸频率大于每分钟 20 次或动脉血二氧化碳分压（$PaCO_2$）小于 32mmHg、白细胞计数小于 $4×10^9$/L 或大于 $12×10^9$/L 或杆状核粒细胞大于 10%。2001 年定义了诊断标准 sepsis-2（"sepsis" 即脓毒症）。2016 年 2 月的重症监护医学学会重症监护大会定义了 sepsis-3，认为

　　① Fedyukova A，Pires D，Capurro D. Quantifying machine learning-induced overdiagnosis in sepsis. 10.48550/arXiv.2107.10399. 2021.

SIRS 标准只考虑了炎症，需要考虑抗炎、激素、代谢、凝血等更多的方面。sepsis-3 使用了 SOFA 分数，SOFA 是序贯器官衰竭评估（sequential organ failure assessment）的缩写。SOFA 的底线分数为 0，这表示患者未知有器官功能障碍；如果 SOFA 分数≥2，则表示死亡风险接近 10%，需要有迅速和适当的干预。也推出了便捷的 qSOFA 分数，三个标准满足两个即可诊断为脓毒症：呼吸频率≥22 次/分、收缩压在 100mmHg 或以下、精神状态有改变（格拉斯哥昏迷指数小于 14，详见"背景知识：格拉斯哥昏迷指数"）。sepsis-3 不再定义严重脓毒症，但是对脓毒症休克给出了定义，认为脓毒症休克的致死率大于 40%。

 背景知识

格拉斯哥昏迷指数

昏迷指数（或昏迷量表）是医学上评估病人昏迷程度的指标，一个非常常用的昏迷指数是格拉斯哥昏迷指数（Glasgow coma scale, GCS），于 1974 年由格拉斯哥大学的两位神经外科教授提出，故而命名。GCS 的评估分三个方面，三个方面分数之和为昏迷指数。

1. 睁眼反应（E, eye opening）

· 主动睁眼（4 分）

· 呼唤时睁眼（3 分）

· 刺痛时睁眼（2 分）

· 对任何刺激无睁眼（1 分）

2. 言语反应（V, verbal response）

· 回答正确（5 分）

· 可以回答，但回答错误（4 分）

· 用词不适当但尚能理解含义（3 分）

- 言语难以理解（2 分）

- 无任何言语反应（1 分）

3. 运动反应（M, motor response）

- 能执行简单命令（6 分）

- 刺痛时能指出部位（5 分）

- 刺痛时肢体能正常回缩（4 分）

- 刺痛时躯体出现异常屈曲（去皮层姿势）（3 分）

- 刺痛时躯体异常伸展（去大脑强直姿势）（2 分）

- 对刺痛无任何运动反应（1 分）

（注：去皮层姿势的患者表现为双臂弯曲，或在胸前向内弯曲，双手握成拳头，双腿伸直，双脚向内翻。去大脑强直姿势表现为患者脊柱向后反张挺起，双臂向两侧伸展，标志是肘部伸展。）

一般来说，8 分以下被认为是严重脑损伤，9～12 分为中等脑损伤，13 分及以上是轻微脑损伤。GCS 不适用于 36 个月以下的儿童，至少言语反应部分不适用。

研究人员构建了脓毒症的预测模型，模型使用患者入住 ICU 前 24 小时的数据作为训练数据，且基于 4 类特征：生命体征、实验室检查结果、SOFA 分数相关特征和使用药物。基于贪婪算法的特征选择，最终选定 13 个最佳特征。因为实例中的正例（约 4.6% 为脓毒症）过少，所以构建了平衡的正反例训练数据。实验结果表明，LightGBM（轻量梯度提升机）算法的最终预测结果最好。最终的预测结果如果用 AUC 分数（详见第 9 章 "背景知识：AUC 分数"）衡量，可以达到 0.86。

根据《战胜脓毒症运动指南 2021 版》（*Surviving Sepsis Campaign Guidelines 2021*）中建议的医疗措施，研究人员为数据集中的每位患者建立了临床轨迹。共选取了 1421 条临床轨迹,其中 680 条为脓毒症阳性,741 条为脓毒性阴性。每条轨迹平均由 4 个事件构成。事件有 13 个,包括"乳酸测试""晶体液",5 个与血管升压药治疗相关的事件:"去甲肾上腺素""肾上腺素""血管升压素""多巴胺""多巴酚丁胺",6 个与抗生素给药相关的事件:"万古霉素""其他抗生素""头孢吡肟""哌拉西林他唑巴坦""头孢曲松""头孢唑林"。轨迹建立完成后,研究者用主动轨迹聚类(ActiTraC)算法①对这些轨迹进行聚类分析,使用基于距离的选择性采样策略。

1421 条轨迹共生成了 24 个聚类,每个聚类平均含有 59 条轨迹,最大的聚类含有 374 条轨迹,最小的含有 6 条。有 288 条没有分配到任何一个聚类的轨迹被分到一个聚类中。24 个聚类中有 10 个聚类所包含的正例(脓毒症阳性)不超过 50%,有 2 个聚类含有 75%以上的正例,有 1 个聚类包含的全是反例。研究者使用死亡率、进入 ICU 前 24 小时的 SOFA 分数和出院地点来评估聚类内的患者的相似性。研究者预计,过度诊断的潜在病例会集中在脓毒症阴性的聚类中。在脓毒症阳性病例低于 50%的 2 个聚类(6 号和 12 号聚类)中,没有发现 SOFA 分数和死亡率有显著统计学差异。在其中一个聚类(6 号聚类)中,出院到康复中心或专业护理机构的阳性患者和阴性患者比例大致相同。研究者认为,发生过度诊断的病例会出现在这两个聚类中。用这种方法,研究者发现了 29 个潜在的过度诊断的病例,占所有病例的 4.3%。

① De Weerdt J, vanden Broucke S, Vanthienen J, et al. Active trace clustering for improved process discovery. IEEE Transactions on Knowledge and Data Engineering, 2013, 25(12): 2708-2720.

5.3 诊断错误——排名第三的死亡原因

诊断错误（diagnostic error）主要包括漏诊（missed diagnosis）和误诊（misdiagnosis），都会导致对疾病的治疗延误，从而产生危害。有些疾病在有症状之前没有办法通过诊断检测知晓，但有些疾病是可以通过检测或病人的症状、体征判断出来的。如果有了这些信息仍然没能判断出来疾病，就是漏诊。诊断检测中的假阴性也可以导致漏诊。误诊是把甲病当成了乙病，如果下一步进行了治疗，就是按乙病来治疗，则延迟了对甲病的治疗，同时对乙病的治疗一般也有副作用。从时间上讲，漏诊和误诊都延迟了疾病的治疗，因此都属于延迟诊断（delayed diagnosis）。研究表明，住院病人的误诊率在 10%～15%，门诊病人误诊率为 5%；诊断错误每年会影响 20%～25%的人群。不同研究的数据有差别，美国每年死于诊断错误的人在 25 万左右。2020 年，美国约有 69 万人因心脏病去世，60 万人因癌症去世，35 万人因新冠病毒感染去世。如果不计入新冠病毒感染，诊断错误是第三名的死亡原因。数据表明，导致死亡或永久性残疾的严重的诊断错误最常发生在对癌症（37.8%）、血管疾病（22.8%）和感染（13.5%）的误诊上。

诊断错误经常被忽视，其中一个原因是错误发生之后很长时间才检测到错误，因此很难测量和跟踪。有一种疾病叫乳糜泻（celiac disease），这是一种自身免疫性疾病，患者食用麸质（面粉中含有的一类蛋白质，详见第 10 章"背景知识：麸质"）后身体对这种蛋白质过度反应，多个器官会受到影响。这种异常的免疫反应在患者小肠中会引起炎症，导致小肠绒毛萎缩，小肠无法正常吸收食物中的营养，从而导致各种疾病，如贫血。医学界缺乏对乳糜泻的表现和诊断标准的认识，而且很多患者没有任何典型症状，大多数病例的诊断时间很长，有的长达 12 年，因此，很多人从未明确诊断。乳糜泻的症状通常从 6 个月到 2 岁开始，但诊断时间却很晚。在美国，乳糜泻患者确诊时的年龄中位数为 38 岁，约 20% 的乳糜泻患者 60 岁之后才被诊断出来。乳糜泻患者有 80%～97% 会遇到诊断错误。

绝大部分的诊断错误是由多个原因造成的，在诊断的整个链条上都可能产生错误。诊断错误的原因可能是无医院方过失的，例如某种疾病的非常规症状呈现，或病人的不合作、欺骗，从而提供错误的信息。有医院方过失的诊断错误包括系统性错误和认知性错误。

系统性错误包括设备错误和管理上的问题，就像区分硬件和软件一样。设备错误包括测试设备故障、不准确。一项关于内科诊断错误的分析表明，医院运营管理中的问题最多的几项如表 5-1 所示。

表 5-1　内科诊断错误的可能原因

错误原因	实例
同样的错误反复出现但没有解决	急诊部门发现了多次 X 线片识别不准
对于特殊人群通知程序的缺失	缺少结肠癌术后患者定期复查的程序导致再次发作的结肠癌被漏诊
标准程序导致候诊时间过长，没有快速通道	9 个月的结肠癌诊断延迟
团队协作不足	患者某项癌症测试的指标升高没能及时通知新的医院
忽视患者	活检结果没有告诉患者，因此没能做相应检测

认知性错误的原因有三类，第一类是医学诊断知识和技巧的缺乏，例如对相关症状了解不足，诊断技巧不足。ICD-10-CM（《国际疾病与相关健康问题统计分类》第 10 版临床修订版）包含超过 7 万个疾病代

码，但是这些疾病表现出来的症状数量不超过 200 个，没有医生可以了解每一种疾病的症状和体征。第二类是数据收集的不足。例如，对患者安排的诊断检查和问诊失当导致遗漏了对患者过去医疗记录的获得。第三类是信息处理、验证的不足。例如，第一次诊断完成后没有继续考虑其他的可能性，过早地得出结论，或在一次诊断测试后缺少验证性的诊断检查。

诊断错误本身的识别是非常困难的。疾病不是静止的，而是发展的；而诊断也是发展的，通过得到新的证据来引发新的诊断检查。例如，如果患者第一天呈现出低热，诊断为感冒；第三天高热，经过检查，发现为肺炎。那么第一天的诊断是否是误诊？有可能第一天患者没有肺炎，第三天发展为肺炎；也有可能患者第一天就有肺炎，但是如果当时没有诊断性检查结果，则无法准确判断第一天的情况。另外，出于成本和危害的考虑，不可能穷尽诊断性检查。

目前诊断错误的发生率是被低估的。如果患者就诊后没有把自己的结果反馈给医生，医生没办法对自己的诊断和治疗决策进行评估，包括对诊断错误的评估。另外，承认医疗错误对于医学的发展有推动作用，但是对医生本人、医疗机构会带来危害，尤其是在医患关系紧张的环境下。因此，除非被动发现，大家对比都避而不谈。传统意义上，医生不会揭发或指责同行，这是中外医学界的共识。例如，在中国，"对同道不随意评价"作为医德被写进教科书。我国高等学校教材《诊断学》（第 8 版）中"问诊的医德要求"中写道："患者会诉说起过去的诊疗经过，有时会对过去医师的诊断和（或）治疗提出质疑，甚至表达其不满和愤怒。医师不能随意对此作评价，不能指责其他医师"。

如果医学界、医疗机构及管理部门制定了可以被广泛接受、认可的标准，基于每位就诊者详细的医疗记录，人工智能技术可以用于发现包括诊断错误在内的医疗错误并进行分类和帮助寻找原因，为未来各种范围内杜绝错误再次发生提供帮助。

5.4 案例：用 XGBoost 算法找到被误诊为 2 型糖尿病的 1 型糖尿病患者

一般说来，占糖尿病患者 8%的 1 型糖尿病是一种遗传疾病，多在年轻时就出现，1 型糖尿病患者的胰腺不能产生胰岛素，患者需要通过摄入胰岛素来控制血糖。而 90%的糖尿病患者是 2 型糖尿病，表现为体内胰岛素不足，与生活习惯、体重等相关联，因此，有更多方式来控制 2 型糖尿病，包括饮食、锻炼身体和药物，也可以使用胰岛素。1 型糖尿病和 2 型糖尿病的一个区别就是 1 型糖尿病不受生活方式和体重的影响，不能通过改变生活方式来降低 1 型糖尿病的风险（关于糖尿病更详细的介绍见本书第 9 章）。

接近一半的 1 型糖尿病是成年后诊断出来的，没有家族病史的成年 1 型糖尿病患者往往会被误诊为 2 型糖尿病。一些研究表明,有 4%～14%的 2 型糖尿病患者呈现出 1 型糖尿病抗体阳性。因此，能发现被误诊为 2 型糖尿病的 1 型糖尿病患者很重要，因为两种类型的患者在治疗和管理上是不一样的。

IQVIA 公司 2022 年 12 月发表了一项回顾性研究[①]，选取了 IQVIA 门诊电子病历（ambulatory electronic medical records，AEMR）数据库中 2012 年 3 月至 2020 年 2 月被诊断为 1 型或 2 型糖尿病的 470 万名

---

① Cheheltani R，King N，Lee S，et al. Predicting misdiagnosed adult-onset type 1 diabetes using machine learning. Diabetes Res Clin Pract，2022，191：110029.

患者，从中筛选出诊断日期前两年和后三年有医疗记录的患者 190 万名并排除一些特殊患者（如肢端肥大症、慢性胰腺炎、库欣病、囊性纤维化、妊娠糖尿病、青少年糖尿病、胰腺切除术等），再从中选出第一次诊断日期在 2014 年 3 月至 2017 年 2 月的 75 万名患者，建立了 3 个队列，第一个队列是正例，包含 1710 名被误诊为 2 型糖尿病的 1 型糖尿病患者，筛选标准是先诊断出 2 型糖尿病，然后被诊断出 1 型糖尿病，但之后没有再被诊断出 2 型糖尿病。第二个队列为反例，包含 73 万名被确诊为 2 型糖尿病的患者，筛选标准是诊断为 2 型糖尿病后没有被诊断出 1 型糖尿病。第三个队列是确诊为 1 型糖尿病的 15 881 名患者。通过第一、三队列的比值，可以发现有至少 10% 的 1 型糖尿病患者被误诊为 2 型糖尿病，因为第一个队列包含的是确定误诊的患者，而第三队列中还包括没有被发现误诊的患者，因此 10% 是误诊比例的下限。

从数据库中选取患者年龄、性别、种族、糖尿病家族史和患者病史的相关信息等特征。为了捕获医疗事件的纵向方面，每个医疗事件特征都使用 4 个指标呈现，包括计数（回溯期间遇到该特征的次数）、初始开始（第一次观察到的特征遭遇至确诊日期之间的天数）、新近度（最后一次观察到的特征遭遇和确诊日期之间的天数）和持续时间（第一次至最后一次遇到该特征之间的天数）。上述构建的 932 个特征在做了递归特征消除后，前 250 个特征用于 XGBoost 模型的预测，最终的性能是 AUC 分数为 0.81，在 50% 的召回率下的假阳率是 7%，就是说如果找到 50% 的被错误诊断为 2 型的 1 型糖尿病患者，会有 7% 的 2 型糖尿病患者被误诊为 1 型。由此看来，模型的性能还有提升的空间。对于从 2 型糖尿病患者中发现的被误诊为 1 型糖尿病的患者，可以帮助他们选择合适的药物，鼓励他们通过生活方式积极进行疾病管理并且减轻患者的心理和经济负担。

预测模型也可以对上述特征进行评估，算法的结果表明对于找到被误诊为 2 型的 1 型糖尿病患者的特征按重要性降序排序分别是：体重/BMI、年龄、胰岛素治疗和糖化血红蛋白（HbA1c）值。数据发现，一个患者的体重和 BMI 越低，则被误诊为 2 型糖尿病的概率会越高（注意，这是关联关系不是因果关系）。正常体重患者（注：本研究使用的正常体重标准是 BMI 为 $18\sim24.9kg/m^2$）是超重患者（BMI 为 $25\sim30kg/m^2$）误诊概率的 2.1 倍，体重过轻（BMI 低于 $18kg/m^2$）的患者是超重患者（如上）误诊概率的 4.4 倍。年龄小的患者被误诊的概率高于年龄大的患者。患者使用胰岛素越频繁、最近使用了胰岛素都和高误诊率有关联。高糖化血红蛋白和高误诊率也有关联。这些信息很有意义，对于符合这些特征而治疗效果不好的患者是个提示。研究表明，患者如果具备以下特征则更可能是真正的 1 型糖尿病患者：年龄较轻、体重和 BMI 较低、较少出现高血压、血糖和糖化血红蛋白水平较高，以及需要更频繁的胰岛素补充。这些发现表明了进一步研究糖尿病分型的必要性。

 拓展阅读

红细胞、血红蛋白和糖化血红蛋白

人体血液中 55% 是血浆，45% 是红细胞、白细胞和血小板。红细胞在后者（45%）中占了大部分，因为红细胞数量比白细胞和血小板高很多：我国成年男性的红细胞数量为（$4.0\sim5.5$）$\times10^{12}$/L，成年女性为（$3.5\sim5.0$）$\times10^{12}$/L；正常成年人白细胞总数为（$4.0\sim10.0$）$\times10^9$/L；正常成年人的血小板数量是（$100\sim300$）$\times10^9$/L。红细胞是红色的，所以血液呈红色。红细胞的红色源自血红蛋白中铁离子的光谱特性。

红细胞负责向身体组织输送氧气。红细胞的形状是双凹面圆盘，边缘厚、中间薄，有点像烤馕。体积不变的情况下，这种形状增加了红细胞的表面积，可以提供更大面积与氧气接触，促进气体扩散。红细胞的细胞质里包含一种叫作血红蛋白的蛋白质，血红蛋白负责把氧气带给身体组织。哺乳动物的红细胞在成熟过程中会挤出细胞核，并失去其他细胞器，如线粒体、高尔基体和内质网等。这样红细胞就可以给细胞质及其中的血红蛋白提供更大的空间，犹如一个装满血红蛋白的口袋。没有了细胞核的红细胞更容易变形，因此红细胞可以挤入非常细的毛细血管，通过毛细血管把氧气带到身体各处。红细胞的直径与毛细血管直径相仿，据推测，这样可以让氧气更容易从红细胞传输到组织里。红细胞的细胞膜在挤入毛细血管时容易受损，红细胞不含线粒体所以无法通过有氧呼吸产生 ATP，能量容易耗竭；而不含 DNA 导致红细胞不能进行蛋白质合成以进行修复。因此红细胞寿命不长：红细胞在骨髓发育成熟的时间通常为 3～40 天，释放到血液中直至凋零的时间只有 100～120 天。

18 世纪中期，人们发现血液中含铁。1746 年的一篇报道显示，意大利科学家蒙吉尼（Menghini）从狗的股静脉抽取了 5 盎司（约 140mL）血液，加热成干粉后发现可以被磁体吸附。1825 年，恩格尔哈特（Johann Friedrich Engelhart）发现几种动物血液的血红蛋白中铁与蛋白质的比例是相同的，并且从铁的原子量估算血红蛋白的分子量是 16 000 的 n 倍（现在已经证实分子量为 64 000，n 为 4），当时这个结论引发了科学家们的嘲笑，因为大家没办法相信有那么大的分子。直到 1959 年，通过 X 射线晶体学，马克斯·佩鲁茨（Max Ferdinand Perutz）在卡文迪许实验室花费大量时间才明确了血红蛋白的结构，并与约翰·肯德鲁（John Kendrew）共同获得 1962 年诺贝尔化学奖。目前已经发现，在人体中，最常见的血红蛋白类型是包含四个亚基蛋白的四聚体，四个亚基结构相似而且大小大致相同，每个亚基的分子量是 16 000，每个亚基的中心都有一个铁离子，每次可以携带一个氧分子。因此，一个血红蛋白分子最多可以携带 4 个氧分子。

血液中的葡萄糖可以和血红蛋白结合，并一直保持到包含这个血红蛋白的红细胞死亡。与葡萄糖结合的血红蛋白叫糖化血红蛋白。血液中的葡萄糖水平越高，糖化血红蛋白的比例就越高。因为红细胞的寿命是 100～120 天，通过糖化血红蛋白指标就可以描述过去 2～3 个月的平均血糖。当然，离测试日期越近，血糖对糖化血红蛋白指标的影响越大。因为人的血糖每天会波动，所以用糖化血红蛋白指标描述的血糖水平更稳定。糖化血红蛋白（HbA1c）是一个比例，表示结合了葡萄糖的血红蛋白的比例。HbA1c≥6.5%可作为确诊糖尿病的依据。HbA1c 中 Hb 是血红蛋白（hemoglobin）的缩写，A 指 A 型血红蛋白，也有人认为 A 表示成人，因为出生 6 个月后，人的血红蛋白几乎全是 A 型。1c 表示在阳离子交换色谱上的分离顺序，相当于血红蛋白 A 的子类型。第一个分离的部分被指定为 HbA0，随后的部分按照洗脱顺序被指定为 HbA1a、HbA1b 和 HbA1c。使用 HbA1c 是因为它最容易检测，大于 2/3 的糖化血红蛋白都是这个类型。

血红蛋白 A 是最常见的血红蛋白，但是还存在其他变异情况，例如黑色人种的血红蛋白 C 比较多，中国人、印度人、土耳其人和巴西人血红蛋白 D 更常见，东南亚人血红蛋白 E 更常见，黑色人种和西班牙裔血红蛋白 S 更常见。血红蛋白变异可能会影响 HbA1c 值。

第二部分

人工智能技术和机器学习算法在九种常见疾病诊治及管理过程中的应用

第 6 章
乳腺癌——女性最常见的癌症

　　正常情况下，人体细胞会有序地分裂和生长，老旧或受损的细胞死亡并被新细胞取代。有时这个新陈更替的过程会出错，导致异常细胞的形成。随着时间推移，异常细胞形成一团组织，叫肿瘤。肿瘤分为良性的和恶性的。良性肿瘤不会扩散到身体的其他部位，不会对健康造成严重威胁。恶性肿瘤不受限增长，会侵入附近组织，也会从产生的部位通过血液或淋巴液扩散侵入身体的其他部位，这个过程叫转移（metastasis）。

　　2020 年，全球因癌症死亡的人数约为 1000 万。在影响人类生命的各种因素中，因癌症死亡的比率约为六分之一，排全球死亡原因的第二位，仅次于心血管疾病。对于男性，最常见的癌症是肺癌、前列腺癌、结直肠癌和胃癌；对于女性，最常见的癌症是乳腺癌、结直肠癌、肺癌和宫颈癌。

　　癌症可以根据其发病部位来命名，如肺癌和乳腺癌。然而，仅仅根据癌症发病部位的命名并不能判断该癌症是原发病灶，还是经转移到了该部位。癌症还可以根据它们相似或源于的细胞类型进行分类。最常见的一类称为上皮细胞癌（carcinoma），占恶性肿瘤的 85% 左右。上皮细胞癌通常被简称为"癌"，是一种特指的术语。来自结缔组织（如骨骼、软骨、脂肪、神经）的恶性肿瘤称为肉瘤（sarcoma）。而源于淋巴系统的恶性肿瘤称为淋巴瘤，起源于造血干细胞的恶性克隆性疾病称为白血病。

如果肿瘤细胞的异常生长已经扩散到了其他位置，称为浸润性的（invasive），英文原义就是"入侵的"。中文的浸润是物理学术语，英文叫 wetting，指液体与固体发生接触时，液体附着在固体表面或渗透到固体内部的现象，例如水和玻璃就是浸润的，细玻璃管里面的水面是 u 形的，而水银和玻璃是不浸润的，玻璃管里面的水银面是 n 形的。浸润性肿瘤细胞破坏周围组织比水和玻璃更亲和，有点像墨水和纸的浸润，浸润性肿瘤没有完整包膜而且与周围组织分界不明显，触诊时固定不动。手术切除这种肿瘤时，切除范围比肉眼所见范围大，因为周围部位也可能有肿瘤细胞的浸润。

如果上皮细胞癌没有扩散，称为原位癌（carcinoma in situ，CIS），有人把它归为非浸润性恶性肿瘤，有人不把它归为恶性肿瘤，但大家都承认原位癌有发展成癌的可能，也有人建议叫前期癌（pre-cancer）。原位癌一般只位于表皮层，不穿过真皮层，因此原位癌比较平坦且与原有身体结构形状一致，当发生在皮肤、宫颈处时一般不产生肿块。很多原位癌可以发展为癌，有时建议切除。然而，原位癌的发展因人而异，差别极大。原位癌之前，还有一个细胞生长的异常阶段可以在组织切片中看出，称为上皮内瘤变（intraepithelial neoplasia），就是过去说的不典型增生、异型增生或化生不良（dysplasia）。重度的上皮内瘤变被视为原位癌。

对于原位癌阶段及之前阶段的癌症的诊断、治疗、跟踪及统计是人工智能技术发挥作用的重要空间。癌症诊断的金标准一般指对肿块做活检，取下少量活组织切片后由病理专家在显微镜下观察，可以确定肿瘤的性质。活检方式有手术切除或细针及粗针穿刺。显然，活检是有伤害的；很多癌症的治疗方式也是有伤害的。随着癌症筛查、医学影像技术的进步与体检的普及，大量的疑似癌症患者会面临活检的选择，如何保证对最有风险的患者进行活检，而准确辨别出无须活检的患者非常重要。同时，对有风险的患者进行治疗，对某一风险值以下的患者采取等待观察的办法是有益的。癌症类型差别很大，一些原位癌已经不列入癌症统计，癌症统计的进步会改变人们对癌症的认识，癌症风险评估的办法（例如本书第 5 章所提到的癌症存活率的问题）也有助于衡量癌症筛查、诊断及治疗的效益。

6.1　乳腺癌筛查产生大比例假阳性

以乳腺癌为例，乳腺癌是女性最常见的癌症。乳房出现肿块是患者去看医生的主要原因，也是多数乳腺癌的首要症状：超过 80% 的乳腺癌案例是因为患者发现了肿块去就医。但是，乳房中出现的肿块大部分是良性的，乳房肿块是良性病变的概率大于 80%，这种情况并不是乳腺癌。因此，准确而尽可能小代价地判断乳房肿块的性质是至关重要的。早期的乳腺癌也可以由乳腺 X 线摄影发现。如前文所述，乳房密度低，照相需要的 X 射线能量低，否则 X 线片中产生不了灰度对比。这种低能量的 X 射线由金属钼作阳极，阳极像靶子一样被电子流轰击而产生 X 射线，因此乳房 X 射线照相又称为"钼靶"，而为身体其他部位拍摄的 X 射线管用钨作阳极。

医生根据乳腺 X 线片中出现的肿块形状和微钙化灶来诊断乳腺癌。微钙化灶的大小在 0.1～1mm，比较小，放射科医生不容易识别。

同时，因为良性比例较高，因此定期做乳腺癌筛查是否有益是存在争论的。根据统计，如果 1000 位 50 岁以上的女性每年都做一次乳腺癌筛查，坚持做 10 年，会有如下的结果：

· 1 位会因为乳腺癌早期发现而延长生命。

· 2～10 位被过度诊断，进行乳腺癌治疗，而即使不治疗，这些人的肿块不会发展或在有生之年不会产生危害。

· 5～15 位进行乳腺癌治疗，和不做筛查的结果一样，即和等出现了症状再去就诊的结果一样。

· 500 位得到了假阳结果，即被告知可能患乳腺癌但是实际上没有。

· 125～250 位需要经历乳房活检。

对于 20～50 岁的女性，患有危害生命的乳腺癌的概率会更低，同时，因为年轻女性的乳房相对年长女性更为致密，乳房密度与肿块密度接近，诊断更为困难。因此，对于 50 岁以下，不属于乳腺癌高危人群的女性，乳腺 X 线摄影不被视为有效的筛查手段。不同的国家和组织对于女性多大年纪就应该进行乳腺癌筛查给出不同的建议。2016年，欧盟建议平均风险的女性（即没有高危因素，如家族病史等）在没有症状的情况下进行乳腺癌筛查的年龄是 45～74 岁。美国预防服务工作组建议 50 岁以上女性每两年进行一次乳腺癌筛查。

6.2 图像识别技术对乳腺癌诊断的支持

乳腺影像报告与数据系统（breast imaging reporting and data system，BIRADS 或 BI-RADS），是美国放射学会定义的根据乳腺 X 线片进行分类的分类体系，后来也用于 MRI 和超声成像，主要是方便放射科医生给出结论。BIRADS 的分类不是强制性要求，但大多数美国的放射科医生会使用。这种分类体系显然可以让乳腺影像报告更标准化。BIRADS 分类如表 6-1 所示。

表 6-1 BIRADS 分类

类别	分类标准
1	阴性
2	良性
3	可能是良性
4	可疑的异常
5	高度可疑的异常
6	活检证明是恶性，用于乳腺癌治疗的后期检查

如果分类在 3 及以上，则建议做诊断性乳腺 X 线检查，BIRADS 3 一般很少使用，因为会导致病人的担忧和焦虑，放射科医生和病人都希望尽快得到结果，这也是导致过度医疗的原因。BIRADS 3 的建议是 6 个月后再做乳腺 X 线复查，BIRADS 4 和 5 的建议是做活检。统计显示，BIRADS 3 的阳性预测值低于 2%，即乳腺 X 线结果为 BIRADS 3 的病人患癌症的概率低于 2%，BIRADS 4 的阳性预测值为 20%～40%，BIRADS 5 的阳性预测值为 95%。

BIRADS 4 有 3 个子类：4A、4B 和 4C，分别表示恶性是低度可疑、中度可疑和高度可疑，这三个子类的发生百分比分别为 50%、38% 和 13%。BIRADS 4A、4B 和 4C 三个子类的癌症阳性预测值分别为 13%、36% 和 79%。临床上认为，BIRADS 4 的情况下被诊断为原位导管癌（DCIS）的可能性增加，在三个子类中分别为 10%、21% 和 70%。BIRADS 4 的 X 线片中的微钙化点如粉末状，BIRADS 5 的 X 线片中的微钙化点如同碎石或呈现出分支。

提升乳腺 X 线片识别能力对提高乳腺癌的诊断准确率非常有意

义，对于 X 线片的分析和归类可以归为图像识别及图像分类。一些研究和实验表明，机器学习算法，尤其是深度学习算法，对提升用乳腺 X 线片做乳腺癌诊断很有帮助。

以《自然》杂志所刊登的南方医科大学等单位学者发表的实验报告[①]为例，他们使用 1000 例乳房肿块患者的 X 线片进行训练，其中 323 张为恶性，677 张为良性，然后使用 107 张恶性、97 张良性的 X 线片进行测试来评估不同的机器学习算法在判断乳腺 X 线片良性、恶性二元分类问题的性能。表 6-2 呈现了使用支持向量机（SVM）、K 最近邻（KNN）、线性判别分析（LDA）和深度学习（DL）算法对乳腺 X 线片进行分类的准确率（真阳和真阴之和占整体的比例）。算法训练和测试中，有 15 个特征值和微钙化灶相关，这些特征值由灰度共生矩阵（gray-level co-occurrence matrix，GLCM）算出，包括一维、二维、分形维度特征、灰度等，例如，钙化灶平均直径、钙化灶面积（按像素个数）、钙化灶密度（定义为钙化灶数量除以可以覆盖钙化灶的最小凸多边形面积）、圆度、熵（反映纹理的复杂程度）、平均灰度值等。有 26 个特征值与乳房肿块有关，包括形态特征、分形三维特征、纹理特征等。训练和测试使用的属性分三种模式：只使用 15 个微钙化灶特征、只使用 26 个乳房肿块特征，及二者均用（41 个特征），实验结果显示，二者均用结果更好。对于不同算法的比较，从数据可见深度学习算法表现最佳，其次是支持向量机。在使用 41 个特征的条件下，四种算法的诊断准确率、敏感度、特异度、AUC（ROC 曲线下面积）如表 6-3 所示。栈式自编码算法（stacked auto-encoder，SAE）是

---

① Wang J，Yang X，Cai H，et al. Discrimination of breast cancer with microcalcifications on mammography by deep learning. Nature，2016，6：27327.

一种深度学习算法，由多个神经网络构成。

表 6-2　使用不同特征时四种算法的准确率（%）

	SVM	KNN	LDA	DL
微钙化灶	85.8	83.8	58.8	87.3
乳房肿块	61.3	58.8	53.4	61.3
微钙化灶加乳房肿块	85.8	84.3	74.0	89.7

表 6-3　四种算法的性能比较

	准确率（%）	敏感度	特异度	AUC
SVM	85.8	0.95	0.78	0.85
KNN	84.3	0.94	0.76	0.83
LDA	74.8	0.84	0.65	0.74
SAE	89.7	0.89	0.90	0.90

 背景知识

LDA 算法

LDA（linear discriminant analysis）是线性判别分析，是一种用于降维和分类的机器学习算法。

LDA 的目标是找到能够最好地分离不同类别数据（比如良性和恶性）的特征的线性组合。LDA 试图降低数据的维度，同时保留最重要的判别信息。它通过将数据投影到低维空间同时最大化类别之间的分隔来实现这一点。

LDA 通常用作分类问题的预处理步骤，其目标是将新数据点分配给几个预定义类别之一。通过降低数据的维数，LDA 可以简化分类问题并提高分类器的准确性。

深度学习

深度学习是机器学习的子领域，专注于构建能够以类似于人脑的方式学习和做出预测的人工神经网络。在深度学习中，人工神经网络由很多节点层组成，每一层的节点相互连接，也称为神经元。它们可以通过调整它们之间连接的权重和偏差来学习识别数据中的模式。

深度学习中的"深度"是指这些神经网络可以有很多层，有时由数百甚至数千层组成。因此，多层的神经网络在学习输入数据时可以学习到复杂的特征和表示。

深度学习已被证明在广泛的任务中非常有效，包括图像和语音识别、自然语言处理和自动驾驶。它在医疗保健、金融和机器人技术等许多领域实现了突破。

6.3　机器学习算法可减少不必要的肿块切除

随着检查手段的进步和对大量人群进行乳腺筛查，乳房中的肿块被大量发现，人工智能技术的一个重要任务就是帮助人们识别出安全的异常发现，让更多的人免遭不必要的进一步检查和手术。乳房触诊和 X 线摄影可以对诊断乳腺癌提供一定的指导，组织病理学诊断是乳腺癌的确诊和治疗依据。获取病理学标本的方法有：细针及粗针穿刺、肿块切检、手术。如前文所述，超过 80%的肿块是良性的，但仍然有10%～25%的人进行了穿刺活检以取得病理诊断。据统计，穿刺获取的病理诊断结果中有 14%左右是高危乳腺肿块。尽管大多数高危乳腺肿块最终证明是良性的，但是否应建议手术切除仍存在一定争议。这是因为有一定比例（尽管较低，按下文引用的案例约为 11.3%）的病例在术后病理检查中被确诊为乳管原位癌或其他浸润性恶性肿瘤。因此，现状是，大量高危乳腺肿块的切除是不必要的，属于过度治疗。人类处理乳腺癌的历史就是明确切除多少组织是必要的一个过程，详见"拓展阅读：乳腺癌治疗史"。因此，减少肿块切除是非常有意义的。

目前对于原位癌，不同的医疗机构和医生采用不同的处理办法。乳腺癌多发于女性的乳腺导管和小叶，乳腺小叶是产生和储存乳汁的地方，导管是把乳汁从乳头排出的通道；男性乳腺癌发病率非常低，男性乳腺只有导管没有小叶。以乳管原位癌（ductal carcinoma in situ，DCIS）为例，乳管原位癌或称为导管内癌发生在乳腺导管的内壁上，很少有症状，一般都是通过乳腺 X 线筛查出来的，乳管原位癌可能是不威胁生命的、不产生浸润的癌症，也可能是会发生转移的癌症，迄今为止，处理方法不同。

2017 年 11 月，《放射学》杂志刊登了麻省理工学院计算机科学与人工智能实验室、麻省总医院、哈佛医学院的研究者使用机器学习算法区分乳腺高风险病灶的探索[①]。研究者对 1006 例通过粗针活检发现的高风险病灶做了研究，其中 671 例用于训练一个分类器，用的是随机森林算法，335 例用于测试。被分类的数据是粗针活检结果，当这个活检结果不止一种时，取最高风险的那种作为结果。风险从高到低定义如下：非典型导管增生（ADH）、小叶原位癌（LCIS）、非典型小叶增生（atypical lobular hyperplasia）、放射状瘢痕（radial scar）、乳头状瘤（papilloma）、平坦型上皮非典型性（flat epithelial atypia）、非特异性不典型增生（nonspecific atypia）、双向赘生物（biphasic neoplasm）。实验数据表明，1006 例高风险病灶中最常见的是非典型导管增生，占37.1%；其次是平坦型上皮非典型性，占 18.1%。分类算法的分类结果

---

① Bahl M，Barzilay R，Yedidia AB，et al. High-risk breast lesions：a machine learning model to predict pathologic upgrade and reduce unnecessary surgical excision. Radiology，2018：170549.

是恶性和非恶性，如果手术病理发现是乳管原位癌或其他浸润性癌，就认为是恶性；否则是非恶性。研究病例中有 43 人没有做手术，研究者使用后续的影像学结果作为最终结果，如果两年内的影像学结果没有显示为恶性，就被认为是良性。

机器学习过程中使用的特征值及类型如表 6-4 所示，二元变量的结果为"是"和"否"，类型变量是一个集合中的不同元素，都属于离散型。数字变量是数字，是连续的。随机森林算法（见本书第 16 章 16.4.4 节）发现最重要的特征值是年龄和病理结果。除了传统特征值外，病理报告作为文本也用于抽取特征值，利用互信息标准抽取的 100 个单词一元组（单独的单词）和单词二元组也在报告中作为特征值，随机森林算法发现最重要的单词一元组、二元组为：atypical ductal（非典型导管）、severely（严重）、atypical（非典型）、severely typical（严重非典型）。

表 6-4　机器学习过程中使用的特征值及类型

特征名	类型
年龄	数字变量
首次月经年龄	数字变量
初次怀孕年龄	数字变量
更年期年龄	数字变量
阿什肯纳兹犹太血统	二元变量
活检类型	类型变量
乳房密度	类型变量
乳腺影像报告与数据系统类别	类型变量
饮酒习惯	类型变量
癌症家族史	数字变量
钼靶发现类型	类型变量

续表

特征名	类型
第一次乳房 X 线检查	二元变量
身高	数字变量
激素治疗	类型变量
生育数量	数字变量
病理结果	类型变量
以前患乳腺癌	二元变量
以前患其他癌症	二元变量
事先活检次数	数字变量
程序代码	类型变量
种族	类型变量
吸烟习惯	类型变量
体重	数字变量

机器学习算法的结果怎么样？需要用测试集来测试。用来比较的几个方案都没有使用算法，分别是：

（a）研究者所在医院（麻省总医院）的做法；

（b）所有的高风险肿块全部切除；

（c）只切除非典型导管增生（ADH）、小叶原位癌（LCIS）和非典型小叶增生三种类型。

测试集是 335 例高风险病灶，最终确认有 38 例为癌症，297 例为良性。评价指标有两个，一是多少比例的癌症被发现，这个指标越高越好，否则意味着漏诊；二是良性肿瘤被手术的占比，这个指标越低越好，它代表着过度医疗。机器学习算法和医院的三种手术方案导致的良性肿瘤手术占比的比较见表 6-5。

表 6-5　机器学习算法及三种医院方案导致的良性肿瘤手术占比

	癌症检测数量占比	良性肿瘤被手术数量占比
机器学习算法	37/38（97.4%）	206/297（69.4%）
方案（a）	38/38（100.0%）	282/297（94.9%）
方案（b）	38/38（100.0%）	297/297（100.0%）
方案（c）	30/38（78.9%）	158/297（53.2%）

　　方案（a）是麻省总医院的做法，方案（b）是接近于高风险肿块全切的做法。从研究者发表的详细数据上看，对于平坦型上皮非典型性和双向赘生物两种肿块是 100% 全切；手术比例最低的类型是小叶原位癌（LCIS），这种类型的切除比例为 77.8%。通过与上述几种方案的比较，我们可以发现机器学习算法的性能和潜力，用漏诊 1 人的代价换来 91 例良性肿块患者免遭手术。而在实际应用中，如果真的用了机器学习算法，这 1 个人的漏诊并不意味着死亡，而是进入了观察期。研究报告中特意说明了这个漏诊的案例是一位 34 岁的女性，粗针活检的结果是乳头状瘤，手术后发现乳头状瘤和导管原位癌。这位患者有考登综合征（Cowden syndrome）病史，而这个病史不属于训练机器学习算法的特征。在实际临床诊断中，会考虑考登综合征这个因素，因为考登综合征患者更容易罹患各种癌症。

　　总而言之，机器学习算法在乳腺癌的诊断及治疗方案制定中都可以发挥作用。在诊断中，机器学习的优势不单是对图像的处理，而是对图像呈现出的诸多特性的综合考量，甚至是图像和其他信息的结合。在治疗方案的确定中，机器学习可以理性地综合考虑多种因素。仅从推出决策规则这个任务来看，人的能力是非常有限的。给出大量数据，然后需要人推断出"具备某些条件，可以得到结果 A；具备某些条件，可以得到结果 B⋯⋯"这种类型的结论是十分困难的。如果实验数据中真的存在这种可以由规则来描述的各种分类办法，交给机器学习中的决策树算法是最好的办法。

 拓展阅读

乳腺癌治疗史

西方的尸检始于文艺复兴，身体内部器官的肿瘤不易被发现，而乳腺癌是最容易看到的癌症：乳部结块，质地坚硬，高低不平，病久肿块溃烂，脓血污秽，疼痛日增。希波克拉底因为乳腺癌的形状给出了 carcinoma 这个词来描述癌症，原意是螃蟹，肿块如蟹体，肿块的扩展如蟹腿。巨蟹座英文名为 Cancer。乳腺癌获得了很多关注和记录。波斯王后阿托莎（公元前 550～前 475）、法国王后安妮（1601～1666）、美国总统夫人贝蒂·福特（1918～2011）都患有乳腺癌。

17 世纪前，西方医学对乳腺癌的理解基于体液学说，认为乳腺癌是因为体液不平衡导致，尤其是黑胆汁过多。中国元代医学著作《丹溪心法》称乳腺癌为乳岩，中医理论认为发病原因是忧郁思虑积想在心，导致肝脾气逆，以致经络痞塞，结聚成核。

1751 年，法国国王路易十五的医学顾问让·阿斯特鲁克（Jean Astruc）分别取了一块乳腺癌肿块和一条牛肉，在烤箱里烤熟后进行品尝，没有发现味道上的差别。他认为乳腺癌肿块里面不含体液学说里的酸性液体或胆汁。黑胆汁理论逐渐被大家抛弃，医学界开始寻找乳腺癌的其他原因。例如，意大利医生拉马齐尼（Bernardino Ramazzini）发现修女患乳腺癌比例比较高，认为是缺少性活动导致。

18 世纪 60 年代，苏格兰外科医生亨特（John Hunter）解剖了几百名死于乳腺癌的病人，发现乳腺癌会扩展到附近的淋巴结，认为乳腺癌可能通过淋巴系统传播，告诫学生要注意检查病人乳腺肿块附近的淋巴结。这一发现被写入 18 世纪末至 19 世纪初的医学教科书。

如果乳腺癌是局部疾病，那么切除乳房是合适的。17 世纪的西方医学界认为乳房切除是治疗乳腺癌的好办法。除了乳房外，还要切除淋巴结和胸大肌以减少癌症复发。

医学史上麻醉剂和消毒剂的出现是在 19 世纪中晚期。1842 年 3 月 30 日，美国医生朗（Crawford Long）让病人吸入乙醚后切掉其颈部直径 3.8cm 的肿块。后来 3 月 30 日这一天被定为美国国家医师日。1844 年美国牙医韦尔斯（Horace Wells）用一氧化二氮（俗称笑气）给病人麻醉拔牙。1846 年，美国牙医莫顿（William Morton）在麻省总医院公开演示用乙醚麻醉病人后切除其下颚肿瘤。1865 年 8 月 12 日，后来成为维多利亚女王私人医生的李斯特（Joseph Lister）用苯酚给开放性骨折的 11 岁男孩詹姆斯的伤口消毒，詹姆斯的左胫骨被马车压断，当时这种伤情往往因为败血症死亡，只能截肢。6 周后，男孩康复。这是手术中首次用消毒剂。

19 世纪卫生条件改善及对传染性疾病的控制延长了人的寿命。随着女性寿命的延长，乳腺癌发病率增加。1882 年，约翰斯·霍普金斯医院的四大创院教授之一的哈斯泰德医生（William Stewart Halsted，1849～1919）发明了根治性乳房切除术，切除乳房、淋巴结和胸部肌肉。哈斯泰德医生倡导无菌环境下的手术，并首先在手术中使用乳胶手套。麻醉剂和消毒剂的使用让手术更顺利和成功，乳腺癌患者的二十年存活率由 10% 增加到 50%。

1901 年，细菌学家兰德斯坦纳（Karl Landsteiner）发现了人类的 ABO 血型系统，这个发现是外科输血的基础。1928 年弗莱明发现了青霉素，抗生素的问世改变了人类与致病菌之间生死搏斗的历史。从此，外科手术的安全性也极大提高。20 世纪 40 年代至 50 年代出现了很多超级根治手术，用于治疗癌症，例如肩胛胸廓间截肢术，切除患者整个上肢、肩胛骨和锁骨；半体切除术要切掉身体的下半部分。在这种趋势下，也出现了针对乳腺癌的超级根治手术。

直至 20 世纪 70 年代，哈斯泰德发明的根治性乳房切除术仍然是美国乳腺癌的标准治疗方法，1950 年之后，欧洲出现采用手术后放疗的方法。在美国，厄本医生（Jerome Urban）推出了更激进的手术方法"超级根治性乳房切除"，需要切开胸骨和肋骨以去除内乳淋巴结。1963 年，数据发现"超级根治性乳房切除"和"根治性乳房切除"在十年存活率上没有差别。显而易见，乳房切除会给患者带来很多问题，包括恢复、伤口愈合、肢体活动及外观等。根治性乳房切除的流行也有经济原因。保险公司给根治性乳房切除手术付的费用是局部切除的两倍以上。1974 年，应用加利福尼亚州估计手术费用的量表（California relative value scale）给哈斯泰德发明的根治性乳房切除术打分，为 80 分，给改良根治术（保留胸肌，切除一些腋窝淋巴结）打分为 30 分，给肿块切除术打分为 15 分。

20 世纪 70 年代，科学界对癌症转移的理解加深，发现癌症不仅仅是局部疾病，也是系统性疾病。费舍尔医生（Bernard Fisher）在 20 世纪 60 年代至 70 年代做了大量研究，比较了乳腺肿瘤切除术、全乳切除术和乳腺肿瘤切除术后化疗或放疗的相对有效性。数据证明，根治性切除术不比全乳切除有效，全乳切除不比肿块切除有效。费舍尔的研究表明，癌细胞通过血液和淋巴系统传播，并且比以前认为的更早发生。这意味着对抗乳腺癌的最佳方法不是对局部组织进行广泛切除。相反，仅切除肿瘤本身和切除少量周围组织的乳房肿瘤切除术可能同样有效。

6.4 小 结

医学检查技术的进步和体检的普及有助于发现疑似病例，对于癌症这种危及生命的疾病，任何异常发现都会引起极大的重视和惊慌。因此，癌症筛查要保证在统计和临床实践中有意义时才有必要进行。以美国癌症协会的推荐为例，只推荐某个年龄阶段的非高危风险人群对乳腺癌、结直肠癌、宫颈癌、肺癌做筛查。

人工智能技术，尤其是图片处理技术，已经在医学影像处理上发挥了作用，这对于癌症的筛查、诊断有很大的帮助。首先，人工智能技术在量上可以发挥优势，例如在上万张医学影像中帮助放射科医生先筛选出一些异常的影像，这种帮助不言而喻。其次是在质上发挥优势，这种质上的优势如果单纯追求某个点上的识别质量，意义不大；不是只追求能看多细小，而是要综合考量，把人眼睛不能同时看到的，或人不容易同时考虑的因素同时考虑。这种综合考量不仅仅限于影像处理，还可体现在其他体征和影像处理的结合，或多种检测结果的综合考虑。

除了本章的介绍，本书第 16 章 16.3 节介绍了使用 Python 语言实现决策树算法，用于乳腺肿块良性和恶性的分类。

 背景知识

美国癌症协会推荐的癌症筛查指南（部分）

乳腺癌

· 40~44 岁：如果本人希望，可以每年一次乳腺 X 线筛查。

· 45~54 岁：应该每年一次乳腺 X 线筛查。

· 55 岁及以上：应该每两年一次乳腺 X 线筛查，也可以继续每年一次。

· 预期寿命大于 10 年的人：如果健康，可以继续筛查。

· 所有女性都要了解乳腺癌筛查的利弊和潜在危害。

结直肠癌

· 45～75 岁：便检或镜检。

· 76～85 岁：遵医嘱。

· 85 岁以上：不需要筛查。

宫颈癌

· 21～29 岁：每 3 年一次涂片检查。若涂片检查无异常，不需要 HPV 检查。

· 30～65 岁：最好每 5 年一次涂片加 HPV 检查，每 3 年一次涂片检查也可。

· 65 岁以上：如果过去 10 年的检查无异常，不需要再筛查。

肺癌：以下人群需要每年一次低剂量 CT 检查

· 55～74 岁的健康人群。

· 当前吸烟或过去 15 年内戒烟的人。

· 历史吸烟量达到 30 年包的人（1 年包就是以每天一包的量吸了一年）。

第7章

冠心病——导致死亡的头号杀手

心血管疾病这一名称源于英文 cardiovascular disease（CVD），包括心脏、血管的疾病，但是发病的血管不一定位于心脏。例如，心血管疾病也包括卒中（脑血管病变）和外周血管阻塞性疾病等。全球范围来看，在所有导致死亡的各种原因中，心血管疾病是人类的第一杀手。根据世界卫生组织的报告[①]，2016 年全球有 5784 万人死亡，其中 1786 万人死于心血管疾病，占死亡总数的 31.4%，见表 7-1。这些因心血管疾病死亡的人中，943 万是因为缺血性心脏病（又称为冠心病），578 万是因为卒中（包括缺血性和出血性）。本章讨论的是冠心病，卒中将在第 8 章讨论。

表 7-1 不同种类的心血管疾病导致的死亡人数及占比

死亡原因	人数（千人）	比例（%）
风湿性心脏病	291	0.5
高血压性心脏病	898	1.6
缺血性心脏疾病	9433	16.6
卒中	5781	10.2
—缺血性卒中	2811	4.9

[①] http://www.who.int/healthinfo/global_burden_disease/estimates/en/

续表

死亡原因	人数（千人）	比例（%）
一出血性卒中	2970	5.2
心肌病，心肌炎，心内膜炎	374	0.7
其他循环系统疾病	1081	1.9
总计	17 858	31.4

7.1　冠心病的起因、位置和风险因素

心血管疾病中最常见的、导致死亡最多的是冠状动脉疾病，简称冠心病，又称为缺血性心脏病。冠状动脉是给心肌供血的动脉，分左右两支，围绕在心脏外侧。冠状的"冠"指的是花冠，花冠是由花和叶编织的花环，冠状动脉就如同这样的花环环绕在心脏外侧。冠状动脉的内部原本光滑而有弹性，但随着年龄的增长，冠状动脉持续粥样硬化。由于吸烟等一些原因，动脉内部变硬而失去弹性，钙、脂肪、胆固醇及白细胞堆积在血管内壁，形成斑块。斑块内部柔软，呈"粥样"，斑块外部有钙化的硬壳。随着斑块增大，对血流的阻塞越来越严重，这时可能会产生各种缺血导致的症状，由于心脏供血系统具有代偿能力，此时也可能没有任何症状。斑块不断受到血流冲击，当斑块上的硬壳破溃，血液会在溃疡面凝结，如同人的皮肤伤口会自动止血一样，斑块上方会迅速产生大量凝血块，从而导致整根动脉彻底堵死，心肌细胞因缺血、缺氧而死亡，即出现心肌梗死。

冠状动脉有不同的分支，如图 7-1 所示。左冠状动脉（left coronary artery，LCA）在从主动脉分出后先是 10～25mm 的主干（left main artery，LMA），然后分支，一支叫左前降支（left anterior descending，

LAD），在英文中有一个别称，叫作"寡妇制造者"（widow maker），根据统计，发生心肌梗死时，左前降支被阻塞的概率是 40%～50%。LAD 负责向较大区域的心肌供血，一旦堵塞，极易导致突然死亡。左冠状动脉分出的另一支叫左回旋支（left circumflex artery，LCx），心肌梗死的案例中这一支被堵塞的概率为 15%～20%，右冠状动脉（RCA）被堵塞的概率为 30%～40%。当然，左冠状动脉的主干也可以发生粥样硬化。

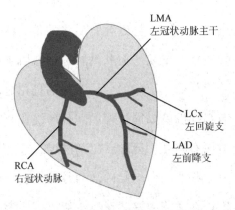

图 7-1　冠状动脉分支示意图

　　很多因素会增加心血管疾病的发生概率，例如家族遗传，父母有心血管疾病导致子女患病概率增加 3 倍。年龄是最显著的风险因素：年龄每增加 10 岁，患病风险增加 3 倍。性别也是重要风险因素：冠心病对男性危害更甚，中年男性患冠心病的风险是中年女性的 2～5 倍，所以左前降支被称为"寡妇制造者"而不是"鳏夫制造者"；而对于老人，冠心病发病概率的性别差别不明显。研究表明雌激素对心血管疾病有预防作用，随着年龄的增长，这种保护作用消退，导致性别差异不明显。社会心理压力大、吸烟、空气污染，以及饮食中盐、饱和脂肪、反式脂肪过多而蔬菜水果过少会增加心血管疾病发生概率。包括冠心病在内的绝大多数心血管疾病是可以预防的，这提醒我们要注意保持健康的生活方式，也给 AI 技术的应用提供了广阔的空间。

7.2　心血管疾病的无创性诊断

胸痛或胸部不适是冠心病患者最常见的症状，但胸痛的病因很多，对于冠心病的诊断，需要辨别就诊者的胸痛是否因为心肌缺血导致。诊断中获取病史很重要，体格检查也有助于获得重要信息，例如动脉搏动、颈静脉搏动、心前区触诊和心脏听诊。

心脏听诊是体格检查中最重要的部分，心脏听诊是通过对第一心音 S1、第二心音 S2、额外心音（S3、S4）、心脏杂音和心包摩擦音的判断为疾病诊断提供信息。心脏中控制血流方向的单向阀（即只允许液体向一个方向流）主要有四个，医学术语称为"瓣"。其中两个是房室瓣，位于心房和心室之间，左心房和左心室之间的瓣有两个叶，叫二尖瓣；右心房和右心室之间的有三个叶，叫三尖瓣。另两个瓣位于心脏的出口，位于主动脉口的叫主动脉瓣，位于肺动脉口的叫肺动脉瓣。

心音是心脏瓣膜因关闭产生震动而发出的声音。心室收缩，血液应流向身体和肺，此时二尖瓣、三尖瓣关闭，防止血液流回心房。二尖瓣关闭产生的声音是 M1，三尖瓣关闭产生的声音是 T1。M1 一般在 T1 之前，两者构成第一心音 S1。心室舒张时，血液由心房进入心室，此时主动脉瓣先关闭，产生声音 A2，然后肺动脉瓣关闭，产生声音 P2，A2 和 P2 构成第二心音 S2。肺动脉瓣在肺动脉压力超过右心室压力时自动关闭，在人吸气时，胸腔为负压，血液更多地停留在肺，左心室压力降低，更多的血液流入右心房、右心室，导致右心室压力增加，需要更长时间后才能关闭肺动脉瓣，A2 和 P2 之间的间隔增加，被称为

S2 的生理性分裂。与听诊器听诊比较，心音图（phonocardiogram）记录了心音及杂音，还可以记录到一些听诊器听不到声音。对于心音图的处理多年来已经有一定的研究和工作，这部分工作的智能化对于心脏听诊这种依赖于经验的检查技术有很大帮助。一般心音图处理分两个阶段，第一阶段属于特征抽取，找到所有信号类型；第二阶段是对信号进行分类，人工神经网络（ANN）和支持向量机（SVM）都是常用的分类方法。

心电图是心血管疾病无创性检查中最常用的手段，包括静息心电图和心电图运动实验。静息心电图就是就诊者做的常规心电图，心血管疾病的异常体征会偶尔出现，因此静息心电图不一定可以获得这些异常体征。心电图运动实验通过运动增加心脏的负担，让心肌耗氧量增加；当增加到一定程度时，冠状动脉不通畅的患者心肌供血不能相应增加，从而诱发静息状态下不能表现出来的异常体征。心电图运动实验相对比较安全，万例实验的死亡案例为 1 例，非致命并发症约为 5 例。试验方法多使用脚踏车和跑步机上的运动平板。实验中，最重要的心电图表现是 ST 段的压低或抬高，一般阳性标准为 QRS 波群后 60～80ms 的 ST 段压低或抬高不小于 1mm。

放射性核素心肌灌注显像（scintigraphy）使用放射性的显像剂，一般是铊-201。静脉注射后，铊附在钾泵上进入心肌细胞，铊可以释放放射性射线，用放射性相机摄影后可以看出心肌内的放射性物质的浓度，间接了解心肌血量。摄影的方法有单光子发射计算机断层扫描（single-photon emission computed tomography，SPECT）或正电子发射计算机断层扫描（positron emission tomography，PET）。心脏代偿功能很强，就诊者静息显像中，冠状动脉即使有狭窄时心肌供血也可能看不出异常。因此要尝试负荷试验显像，让就诊者在运动状态或药物的作用下做检查，这时正常冠状动脉供血区的心肌血流明显增加，而有病变、堵塞的冠状动脉供血区会出现血流灌注程度的降低，在显像上呈放射性稀疏或缺损。心血管疾病的其他无创性诊断还包括负荷超声心动图、胸部普通 X 线检查、CT、磁共振成像等。

7.3　冠心病诊断金标准：冠状动脉造影

冠状动脉造影（coronary angiography）是诊断冠心病的"金标准"，属于有创且有电离辐射的检查手段，使用了介入导管。具体地说，用特制的直径约 2mm 的导管经皮下穿刺从腹股沟进入股动脉或手腕内侧进入桡动脉，行至主动脉，探寻到左或右冠状动脉口插入，注入3～8 毫升造影剂，造影剂在血管造影机的 X 线下使冠状动脉显影 3～5 秒，之后造影剂进入毛细血管和静脉消失不见。显像可以清楚地将整个冠状动脉主干及几个分支显示出来，可以看到血管有无狭窄部位。如图 7-2 为大致的造影下可见的阻塞示意图，上面所指即为左冠状动脉主干阻塞部位，下面所指为左回旋支动脉阻塞部位。

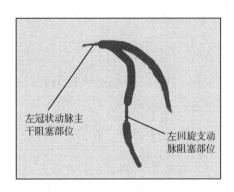

图 7-2　冠状动脉造影所见的动脉阻塞示意图

冠状动脉造影和乳房穿刺有相同的问题，这种有创性诊断方式诊断出来的病人有一定比例是没有必要做这种诊断检查的。乳房穿刺获取的病理诊断的结果中仅有14%左右是高危乳腺肿块。类似的，做了冠状动脉造影的就诊者中有一半以上没有明显的冠心病：2014年 M. Patel 的一份研究表明，58.4%做过冠状动脉造影的就诊者没有显著的冠心病；2016年 Vavelle 的一份研究表明，15 766名做了冠状动脉造影的就诊者中有7564人有阻塞性疾病，占48%。

7.4　用于冠心病诊断与预测的 AI 技术及产品

有一些基于人工智能方法的研究正在探索对冠心病的无创性诊断。例如，HeartFlow 公司使用 CT 结果来测算血流储备分数（fractional flow reserve，FFR），FFR 是血管远端最大血压和同一血管中阻塞处近端正常血压的比值，即血管中被阻塞后和阻塞前的压力比，一般阈值定为0.75~0.8，意味着如果远端血压小于正常血压值的75%~80%，认为有必要采取干预措施。FFR 是通过介入导管顶端的传感器来测量血压比。而 HeartFlow 公司使用 CT 图片来估计 FFR，同时，利用 CT 完成冠状动脉造影。数据表明，对181名高风险冠心病患者，使用 CT 冠状动脉造影及 FFR 的 CT 估计值可以避免75%的导管介入；对593名中低风险冠心病患者，使用 CT 冠状动脉造影及 FFR 的 CT 估计值可以避免91%的患者进行导管介入。

谷歌的研究者利用眼底照片来预测心血管疾病的风险。糖尿病常引起视网膜病变，因此大量患者的眼底照片被记录下来。这些照片可以显示视网膜、视盘、黄斑和视网膜血管等结构，为人工智能技术研究提供了宝贵的数据资源。研究团队首先尝试使用这些眼底照片来预测性别、年龄、血压以及吸烟状况，发现效果良好。基于此，他们进一步探索了这些照片在预测心血管疾病方面的潜力。研究表明，心血管疾病的发病率与性别、年龄及是否吸烟等因素密切相关。据报告，利用眼底照片预测心血管疾病发生的准确率约为 70%。这项研究的意义在于它开创了一种非侵入性的诊断方法。此外，该研究揭示了身体的某些疾病可能通过一些意想不到的器官特征来预测，医学可以通过寻找这些信息获得新的思路；深度学习算法及大模型在发现复杂特征之间的关联方面已经展现出了非凡的能力，是很好的工具。获取并分析患者不同器官的多模态信息或更多相关数据，将带来新的医学发现。笔者相信，身体各器官之间存在着大量未被发现的关联，AI 技术有望揭示这些隐藏的联系，如同揭开水面下的冰山。

在诊断心血管疾病及其他心脏病的领域中，AI 的另一个应用场景是心电图监测。AliveCore 公司开发的 KardiaMobile 产品是一块便携式测试面板，售价 99 美元，尺寸为 8.2cm×3.2cm×0.35cm，上面有两块 2.3cm×3cm 的不锈钢电极，面板和智能手机 App 连接。使用时把左手的食指、中指并在一起放到左侧电极上，右手的食指、中指并在一起放到右侧电极上，30 秒后就可以从手机上看到心电图，示意图见图 7-3。AliveCore 的产品 KardiaBand 的作用和 KardiaMobile 相同，它上面有电极而且可以直接作为 Apple Watch 的表带。悉尼大学医学院和悉尼当地医院利用 4 月至 6 月注射流感疫苗的机会给 65 岁以上老人进行房颤的筛查，使用 AliveCore 的产品做了 30 秒的心电图，在 973 人中发现房颤 8 例（0.8%），手机心电图计算算法诊断房颤的敏感度可达 95%，特异度可达 99%。匈牙利公司 Sanatmetal 也开发出类似的便携式测试面板 WIWE，约名片大小，通过蓝牙与手机 App 连接。面板上有两个一角硬币大的圆形电极，用左右拇指按在电极上。左侧是一个分光计，用于测量血氧饱和度，两个电极间设指示灯用来通知用户还有多久测量可以结束。WIWE 测试面板已经得到美国 FDA 认证，价格为 380 欧元。这些穿戴式设备是未来获取人们日常生活中的医疗健康类数据的一个很好的例证。

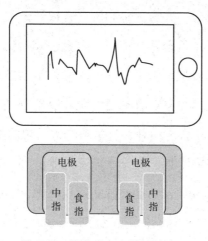

图 7-3　便携式心电图测试产品

7.5　用于超声心动图的 AI 技术

可见光和无线电波是电磁波，传播不需要介质。声波是机械波，源头要有机械振动，机械波的传播需要介质，例如空气、水、人体。声波的频率以赫兹（Hz）为单位，频率是每秒周期振动的次数。钢琴上的中音 A（la）的频率是 440Hz，人耳可以听到的声音的频率范围是 20～20 000Hz，高于 20 000Hz 的声波称为超声波，即频率超过了人可以听见范围的声音。用于超声心动的超声波的频率在 2M～19MHz，人是听不到的。声波在高密度介质中传播得更快，在空气中的传播速度是 300m/s，在人体中是 1540m/s。

心动超声的原理是用超声换能器（transducer）的探头向待观察的目标发送超声波，声波穿过组织和体液时一些声波会发生反射并回到换能器，通过分析接收到的反射的声波就可以构建待观察的组织的图像。发送超声波时产生的是短脉冲超声波，在两个脉冲之间不发射超声波，这一间隔是用于接收超声波的监听时间。因为声波在人体组织中的速度恒定，因此可以根据声波返回的时间确定是哪个位置反射的声波。另外，探头上有不同的接收超声波的晶体，需要用动态聚集的函数来判断哪些超声波来自同一反射点。反射的超声波用幅度标示反射强度，图像中反射越强，颜色越白。待观察的运动结构可以改变超声波的频率，例如跳动的心肌和血流，用于计算运动和流动的方向及速度。超声波主要在不同密度介质之间的边界上反射，密度差异越大，反射的超声波越多，因此组织边界在超声图像上的显示更亮。与光学显微镜相比，电子显微镜可以看到更小的物体，因为电子波波长比光波短。同理，超声图像的分辨率取决于超声波的波长，最大分辨率为波长的一半。波长越小，分辨率越高，但是穿透力会降低。因为超声波在人体的速度是 1540m/s，因此 2.5MHz 的超声波的波长是 0.6mm（波长等于速度乘以周期，周期是频率的倒数），可以产生 0.3mm 的分辨率。

超声心动图的标准检查有 4 个成像窗口：胸骨旁窗、心尖窗、下肋窗和胸骨上窗。其中胸骨旁窗和心尖窗是患者处于左侧卧位时获得的，其余两个窗是患者仰卧位时获得的。

胸骨旁窗可以获得胸骨旁长轴视图（PLAX），此时换能器位于胸骨的左侧缘，不能放在胸骨上，应在肋间获得。换能器上的定位标记指向患者右肩，最佳图像在呼气结束时获得。换能器扫出的扇形平面相当于沿患者的右上—左下方向从上至下切割心脏，此时是按照心脏长度的方向切割。如果把心脏想象成胡萝卜，心脏在人体中的位置就是胡萝卜大头朝右肩方向，小尾巴朝左下腹方向，因此这个扫描的截面是倒梯形（图7-4）。其中的三角形就是心脏。

胸骨旁窗还可以获得胸骨旁短轴视图（PSAX），换能器位置不变，但定位标记指向患者左肩，相当于 PLAX 顺时针旋转 90°，即沿患者的左上—右下方向从上向下切割心脏，此时按照心脏宽度的方向切割，所以叫短轴，胡萝卜的这个切面是近圆形。但因为胡萝卜很长，从上到下的圆形依次增大，PSAX 视图至少有四个位置：主动脉平面、二尖瓣平面、乳头肌平面和心尖平面（图7-4）。

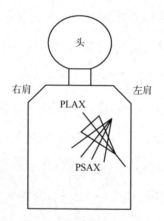

图 7-4　胸骨旁窗获得的胸骨旁长轴视图（PLAX）和短轴视图（PSAX）

心尖窗可以获得心尖四腔视图（A4C）和心尖双腔视图（A2C）。此时换能器放在心脏顶端，定位标记指向左腋窝。心尖四腔视图显示四个腔室（左心房、左心室、右心房、右心室）、二尖瓣和三尖瓣。把超声换能器从 A4C 视图的位置逆时针转 30°可以得到心尖双腔视图（A2C），可以见到上面的左心室和下面的左心房，以及二者之间的二尖瓣，左心室可见前壁和下外侧壁（图 7-5）。左侧图为收缩期，二尖瓣闭合，血液通过主动脉泵入体内；右侧图为舒张期，二尖瓣打开，血液由左心房流入左心室。

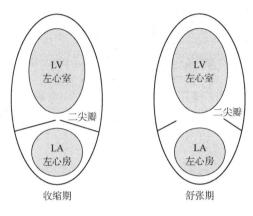

图 7-5　心尖双腔视图（A2C）

左心室的心肌沿心室长轴分成三个相等部分，见图 7-6 中左心室上方三条横线，分别叫心尖部、中部、基底部。在 A2C 视图上，左心室心肌被分成 7 段，如图 7-6 所示。图 7-7 是美国心脏协会给出的左心室心肌分段图，这个图像一个靶子，又叫牛眼图。最外一圈是基底部，向内一圈是中部，再向内一圈是心尖部，最中间的圈是心尖。基底部分六段：1 号段（12 点方向）为前壁，逆时针 2 号段为近前壁间隔壁（前间隔），3 号段为近下壁间隔壁（后间隔），2 号和 3 号段因为与右心室相邻，在心脏内部，所以叫"间隔壁"。4 号段为下壁，5 号段为近下壁侧壁（下侧壁），6 号段为近间隔壁侧壁。中部也再分为 6 段，命名与基底部相同。心尖部分 4 段：前壁、间隔壁、下壁、侧壁。这种分段方法可以清晰地表示出不同支的冠状动脉负责供血的区域：前降支（LAD）负责的分段是 1、2、7、8、13、14、17；右冠脉（RCA）

负责的分段是 3、4、9、10、15；回旋支（LCx）负责的分段是 5、6、
11、12、16。

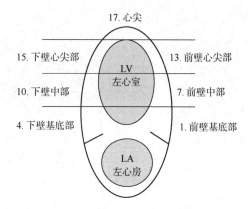

图 7-6　心尖双腔视图（A2C）上的左心室分段

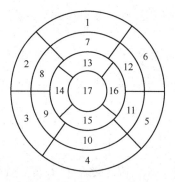

图 7-7　美国心脏协会对左心室的分段图[①]

　　负荷超声心动图是广泛使用的无创评估冠状动脉疾病的方法之
一。它的优点是无创、成本低而且无电离辐射。该测试需要临床医生
比较受试者在运动（或服用药物）前后的左心室壁的运动图像。以运

　　① Cerqueira MD, Weissman NJ, Dilsizian V, et al. Standardized myocardial segmentation and nomenclature for tomographic imaging of the heart. A statement for healthcare professionals from the Cardiac Imaging Committee of the Council on Clinical Cardiology of the American Heart Association. Int J Cardiovasc Imaging，2002，18(1):539-542.

动负荷为例，先给受试者做一个静息时的超声心动图，然后让受试者在跑步机上走路或缓慢骑自行车 3 分钟，然后加速跑或加速骑车，持续 5～15 分钟（取决于身体状况及年龄），当心率到达目标值时停止（或者受试者太累了不能坚持了或出现胸痛）。如果受试者不能运动，可使用静脉注射药物，例如多巴酚丁胺，这个药物主要作用于 β1 受体，可以增强心肌收缩和增加搏出量，使心排血量增加。受试者在运动或注射药物后再次做超声心动图，此时心率增加，心肌收缩力也增加，但在冠状动脉供血不足的心肌区域，心肌变得缺血并且收缩力降低。这种情况下产生的异常局部室壁运动一般需要通过肉眼识别，不同的医生的判断结果会有差别，可以用 AI 的图像分析来完成这个任务。

这里介绍一项使用机器学习算法进行超声心动图计算的研究[1]。研究数据来源于静息和负荷超声心动图值及准确性（echocardiography value and accuracy at rest and stress，EVAREST），图像可以代表"现实世界"的负荷超声心动图，医院规模、超声操作者和超声供应商设备具有多样性。招募工作于 2015 年 7 月开始，数据和图像存储在牛津大学心血管临床研究机构的核心实验室。模型通过一组图像来训练，包括心尖四腔视图（A4C）、心尖双腔视图（A2C）以及静息和压力下的胸骨旁短轴心室中部视图（PSAX）。在可用图像的 16 个节段中至少 14 个有心内膜可视化图像，包括舒张末期（ED）和收缩末期（ES）帧，ED 和 ES 之间至少有 4 帧；无冠状动脉旁路移植术（搭桥手术）既往史或其他心脏手术史。

---

① Upton R，Mumith A，Beqiri A，et al. Automated echocardiographic detection of severe coronary artery disease using artificial intelligence. JACC Cardiovasc Imaging，2022，15（5）：715-727.

为了提取用于训练模型的图像特征，所有图像数据都使用全自动AI算法进行分割和轮廓化。视图用二维卷积神经网络（CNN）进行分类，判断是什么视图，即 A2C、A4C 或 PSAX，同时判断是对比图像还是非对比图像。根据识别出的视图结果，选择对应的自动轮廓化CNN 算法（即 A2C、A4C 和 PSAX 三者中的一个）来对左心室每个图像帧上的心内膜边界进行分割和轮廓化。三个 CNN 中一个用于A2C/A4C 对比图像，一个用于 A2C/A4C 非对比图像，一个用于 PSAX视图。从舒张末期、收缩末期及之间的这些轮廓产生了多个特征，包括常规临床测量（如射血分数和整体纵向应变）、基于心肌壁运动特性的形状和运动学（机械、速率）特征。共使用了大约 7000 个特征来描述全局、局部轮廓形状和随时间的变形。特征选择过程最终确定了31 个特征，其中 20 个来自 A4C 视图，2 个来自 A2C 视图，9 个来自PSAX 视图。31 个特征中有 15 个标记局部室壁运动异常，16 个标记心内膜速度或迟发收缩。研究者分别使用了由支持向量机（详见16.2.4）、随机森林（详见 16.4.4）和逻辑斯谛回归（logistic 回归）（详见 15.2）三种算法构建的集成学习，性能可以达到特异度 92.7%，敏感度 84.4%。

 背景知识

二维 CNN 与图像分割

图像分割是一种图像处理技术，把图像按某个标准分成子区域，用于定位图像中的不同区域或是画边界。如果把心脏想象成圆环，图像分割可以把一张拍摄心脏的医学图像分成三个子区域：圆环外面的背景，圆环位置的心肌和圆环内部的心腔。图像分割的标准可以是图像的颜色、强度和质地，图像分割的最终结果是为每一个像素分配一个值，这个值标志它属于哪个区域。图像分割技术在医学影像中可以用来定位肿瘤或其他病变、测量组织体积、研究解剖结构、模拟手术及手术内导航。

CNN 是卷积神经网络的缩写。卷积是把两个函数结合之后得到第三个函数的一种计算，相当于把两组信息结合生成新的信息。在 CNN 中，第一组信息是输入，例如一张图片的二维像素的值，第二组信息称为卷积过滤器或卷积核，生成的新的信息叫特征图（feature map）。卷积计算的过程相当于用核来抽取输入图片的信息的过程。一维 CNN（1DCNN）中，核是一维的，按一个方向移动进行卷积计算，用于处理时间序列数据。二维 CNN 中，核是二维的，沿两个方向运动，用于处理图片。CNN 算法应用详见 16.5。

7.6　小　结

在各种不同的心血管疾病中，冠心病（或称为缺血性心脏病）导致的死亡人数最多。根据 WHO 的报告，2016 年全球有 943 万人死于冠心病，占死亡总数的 16.6%，即 2016 年每 6 例死亡病例中就有 1 例是因为冠心病。

心血管疾病的无创性诊断包括心脏听诊、心电图、负荷超声心动图、胸部 X 线检查、CT、磁共振成像等。心血管疾病的诊断"金标准"是冠状动脉造影，这是一种有创的诊断，导管经皮下穿刺从腹股沟进入股动脉或手腕内侧进入桡动脉，再行至主动脉，探寻到左或右冠状动脉口插入，注入造影剂。冠状动脉造影诊断的问题是大部分做这个诊断的就诊者没有明显的冠心病。因此，人工智能技术的一个应用场景是利用无创诊断的结果来进行可以与冠状动脉造影相媲美的诊断。

例如，用 CT 影像结果来估计血流储备分数 FFR（即血管中被阻塞后和阻塞前的压力比），从而用于诊断冠心病。另外，超声心动图是一种无创的检查，可以用 AI 算法对超声心动图进行处理，对冠心病进行预测。

在心血管疾病领域，人工智能正展现出其独特的价值。例如，通过深入挖掘患者的潜在信息与特征，可以构建创新性的非侵入性诊断方法。谷歌的研究团队巧妙地利用眼底照片这一资源，成功预测了心血管疾病的发生风险。这得益于大量糖尿病患者眼底照片的积累以及糖尿病与冠心病之间密切的相关性。此外，光学相干断层扫描血管造影术（optical coherence tomography angiography，OCTA)与荧光寿命成像检眼技术（fluorescence lifetime imaging ophthalmoscopy，FLIO）等先进成像技术，为眼底检查提供了无创且高效的手段，也将进一步丰富我们对心血管疾病早期识别的能力。笔者坚信，无论是何种疾病，尤其是那些严重且症状显著的类型，都会在人体的某些器官留下微妙的痕迹，并通过个体的日常行为表现出来。这种关联有可能被传统医学的长期实践所发现和记录，也可能通过人工智能技术的支持而逐步显露。人工智能技术为医学界发现新的诊断标志物和治疗靶点提供了强有力的支持，正引领我们走向一个能够更精准、更全面地理解疾病本质的新时代。

除了本章的介绍，本书第三部分第 16 章 16.4 节将介绍使用 Python 语言实现决策树及多种集成学习的算法用于预测心脏病。

第 8 章
卒中——时间就是生命

卒中也称脑卒中，俗称"中风"，"卒"同"猝"，突然的意思，卒中就是突然中风。中风和卒中的英文名为 stroke。根据世界卫生组织的统计①，全球每年有 1500 万人罹患卒中，其中 500 万人因为卒中死亡，500 万人因为卒中永久残疾。

卒中分两种类型：缺血性和出血性。缺血性卒中俗称"脑梗"，是由于部分大脑的血液供应减少，导致该区域的脑组织功能出现障碍。造成缺血的原因一般包括局部形成的血块阻塞脑血管（血栓）、身体其他部分的栓子（可以是血块、脂肪球、气泡等）阻塞脑血管、脑供血不足。另一种是出血性卒中，因为脑血管破裂或渗漏导致大脑内部或周围出血。出血性卒中也会损伤脑细胞和组织，还会增加颅内压力导致进一步的脑损伤。

美国心脏协会的报告②显示，缺血性卒中更常见，占 87%；出血

---

① "Stroke，Cerebrovascular accident." https：//www.emro.who.int/health-topics/stroke-cerebrovascular-accident/index.html

② Virani SS，Alonso A，Benjamin EJ，et al. American Heart Association Council on Epidemiology and Prevention Statistics Committee and Stroke Statistics Subcommittee. Heart disease and stroke statistics-2020 update：a report from the American Heart Association. Circulation，2020，141（9）：e139-e596.

性卒中占 13%。

卒中后大脑不能正常工作。卒中的症状包括身体一侧不能移动或失去感知、语言理解出现问题、说话出现问题、眩晕、一侧视力出现问题等。这些症状通常在卒中发生后很快就会出现，如果症状在 24 小时内消失，称为"短暂性脑缺血发作"。出血性卒中患者可能会有突发而严重的头痛。成人的脑血流量为每分钟 750mL，相当于心脏输出量的 15%。成人大脑重 1300～1400g，占体重 2%。二者相比，每 100g 脑组织需要 50～54mL 血液供给，如果低于 18～20mL 就会造成脑缺血，低于 8～10mL 就会造成脑组织坏死。卒中的症状有可能会成为永久性的后遗症。卒中患者如果能尽快接受治疗，可以减小留下永久损伤的概率。一项美国的统计表明，急性缺血性卒中的治疗每提前 15 分钟，患者独立行走的概率会增加 1.14%，死亡率会降低 0.77%。

对于缺血性卒中，医生会使用溶栓药物组织型纤溶酶原激活剂（tPA），一般应在卒中后 3 小时内使用，特殊情况下可以在 4.5 小时内使用。在没有 tPA 的情况下，可以使用阿司匹林来稀释血液，防止血管阻塞物进一步增大。如果身体状况和时间适合手术，可以进行支架取栓（stent retriever），例如常用的 Solitaire 取栓支架、Trevo 取栓支架、UCLA 的 Merci 取栓系统。支架取栓利用微导管技术，通过下肢动脉到达颅内动脉，以清除阻塞的血栓。取栓设备也可以利用泵吸方式来吸走血栓，例如 Penumbra 系统。

对于出血性卒中，要寻找出血的位置并加以控制。如果使用了血液稀释剂，要停止使用。出血性卒中最可能的原因是高血压，此时应先降低血压。如果是动脉瘤破裂导致的出血，应卡住破裂的血管或放置卷箔以防止血管再次破裂。脑血管畸形也会导致脑出血，有的患者是先天性的，需要通过手术、血管内介入或放射治疗来止血。

卒中后遗症经常在小品中被提及或被百姓模仿，这表明卒中的发病率高，而且完全康复的比例不高。无论是见谁都哆嗦的吴老二，还是两只手不能顺利伸展的"非常六加七"（一只手表示中国的数字6，另一只手表示中国的数字7），都是卒中带来的后遗症。卒中会损害负责控制运动的大脑区域，破坏大脑和肌肉之间的通信，导致震颤或不自主地肌肉运动。如果卒中导致小脑受累，则会出现身体协调方面的问题，也可能发生震颤。卒中会导致大脑和手指间的通路受损，使手指伸展异常。另外，卒中会让抑制肌肉和刺激肌肉的平衡丧失，导致伸肌过度活跃，手指僵硬。

 背景知识

为什么大脑需要血液供给？

没有电池的台式机电脑突然断电是个灾难，没有保存的文案就会不见；同样，大脑也需要能量。大脑是一个极其复杂的器官，负责控制几乎所有的生理功能，包括呼吸和心率等基本功能，也包括思维和情感等高级功能。为了完成这些任务，大脑需要大量的能量，能量主要来源于葡萄糖，靠血液来输送。大脑占人体体重的 2%，但大脑消耗葡萄糖的比例高达 30%～40%，每天 120～150g。葡萄糖对于大脑的功能至关重要，例如神经元的兴奋、神经递质的产生，以及新记忆的形成。

如果没有稳定的葡萄糖供应，大脑就无法正常运作，我们可能会出现思维混乱、头晕和疲劳等症状。大脑的能量需求可能因年龄、性别和活动水平等因素而有所不同。例如，婴儿和幼儿的能量需求高于成人，而运动员和高度活动的个体可能需要更多的能量来支持他们的运动。低血糖就是因为血液中葡萄糖浓度过低，大脑神经元无法得到足够的能量供应，导致头晕、眼花以及意识模糊。

除了葡萄糖，大脑还需要稳定的氧气供应，这也是通过血液输送到大脑的，大脑消耗人体吸入氧气的 20%。氧气对于三磷酸腺苷（ATP）的产生非常重要，ATP 是为身体各种细胞活动提供能量的分子。细胞中产生 ATP 的过程称为细胞呼吸，发生在真核细胞的线粒体中。ATP 的产生需要一系列复杂的生化反应，葡萄糖或其他燃料分子（例如脂肪酸或氨基酸）在一系列产生电子和质子（氢离子）的酶促反应中被分解。然后，这些电子和质子穿过线粒体内膜中的一系列电子传输链，从而在膜上产生质子梯度。最后，ATP 合酶利用质子梯度将二磷酸腺苷（ADP）和无机磷酸盐生成 ATP。我们吸入的氧气是这个过程的最终电子受体，氧气与电子、质子结合形成水，这是细胞呼吸的废物。

大脑由许多不同类型的细胞组成，包括神经元、神经胶质细胞等。神经元是在整个神经系统中传输电信号和化学信号的脑细胞，是神经系统的主要功能单元，负责执行大脑的计算和通信功能。神经胶质细胞为神经元提供支持和维护功能，例如提供营养、清除废物和隔离神经元以优化其功能。

大脑神经元之间的通信需要神经递质，神经递质的合成、释放和消除都需要氧气。神经递质的合成需要能量，因此需要氧气。神经递质储存在神经元内的囊泡中，受到信号刺激后被释放。这个释放过程也需要氧气，因为它涉及钙离子流入神经元，从而触发含有神经递质的囊泡的释放。此外，从突触间隙（释放神经递质的神经元之间的空间）消除神经递质也需要氧气。称为单胺氧化酶（MAO）的酶可分解某些神经递质（例如多巴胺和血清素），需要氧气作为辅助因子才能发挥作用。

8.1　卒中的快速诊断及定量诊断

8.1.1　FAST 诊断

卒中患者受影响的大脑区域范围越大，丧失的功能就越多。卒中早期的识别方法包含三个快速测试：①面部突然瘫软；②举起两个胳膊，闭上眼睛后（让受试者无法通过视觉来判断）一只胳膊不断下降；③说话言语不清。这三个检查可以快速、简单地识别卒中。英美等国家的脑卒中协会倡导使用 FAST 来快速识别卒中先兆的症状：FAS 分别表示上述三个检查：facial droop、arm weakness、speech difficulty，T 表示时间，要尽快联系急救服务。统计研究表明，三个症状都存在，卒中的阳性似然比为 5.5；三个症状都没有，阴性似然比为 0.39。举个例子[①]，假设初始诊断卒中的概率是 10%，概率比为 0.11（详见本书第 4 章 4.2 鉴别诊断），发现三个症状都存在，乘以阳性似然比 5.5，概率比结果为 0.55，此时诊断卒中发病概率为 35.5%。

8.1.2　NIH 卒中量表

NIH 卒中量表（national institutes of health stroke scale，NIHSS）是一个用来客观、快速量化卒中损害的评测工具。量表包含 11 项，每项的最低分为 0、最高分为 2～8 分不等，其中 0 表示正常，越高的分数表示功能损害越严重，最终总分的范围是 0～42。NIH 卒中量表中

---

① Seupaul RA，Worster A. Is this patient having a stroke? JAMA，2009，54（1）：2391-2402.

测试的 11 项包括意识清醒程度（包括对外界刺激有无反应、回答问题、按照指令完成动作）、水平方向眼球运动、视野测试、面瘫、上下肢运动等。这个量表及标准得到了广泛应用，研究者和医生可以依照这个标准得到一致性评分，不仅方便治疗，也便于交流和统计。例如，tPA 是缺血性卒中治疗的有效药物，推荐在卒中症状出现 3 小时内使用，如果 90 分钟内使用会有更好的结果。NIH 卒中量表可以快速地给出卒中严重度的评估，减少治疗延迟。NIH 卒中量表进入中国医学界已经超过 10 年，至今一些翻译仍然存在问题，例如第三项"视野测试"中的"extinction"被误译为"濒临死亡"，实际上应该是"视觉对消"（visual extinction）的意思。

NIH 卒中量表的最大值为 42 分，其中语言能力方面给予了 7 分，有研究认为[①]，如果左脑受损则评分会更高，因为 98%的人左脑负责处理语言。同时，NIH 卒中量表的分数对于患者预后的预测也很实用，如果大于 16 分，患者的结局大多数是死亡；而低于 6 分的患者，则很大概率恢复良好。平均而言，NIH 卒中量表分数每增加 1 分，良好预后的可能性就降低 17%。

瑞士伯尔尼大学对两千余名患者的研究表明[②]，NIH 卒中量表对于预测大脑前循环的血管阻塞非常有效。大脑前循环给大脑的前部供应血液，包括内颈动脉、大脑前动脉和大脑中动脉。卒中发作 3 小时内，应选择 9 分作为 NIH 卒中量表分数预测卒中的阈值；在 3～6 小

---

① Fink JN, Selim MH, Kumar S, et al. Is the association of National Institutes of Health stroke scale scores and acute magnetic resonance imaging stroke volume equal for patients with right- and left-hemisphere ischemic stroke? Stroke, 2002, 33（4）: 954-958.

② Heldner MR, Zubler C, Mattle HP, et al. National Institutes of Health stroke scale score and vessel occlusion in 2, 152 patients with acute ischemic stroke. Stroke, 2013, 44（4）: 1153.

时内，选择 7 分作为阈值。对于大脑后循环血管阻塞或超过发作 6 小时的患者，NIH 卒中量表的预测效果很差。

8.1.3 ABCD^2 分数

ABCD^2 分数用于预测发生了短暂性脑缺血发作之后再次得卒中的风险，使用 5 个参数：年龄、血压、临床特征、短暂性脑缺血发作的持续时间、是否有糖尿病。这五个参数的首选字母分别为 A、B、C、D、D，因此简称 ABCD^2。给分方式如表 8-1 所示。

表 8-1　ABCD^2 分数打分表

	0 分	1 分	2 分
年龄	低于 60 岁	60 岁及以上	—
血压	正常	高血压（140/90mmHg 以上）	—
临床特征	无语言障碍、无单侧肢体无力	有语言障碍、无单侧肢体无力	单侧肢体无力
短暂性脑缺血发作的持续时间	小于 10 分钟	10～59 分钟	60 分钟及以上
是否有糖尿病	无糖尿病	有糖尿病	—

最终分数可对应再次卒中的概率，即短暂性脑缺血发作发生 2 天后、7 天后再次卒中的概率如下：

- 1～3 分：2 天风险 1%，7 天风险 1.2%。
- 4～5 分：2 天风险 4.1%，7 天风险 5.9%。
- 6～7 分：2 天风险 8.1%，7 天风险 11.7%。

例如，一位 62 岁、正常血压、无糖尿病、短暂性脑缺血发作的持续时间为 20 分钟、有语言障碍但无单侧肢体无力的患者，得分为 3 分。这位患者 2 天后和 7 天后再次卒中的概率分别为 1% 和 1.2%。

8.2 卒中的影像学诊断：ASPECTS 评分
和 e-ASPECTS 软件

MRI 和 CT 是诊断卒中的主要医学影像手段。对于卒中急性期，MRI 的敏感度高于 CT，主要是因为 MRI 可以有效发现急性缺血性卒中，而 MRI 和 CT 对急性出血性卒中的诊断效果类似。使用了弥散加权成像（DWI）的 MRI 在发病最初 3 小时的诊断效果要远远高于 CT。表 8-2 给出一项研究[①]中的 CT（无对比增强）和 MRI 对于缺血性、出血性卒中诊断的敏感度和特异度。

表 8-2　CT 和 MRI 对于两类卒中的诊断表现

	缺血性卒中		出血性卒中	
	CT（无对比增强）	MRI	CT（无对比增强）	MRI
敏感度	16%	83%	89%	81%
特异度	96%	98%	100%	100%

对卒中患者的医学影像进行图像识别处理有很多难点。以缺血性卒中为例，随着卒中出现，病灶形态会一直变化，病灶的肿胀和收缩影响周围区域的形态。卒中病灶本身在大小、形状上就有很大差别，可以发生在大脑任何部位，另外每个人大脑解剖形态也有差异，因此算法对于历史案例学习后的应用受限。卒中急性期患者的烦躁不安导致 MRI 成像时患者有移动，以及其他影响信号的因素，例如 T_2 透光效应（T_2 shine through effect），都会给 MRI 的图像处理带来困难。尽

---

① Kidwell CS, Chalela JA, Saver JL, et al. Comparison of MRI and CT for detection of acute intracerebral hemorrhage. JAMA, 2004, 292（15）: 1823.

管存在很多困难，有研究[①]使用随机森林算法对卒中恢复期的 T_1 磁共振图像中的病灶进行自动识别，也有研究[②]使用卷积神经网络对急性缺血性脑卒中的 DWI 的磁共振图像进行自动识别。

阿尔伯塔卒中项目早期 CT 评分（the Alberta stroke program early computed tomography score，ASPECTS）自 2000 年推出以来被广泛用于对急性缺血性卒中医学影像的定量评估。例如，ASPECTS 可以用于预测溶栓治疗的结果。ASPECTS 定义如下，首先在大脑内部指定 10 个解剖位置，4 个在皮下结构区：尾状核（C）、豆状核（L）、内囊（IC）、岛叶皮质（IC），6 个在大脑中动脉皮层，M1～M6。其中 M4～M6 区域分别位于 M1～M3 区域的上方。早期的缺血性改变在 CT 片上是脑实质信号衰减，即灰白质分界模糊或局部肿胀。对于上述 10 个区域，某个区域在 CT 片上出现早期缺血性改变就减 1 分，如果最终是 0 分，说明 10 个区域都有梗死。ASPECTS 最早用于无增强的 CT 片，后来也被用于其他模式的 CT 和磁共振图像，例如 CT 灌注成像、DWI 的磁共振图像等。ASPECTS 也被用于血栓摘除术的评估，包括抽吸术、支架取栓术等。虽然有广泛的应用，ASPECTS 仍然有很多局限性，例如，这个分数只能体现前循环的阻塞情况；另外，这 10 个定义的位置中每个位置覆盖的脑组织的体积是不同的。一项使用 DWI 的磁共振图

---

① Pustina D，Coslett HB，Turkeltaub PE，et al. Automated segmentation of chronic stroke lesions using LINDA: lesion identification with neighborhood data analysis. Human Brain Mapping，2016，37（4）：490-494.

② Chen L，Bentley P，Rueckert D. Fully automatic acute ischemic lesion segmentation in DWI using convolutional neural networks. Neuroimage Clinical，2017，15（C）：633.

像研究①中的数据表明，具有相同 ASPECTS 的患者脑组织损失的体积相差会很大，图 8-1 即上述研究所提供的分布图。如图 8-1 所示，对于 ASPECTS 为 6 的患者来说，他们的脑组织损害体积在 0～175mL 之间几乎均匀分布。受损脑组织的体积决定了预后结果，因此，这也是 ASEPCTS 的局限性的一个证明。

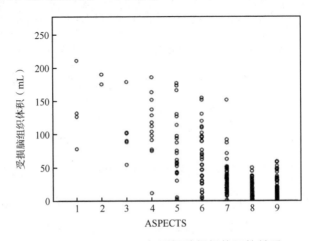

图 8-1　ASPECTS 与受损脑组织体积的关系

英国公司 Brainomix 使用人工智能技术识别无增强 CT 片来自动计算 ASPECTS，开发的软件叫 e-ASPECTS。研究表明②，e-ASPECTS 与卒中专家在使用 ASPECTS 方法通过急性缺血性卒中 CT 片（34 人）计算分数这个任务上表现非常相似。还有研究表明③，e-ASPECTS 在

① Schröder J, Cheng B, Ebinger M, et al. Validity of acute stroke lesion volume estimation by diffusion-weighted imaging-alberta stroke program early computed tomographic score depends on lesion location in 496 patients with middle cerebral artery stroke. Stroke, 2014, 45（12）: 3583-3588.

② Herweh C, Ringleb PA, Rauch G, et al. Performance of e-ASPECTS software in comparison to that of stroke physicians on assessing CT scans of acute ischemic stroke patients. International Journal of Stroke, 2016, 11（4）: 438.

③ Nagel S, Sinha D, Day D, et al. e-ASPECTS software is non-inferior to neuroradiologists in applying the ASPECT score to computed tomography scans of acute ischemic stroke patients. International Journal of Stroke Official Journal of the International Stroke Society, 2017, 12（6）: 615.

2000 余名卒中急性期患者的无对比增强的 CT 片的 ASPECTS 任务上的表现不亚于神经放射科专家。

　　卒中的治疗也可以利用人工智能方法进行治疗流程上的改进。2018 年 2 月 13 日，美国 FDA 批准了一款针对卒中的临床决策支持软件的市场推广[①]，这款软件叫 Viz.AI Contact，可以通过对 CT 图片的识别尽早地通知专业医生哪些患者可能患有卒中。这个软件利用 AI 算法分析脑 CT 图像，如果发现可疑的大血管阻塞，软件会在第一线的医生还在审查 CT 片的同时自动发短信通知神经内科医生。而传统做法是患者需要等到放射科医生看过 CT 片之后才会通知神经内科医生，这款软件可以为诊断和治疗赢得一些时间。另外，FDA 正在起草框架规定，以鼓励软件开发商提供这些可以用于诊断和治疗疾病的软件。

 背景知识

磁共振成像

　　磁共振成像（magnetic resonance imaging，MRI）是一种医学成像技术，它使用强磁场和无线电波来创建人体内部结构的详细图像。

　　MRI 的基本原理是依靠人体里的质子。人体富含水分，水分子中的氢离子就是质子。质子具有一种"自旋"的特性，表现得像微小的磁铁。当患者置于 MRI 设备内时，施加强磁场，这时水分子中质子可以与磁场的方向对齐。然后 MRI 设备会向对齐的质子发出射频脉冲（无线电波），脉冲的频率和强度被准确设置以保证对人体安全，质子吸收能量并转变为更高的能量状态，这个过程叫"共振"。当脉冲关闭时，质子释放这种能量并返回到它们原来的较低能量状态，发出可以被 MRI 设备的线圈检测到的信号。通过操纵射频脉冲的磁场和时间，

---

① https://www.fda.gov/NewsEvents/Newsroom/PressAnnouncements/ucm596575.htm

MRI 设备可以根据水质子局部环境变化引起的信号强度差异，提供人体内部结构的详细图像。不同的组织具有不同的水质子密度和弛豫时间，利用这一点可以在生成的图像中提供对比度。

MRI 中使用的无线电波的频率在几兆赫到几百兆赫的范围内，这个频率对应于强磁场中质子的进动频率。进动频率与磁场强度成正比。质子进入静磁场开始"摇摆"，不仅绕自身的轴进行自旋，同时也绕静磁场的轴进行旋转，这样的运动状态称为进动。质子进行摆动的频率叫进动频率。例如，在典型的临床 MRI 设备中，磁场强度为 $1.5 \sim 3$ 特斯拉，对应于质子的进动频率为 $63.9 \sim 127.7 MHz$。在用于科研的 MRI 设备，经常使用更高的场强，达 7 特斯拉或更高，对应于数百兆赫的进动频率。值得注意的是，MRI 中使用的无线电波频率远低于电信中使用的无线电波频率，后者通常在千兆赫（GHz）范围内。

MRI 是一种安全的非侵入性成像技术，无电离辐射，是许多医学应用中的首选成像方式。

T_1、T_2 弛豫时间和 T_1、T_2 加权图像

MRI 中的弛豫时间是指体内的质子在被无线电波激发后恢复到原来排列状态所需的时间。MRI 中有两种弛豫时间：T_1 弛豫时间和 T_2 弛豫时间，这两个时间分别用于产生 T_1 和 T_2 加权的图像。

T_1 弛豫时间是质子在被无线电波激发后恢复到磁场下的原始排列所需的时间。T_1 弛豫时间也称为纵向弛豫时间，T_1 加权图像在脂肪和水之间有高对比度：脂肪亮、水暗，用于识别不同组织和器官的边界，也用于检测含脂肪的病变，例如脂肪瘤。

T_2 弛豫时间又称横向弛豫时间，是 MRI 中用来描述横向（与磁场方向呈 $90°$）磁化衰减的参数。具体值是磁化的横向分量衰减到其初始值的 37%（$1/e$）所需的时间。不同含水量的组织具有不同对比度图

像，含水量多的组织在 T_2 加权图像中很亮，例如脑脊液很亮，骨骼很暗。T_2 加权图像用于检测软组织的病理变化，如水肿、炎症、肿瘤和感染。

区分 T_1 和 T_2 大脑 MRI 加权图像可以看脑脊液的明暗，占脑脊液体积 99% 的成分是水，所以脑脊液在 T_1 图像中暗，在 T_2 图像中亮。另外，大脑灰质在外，白质在内，白质脂肪含量更高，所以更白。T_1 图像中，白质更亮；T_2 图像中，灰质更亮。

T_2 透光效应

T_2 透光效应是 MRI 使用 T_2 加权图像的方法来评估人体组织时可能发生的一种现象。

要得到 T_2 加权图像需要把 MRI 机器设置为从水分子产生信号，水分子具有较长的 T_2 弛豫时间。这对于身体中某些组织的成像非常有用，例如大脑和脊髓，T_2 弛豫时间的差异有助于区分不同类型的组织。

然而，当组织区域的 T_2 弛豫时间较短时，例如水肿或炎症区域，就会发生 T_2 透光效应。这时，该区域在 T_2 加权图像上可能会显得更亮，即使实际含水量或病理没有增加。这是因为较短的 T_2 弛豫时间导致水分子产生更强的信号，然后将其解释为病理指征。

为避免 T_2 透光效应，需要使用多个成像序列来确认实际病理的存在，而不是仅依赖 T_2 加权图像。其他序列，例如 T_1 加权图像或弥散加权图像，可能会提供有关组织的其他信息，这些信息有助于区分真正的病理组织和 T_2 透光效应。

弥散加权成像

弥散加权成像（diffusion-weighted imaging，DWI）是一种专门的 MRI 技术，可测量组织中水分子的运动。DWI 是 MRI 所必需的，因为它提供了有关组织微观结构和病理的信息,而这些信息在传统 MRI 图像上是不可见的。

在 DWI 中,MRI 设备应用一系列磁场梯度,使水分子沿特定方向移动。通过测量这种运动的速度和方向,DWI 可以提供有关组织结构完整性的信息,例如细胞膜和髓鞘。在组织结构受损的区域,水分子可能会更自由地向多个方向移动,这被称为"扩散受限"。扩散受限是指水分子的运动受到物理屏障(如细胞膜、大分子或细胞外基质)限制或阻碍的情况。在扩散受限的区域,水分子更有可能沿随机方向移动,而不是遵循特定方向。这可能表明组织损伤或病理,例如在卒中急性期,局部缺血细胞和肿胀会阻碍水扩散。在健康组织中,水分子的运动倾向于沿特定方向运动,这被称为"各向异性扩散(anisotropic diffusion)"。这可能是由于组织的各向异性结构,例如在大脑中的白质,水分子倾向于平行于轴突纤维方向的移动。

DWI 特别适用于检测和表征各种类型的脑部病变,包括卒中、肿瘤和多发性硬化症等脱髓鞘疾病。DWI 也可用于区分急性和慢性病变,因为与慢性病变相比,急性病变往往表现出水分子扩散增加。

8.3 通过 CT 片自动计算脑脊液体积

大脑需要血液供给,人体维持恒定的颅内压是确保大脑充分灌注血液以发挥最佳功能的基础。门罗-凯利定律是神经学和神经外科学的一个基本概念,它描述了颅内空间的三个主要组成部分(脑组织、脑脊液和血液)体积之间的关系。这个定律表明,颅内体积是恒定的,任何一种成分体积的增加都必须通过其他成分体积的减少来补偿,以维持稳定的颅内压。这个定律对于处理可能导致颅内压升高的病症非常重要，例如创伤性脑损伤、卒中、脑肿瘤和脑积水，为不同干预措施（例如手术减压）提供了理论基础。

脑水肿是脑组织中病理性地积聚了过量的水分，是缺血性卒中或其他脑外伤致死的原因。根据门罗-凯利定律，脑组织的水肿可以靠血液和脑脊液的减少来平衡，否则超过某个限度，会导致脑疝，即脑组织从高压区向低压区移位，被挤到附近的生理孔道或非生理孔道，使部分脑组织、神经及血管受压。对于恶性脑水肿患者，去骨瓣减压术（decompressive hemicraniectomy）是有效的办法，这个手术的适应证是严重的卒中外加大面积脑梗死，需要用 CT 或 MRI 结果来诊断。NIH 卒中量表及脑梗死组织体积都不是脑水肿的直接测量办法，通常会导致误诊或延迟诊断，导致脑疝发生。研究表明[1]，脑脊液减少量是脑水肿的直接的、敏感的标记；可以用人工智能的方法主动地在不同时间（卒中初期和 6 小时后）的 CT 片中计算出脑脊液量的变化值，用于早期准确地预测脑水肿的发生。

有一项研究[2]使用随机森林进行图像分割，用于通过 CT 结果计算脑脊液体积。使用基尼混杂度（Gini impurity）（详见 16.3）来作为指标构建决策树，把卒中初期（6 小时内）CT 结果和第二次的 CT（中风 6～48 小时）结果分别训练成一个随机森林分类器。使用了 1、2、3 矩阵哈尔特征（Haar-like feature），具体是在一个 11×11 的窗口中移动一个 5×5 的小正方形，水平、垂直方向每次移动 1 个像素。1-矩形

---

① Dhar R，Yuan K，Kulik T，et al. CSF volumetric analysis for quantification of cerebral edema after hemispheric infarction. Neurocrit. Care，2016，24（3）：420-427.

② Chen Y，Rajat D，Laura H，et al. Automated quantification of cerebral edema following hemispheric infarction：application of a machine-learning algorithm to evaluate CSF shifts on serial head CTs. Neuroimage Clinical，2016，12（C）：673-680.

特征就是小方块中的 CT 强度的平均值，2-矩形特征是两个相邻的矩形（黑色和白色）的平均值之差，3-矩形特征是三个相邻的正方形中左右两侧的 CT 强度平均值之和减掉中间小正方形的 CT 强度的值。图 8-2 中所示的三幅图即 1、2、3 矩阵哈尔特征的示意。训练样本从 CT 结果的脑脊液区域和非脑脊液区域随机抽取。实验证明，对于分隔出脑脊液区域，一个中心的 CT 结果训练出的分类器可以用于另一个中心的 CT 结果，这个自动化的方法是准确、高效的。

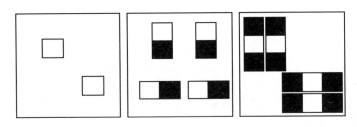

图 8-2　哈尔特征示意图

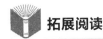 **拓展阅读**

门罗-凯利定律的发现

1764 年，苏格兰爱丁堡医学院的教授亚历山大·门罗（Alexander Monro）发现，室间孔（interventricular foramina），即左、右侧脑室与第三脑室相通的一对孔道，在正常状态下很小，而在脑积水患者（脑脊液过多）的颅腔内，可以达到六便士硬币大小（直径约 19mm），因此室间孔又称为门罗孔。1783 年，门罗在出版的一本著作中提到：构成整个大脑的物质几乎无法被压缩，颅腔内的血液量为定值。1818 年，阿伯克龙比（Abercrombie）医生在研究中风时也提出过这样的观点。1821 年，苏格兰外科医生乔治·凯利（George Kellie）解剖尸体时发现上述二人的观点是正确的。后来，门罗邀请凯利一起解剖刚刚被宰杀的羊和狗的大脑，研究脑循环，还研究了氢氰酸毒死的动物的大脑。发现被放血屠宰的动物颅腔之外的其他组织中的血液可以流尽，但颅腔内的血液没有变化。1846 年，伦敦皇家内科医学院院长巴罗斯爵士（Sir George Burrows）验证了上述假说，并在方程中加入了脑脊液，即脑组织、脑部血液、脑脊液三者保持稳态。通过宰杀动物的实验，巴罗斯发现脑脊液的增加通过颅腔血液的减少来平衡，而脑脊液的减少通过颅腔内血液增加来平衡。后来，科学进一步发展，发现了计算脑血流量（cerebral blood flow，CBF）和颅内压（intracranial pressure，ICP）的办法，更复杂的实验证明，由门罗、凯利、阿伯克龙比提出的假说是正确的。这个假说被称为门罗 - 凯利定律（Monro-Kellie doctrine）。

 背景知识

哈 尔 特 征

哈尔特征（Haar-like feature）是常用于目标检测和图像识别的图像特征，2001 年由 Viola 和 Jones 首次引入用于检测图像中的人脸。目前，哈尔特征是对图像进行目标检测和识别的强大工具，并已成功用于人脸检测、行人检测和目标跟踪。

图像中的边缘和角所在的小区域会有亮度和对比度的变化，可以通过分析图像小区域像素值的变化来捕捉这些转变，因此可以用于图像中的物体识别。

哈尔特征是一种矩形特征，定义为图像中两个或多个相邻矩形区域中像素值之和的差值，这些差值用于度量图像中存在特定图案或形状。求和的区域可以具有不同的大小和形状，并且可以以各种方式排列以捕获图像中的不同图案。

举一个简单的例子，如果需要获得一个矩形区域的哈尔特征，先把这个矩形分成两个全等的矩形，分别计算每个矩形的像素值之和，再计算两个和的差，这个差就是这个矩形的哈尔特征。

8.4 小 结

如果冠心病是人类的头号杀手，卒中就是二号杀手。根据 WHO 的报告，2016 年全球有 578 万人死于卒中，占死亡总数的 10.2%，即 2016 年每 10 例死亡病例中就有 1 例是因为卒中。卒中分两类，缺血性和出血性，大部分卒中患者是缺血性的；但是缺血性和出血性卒中造成的死亡人数是接近的。

卒中的诊断中有很多标准化的定量分数，可以用于软件的自动化评分。例如，NIH 卒中量表用于评估中风给患者带来的伤害，包括对患者意识清醒程度、水平方向眼球运动、视野测试、面瘫、上下肢运动等指标的打分评测。这个量表及标准得到了广泛的应用，但也有一定局限性。在病灶位置上，NIH 卒中量表对于预测大脑前循环的血管阻塞非常有效。在应用时间上，卒中发作后的不同时间段应该使用不同的评分阈值。例如，卒中发作 3 小时内，应选择 9 分作为 NIH 卒中量表分数预测卒中的阈值；而在 3～6 小时内，选择 7 分作为阈值。NIH 卒中量表本身可以做成自动化系统对医生提供辅助。另外，对于 NIH 卒中量表的评估也要基于临床产生的大量数据。

医学影像是诊断卒中的主要手段，如 MRI 和 CT。与其他疾病相比较，自动化、快速准确地处理卒中患者的医学影像意义重大，因为脑组织缺氧后不断恶化，发展迅速，争取治疗时间极为关键。对于急性卒中，MRI 的敏感度高于 CT，因为急性病变往往表现出水扩散增加，MRI 的 DWI 加权图像更擅长发现这一点。对卒中患者的医学影像进行图像识别处理有很多难点。卒中发生后，病灶形态会一直变化，随之影响周围区域的形态。另外，卒中病灶本身在大小、形状上就有很大差别，可以发生在大脑任何部位，这对于机器学习就是挑战。个体大脑组织结构有差异，有时患者的发病状态不能在影像获取，保持较长时间的静止，这些都给影像的图像识别带来困难。目前，随机森林、支持向量机、卷积神经网络等很多机器学习算法都应用在影像中中风病灶的分类和识别上；通过发表的论文数据来看，2015 年以来已取得越来越好的效果。有时，医学影像处理与标准化评分融为一体，例如利用软件做 ASPECTS 计算。影像处理也用于其他脑部疾病的诊断和预估，例如通过 CT 结果计算脑脊液的变化用于预测脑水肿的发生。

因为卒中患者治疗的紧急性，诊断、治疗流程的改进也可以为患者带来很大收益。2018 年美国 FDA 批准的针对卒中的临床决策支持软件 Viz.AI Contact 就是一个带自动通知功能的图像识别系统。它的最大贡献是在第一线的医生审查 CT 结果的同时自动发短信通知神经内科医生，为诊断和治疗赢得一些时间。

第9章
糖尿病——患病人口占中国人口的 13%

　　葡萄糖是人体最重要的能量来源。很多食物都含有葡萄糖，所以葡萄糖容易获得。葡萄糖结构简单，易于代谢，并且可以作为糖原储存在肝脏和肌肉中供以后使用。葡萄糖可以在有氧条件下（有氧代谢）和无氧条件下（无氧代谢）产生 ATP，ATP 为身体提供能量，肌肉收缩、神经脉冲传导、蛋白质合成、主动运输（把离子或分子从低浓度侧向高浓度侧运输）都需要 ATP 提供能量。

　　在动物体内，葡萄糖以血糖的形式存在。在人体内，含糖或淀粉的食物消化后产生的葡萄糖由小肠进入血液，通过血液为细胞活动提供能量。血糖值是人体血液中的葡萄糖浓度，这个浓度通常维持在 5mmol/L 左右，一般男性的血液量约为 5L，因此体内共 25mmol 葡萄糖，葡萄糖分子量为 180g/mol，因此血液里共含约 4g 葡萄糖，这个总量维持恒定。

　　位于左上腹的胰（或称胰腺）在胃的后面，长 12～15cm，重 60～100g。胰是混合腺体，即同时有内分泌（入血）和外分泌（入消化道）的功能。99%的胰是负责外分泌的，作为消化系统的一部分，通过胰管将胰液分泌到十二指肠，每天分泌 1.5～3L 胰液。1%的胰负责内分泌，这部分细胞像岛一样分布在胰中，也称胰岛。

胰岛是胰的一群特殊细胞,每个胰岛约有 1000 个细胞,直径 0.1～0.2 毫米。胰内约有 300 万个胰岛,总体积占胰的 1%～2%,其中 20% 的胰岛细胞是 A 细胞,70% 是 B 细胞。血糖浓度升高时,胰岛内的 B 细胞分泌胰岛素,胰岛素调节糖、脂肪和蛋白质的新陈代谢,加速血液中的葡萄糖转化成为糖原和脂肪,其中肌糖原储存在骨骼肌中,肝糖原和脂肪可以储存在肝脏中。血糖浓度降低时,胰岛素不再分泌,同时胰岛内的 A 细胞开始分泌胰高血糖素,将糖原转化成葡萄糖补充到血液中。

清晨早饭前,人的血糖浓度最低。在每顿饭后血糖会短暂性升高,然后降到恒定值。如果血糖浓度持续保持很高,就是一种代谢异常,即糖尿病。糖尿病患者的症状为三多:口渴所以喝水多,容易饿所以吃得多,尿多(尿多也容易导致口渴);这对应着中国传统医学中的三消:口渴引饮为上消,善食易饥为中消,饮一溲二为下消,统称消渴。

糖尿病英文 diabetes mellitus 中的 diabetes 原意是"尿多",mellitus 的原意是"蜜甜",糖尿病患者尿中含糖在很早之前已经被发现。当血液中高葡萄糖状态持续,超过肾小管重吸收的阈值时,吸收不了的葡萄糖会进入到尿液中,同时增加肾的渗透压,肾不再吸收水分,导致产尿量增加,体液流失增加,进而导致身体脱水,变得容易口渴。

 拓展阅读

胰和胰岛素的发现

公元前三世纪,希腊解剖学家和外科医生赫罗菲拉斯(Herophilus)获得了国王的许可,可以解剖监狱的犯人。他发现了胰(也称胰腺)。几百年后,另一位希腊解剖学家鲁弗斯(Rufus)将胰命名为 pancrea,

它源于希腊语，"pan"的意思是"全"，"crea"的意思是"肉"，这可能和胰的质地有关。

1869 年，柏林医学生朗格汉斯（Paul Langerhans）在显微镜下研究胰腺时发现了散布在整个胰腺中的组织团块，但这些团块的功能未知，后来这些团块被称为"朗格汉斯岛（islets of Langerhans）"，这就是胰岛。注意到"islet"是小岛，胰岛如同群岛一样散在分布。

1889 年，德国医生和生理学家奥斯卡·闵可夫斯基（Oskar Minkowski）和德国医生约瑟夫·冯·梅林（Joseph von Mering）在斯特拉斯堡大学研究糖尿病。二位医生对胰腺这个看起来像一个逗号的器官很感兴趣，闵可夫斯基从一只狗的身上摘除了胰腺，发现这只驯养的狗从此经常在地板上小便，梅林意识到这可能是糖尿病的症状，检测了狗的尿液，发现糖分很高，进而认为胰腺负责调节和控制血糖。

1901 年，另一位医学生奥佩（Eugene Lindsay Opie）发现胰腺中胰岛的损伤会导致糖尿病。接下来的 20 年内，研究人员多次尝试提取胰岛的分泌物。1916 年，科学界开始使用"胰岛素"这个名称描述胰岛的分泌物。

1920 年 10 月，加拿大外科医生班廷（Frederick Banting）发现胰管阻塞会导致大部分胰腺萎缩，而胰岛完好无损。他推断，当大部分胰腺消失时，可以从胰岛中获得纯的提取物。1921 年，班廷向多伦多大学生理学教授麦克劳德解释了自己的想法，并想使用麦克劳德的实验室从狗的胰腺中提取分泌物。麦克劳德开始有些怀疑，后来在暑假度假前同意了班廷的要求，并提供了 10 只狗和两名医学生作为实验助理。班廷留下一名叫百斯特（Charles Best）的学生作为助理。1921 年底，班廷和百斯特在提纯提取物时遇到了困难，麦克劳德安排了生物化学家科力普（James Collip）加入团队，最终成功地提取了胰岛素。1922 年 1 月 11 日，班廷和百斯特给患有 1 型糖尿病的多伦多男孩汤普森（Leonard Thompson）注射了狗体内提取的胰岛素，由于胰岛素不纯使其产生了过敏反应。科力普前来救场，提纯了胰岛素，12 天后再次给男孩注射，男孩得救，并成为历史上第一名接受胰岛素注射的患者。后来，汤普森 26 岁时死于肺炎，生前一直使用胰岛素。班廷、百斯特和科力普获得了胰岛素的专利，并以 1 元的价格转让给多伦多大学。1923 年，班廷和麦克劳德因为发现胰岛素获得诺贝尔生理学或医学奖。后来，班廷把一半的奖金分给百斯特，麦克劳德把一半的奖金分给科力普。

胰管的发现

德国解剖学家约翰·维尔松（Johann Wirsung）长期担任意大利帕多瓦的检察官。1642 年，他解剖了一名因谋杀而被绞死的 30 岁犯人，发现了胰管，因此胰管又称"维尔松管"。维尔松在铜板上刻下了胰管的草图，并印出多份发给欧洲的解剖学家。1643 年 8 月 22 日，维尔松被比利时学生坎比尔（Giacomo Cambier）谋杀，原因是二人争论谁才是胰管真正的发现者。5 年后，维尔松的学生霍夫曼（Moritz Hoffman）说他才是胰管真正的发现者，但没有证据证明。胰腺对于医生来说一直是个很神秘的器官，虽然维尔松发现了胰管，但并不知道胰管的功能。发现胰管意味着胰腺是腺体，可以分泌液体。

胰管连接胰腺和胆总管，胰管和胆总管汇合后进入到十二指肠，胰管内流出的胰液和胆总管流出的胆汁同时进入十二指肠帮助消化。

9.1　糖尿病的类型和发展阶段

糖尿病主要分三类，患者也可以同时存在两种或三种类型。第一类是 1 型糖尿病，占 10% 左右，患者缺少分泌胰岛素的胰岛 B 细胞，导致胰岛素不足。第二类是 2 型糖尿病，占 90% 左右，这类患者身体组织对胰岛素不反应或胰岛素分泌不足，或者是两个原因都存在。对胰岛素不反应称为胰岛素抵抗。正常状态下，一定浓度的胰岛素会让身体细胞吸收葡萄糖用作能量来源，同时抑制细胞利用脂肪。而胰岛素抵抗时，正常浓度的胰岛素不能让身体细胞产生反应。2 型糖尿病主要与生活方式及遗传有关。体重指数（BMI）大于 $30kg/m^2$，容易得 2 型糖尿病。BMI 等于体重（kg）除以身高（m）的平方，一个身高为 170cm 的人如果体重 80kg，BMI 为 $29.4kg/m^2$。对于不同种族，肥胖和糖尿病的关联有所不同。据统计，30%的中国和日本 2 型糖尿病患者肥胖，60%～80%的欧洲和非洲 2 型糖尿病患者肥胖，皮马印第安人和太平洋土著人中 100%的 2 型糖尿病患者肥胖。第三类是妊娠期糖尿病，指平时没有糖尿病病史的女性在怀孕期间血糖高于正常值。这一类糖尿病与胰岛素不足及胰岛素抵抗都有关系，发生于 2%～10% 的孕期女性。患有妊娠期糖尿病的女性在生产后有 5%～10%的概率会患 2 型糖尿病。

糖尿病前期有两个阶段，空腹血糖受损（impaired fasting glycaemia，IFG）和糖耐量减低（impaired glucose tolerance，IGT）。糖耐量减低患者有很大风险罹患糖尿病和心血管疾病。世界卫生组织推荐的糖尿病及糖尿病前期的诊断标准如表 9-1 所示，一个指标是空腹血糖，另一个是 75g 葡萄糖服用后 2 小时血糖。正常、IFG、IGT、1 型和 2 型糖尿病、妊娠糖尿病的诊断标准如表 9-1 所示。

目前 1 型糖尿病没有预防的方法，而对于占糖尿病约九成的 2 型糖尿病是可以通过一些手段来预防或推迟的，这些手段包括维持正常的体重、参加体育运动及健康饮食。据统计，每日参加高强度体育运动 90 分钟可以减少 28%的糖尿病风险。在饮食中，应多吃富含全谷类、膳食纤维和健康脂肪的食物。健康脂肪指坚果、植物油和鱼类中含有的多元不饱和脂肪。少摄入含糖饮料、红肉及饱和脂肪酸也可以预防糖尿病。吸烟会增加患糖尿病的风险，尽早戒烟非常必要。除了上述超重、不健康饮食、缺乏运动和吸烟等风险因素外，全球化、城市化、老龄化造成的社会、经济和文化变化也是导致糖尿病的外部因素。与生活习惯相关的预防和治疗疾病的方法或疾病管理都可以借助于人工智能技术和可穿戴设备来完成或辅助。

表 9-1　糖尿病前期与糖尿病的诊断标准　　（单位：mmol/L）

	空腹血糖		2 小时血糖
正常	<6.1	且	<7.8
空腹血糖受损	6.1～6.9	且	<7.8
糖耐量减低	<7.0	且	7.8～11.1
1 型和 2 型糖尿病	≥7.0	或	≥11.1
妊娠期糖尿病	5.1～6.9	或	8.5～11（或 1 小时血糖>10）

9.2　血糖监测与胰岛素泵

血糖监测是糖尿病管理中的重要部分，糖尿病患者一般使用血糖仪（glucose meter）和连续血糖监测（continuous glucose monitor，CGM）来测量自己的血糖，绝大多数 2 型糖尿病患者每天至少测量一次血糖。所有的 1 型糖尿病患者和许多 2 型糖尿病患者要使用胰岛素，妙佑医疗国际建议使用胰岛素的 1 型糖尿病患者每日测量 4～8 次，使用胰岛素的 2 型糖尿病患者每日测量 2 次及以上，因为下一次使用胰岛素的剂量取决于对上一次使用胰岛素后产生的效果的评估。

血糖仪测量血糖时需要刺破手指取一滴血放到试纸上，试纸放入血糖仪从而计算出血糖值。连续血糖监测是通过埋在皮下的传感器获得数据，优点是可以实时获得数据而且不需要刺破手指；缺点是不准确，因为其测量的是细胞间质液，和血液有 5～15 分钟的延迟，连续血糖监测也需要用血糖仪测量结果进行校准，因此使用者需要偶尔刺破手指。

与多数蛋白质一样，胰岛素在消化道内会被分解成氨基酸而失效，因此糖尿病患者不能通过口服摄入胰岛素。虽然有一些关于保护胰岛素在消化道不被分解以便口服的研究，但仅是实验室研究。目前胰岛素只能靠皮下注射，可以使用注射器、给药剂量更精确的胰岛素笔或自动的胰岛素泵。胰岛素泵是把注射针埋在患者皮下，多为腹壁下，电池驱动泵的马达推动注射器活塞把胰岛素输入体内。

9.3 使用模糊逻辑控制的人工胰腺

人工胰腺（artificial pancreas）和自动胰岛素泵非常类似，一般认为人工胰腺会更复杂和智能。

自动胰岛素泵由三个主要部分组成：用于输送胰岛素的可以编程控制的泵、测量用户血糖水平的连续血糖监测仪和用于分析用户血糖读数并相应调整胰岛素供给的控制算法。连续血糖监测仪的传感器插入皮下，通常在腹部，持续测量用户的血糖水平，并将此信息发送给胰岛素泵。胰岛素泵通过插入皮下的小管按照算法计算的量值输送胰岛素。算法依据用户当前的血糖水平、趋势数据及其他因素（如运动、睡眠和压力），来计算将用户的血糖保持在目标范围内所需的胰岛素量。用户也可以输入额外的信息给算法，例如他们摄入的碳水化合物量或他们当前的活动水平，以帮助算法做出更精确的胰岛素调整。

人工胰腺的功能就像真实的胰腺一样，根据血糖指标来决定注入人体的胰岛素剂量。然而，人体系统非常复杂，读取血糖指标的传感器可能发生延迟或偏移，因此对糖尿病患者生理状态的准确评估非常困难。皮下通道获取血糖值最多有 30 分钟的延迟，皮下通道吸收胰岛素最多有 20 分钟的延迟，饮食和运动带来了大量的不确定性，这些延迟和不确定性给人工胰设计带来挑战。另外，患者间的差异和同一患者不同时期的差异都要求人工胰腺是个性化的。

临床上研究比较多的控制算法包括 PID 控制器（proportional integral derivative，PID）、模型预测控制（model predictive controller，MPC）和模糊逻辑（fuzzy logic）。以模糊逻辑为例，2010 年左右，研究者们尝试将模糊逻辑应用于人工胰腺，以色列的研究者们开发出了 MDLAP 系统。

MDLAP 系统使用三个属性来描述血糖变化：①在一定的时间范围内血糖值的平均变化率，用每分钟 mg/dL 表示；②变化方向，升或降；③变化持续时间。MDLAP 系统使用两套相结合的控制策略：CRM（control-to-range module）和 CTM（control-to-target）。

CRM 模块负责把血糖控制在一定的范围[4.4～6.7mmol/L（80～120mg/dL）]。CRM 是 Mamdani 模糊系统，有四个输入：过去和未来的血糖变化趋势、过去和未来的血糖指标。变化趋势有五个选项：陡降、降、不变、升、陡升；分别对应的数值在每分钟-0.28～0.28mmol/L（-5～5mg/dL）范围内。血糖指标有六个选项：非常低、低、正常、正常偏高、高、非常高。有两个输出：基础剂量比例和餐时剂量比例。成员函数使用高斯曲线。

CTM 模块可以将患者的血糖控制在某一预设的目标水平。此模块的运行基于以下信息：CRM 模块的建议、预设的血糖目标水平、胰岛素的历史给药方案，以及与胰岛素药效学相关的安全性限制。在特殊的时间段（如进餐），CTM 模块会启用特殊的血糖动力学分析。

在 7 个患者身上使用 MDLAP 的实验表明[①]，平均餐后血糖峰值为 12.5mmol/L（224mg/dL），在 2.6 小时恢复至 10mmol/L 以内，在 24 小时的闭环控制中（仅依靠传感器和胰岛素泵），73%的传感器可以控制在 3.9～10mmol/L 范围内。与传统的餐前注射胰岛素的家庭护理方法比较，MDLAP 系统将血糖控制在正常范围内的时间的确延长了。

夜间低血糖（nocturnal hypoglycemia）是糖尿病患者不愿意经历的，胰岛素摄入后食物吃少了或胰岛素量大都会导致夜间低血糖的发生。2013 年，一项实验[②]对比 MDLAP 人工胰腺系统和带传感器的胰岛素泵，发现 MDLAP 比胰岛素泵会较少出现夜间低血糖现象。实验中，56 名 1 型糖尿病患者在连续两天分别使用 MDLAP 系统和胰岛素泵，先后顺序随机决定，观测出现低血糖现象的次数，低血糖现象定义为血糖值低于 3.5mmol/L 达到至少 10 分钟。结果表明，使用 MDLAP 系统时低血糖现象出现了 7 次，而使用胰岛素泵时出现了 22 次。

 背景知识

PID 控制算法

比例积分微分（proportional integral derivative，PID）是一种控制系统的算法，用于工程、机器人和其他领域，以控制系统的行为。PID 算法旨在根据设定值与系统实际输出之间的差异来调整系统的输出。

① Atlas E, Nimri R, Miller S, et al. MD-logic artificial pancreas system a pilot study in adults with type 1 diabetes. Diabetes Care, 2010, 33（5）: 1072-1076.

② Phillip M, Battelino T, Atlas E, et al. Nocturnal glucose control with an artificial pancreas at a diabetes camp. New England Journal of Medicine, 2013, 368（9）: 824-833.

PID 算法基于三个分量来调整输出：

第一，比例分量基于当前误差或设定值与实际输出之间的差异对输出进行调整。

第二，积分分量根据误差随时间的积分对输出进行调整，并用于消除系统中的任何稳态误差。

第三，微分分量基于误差的变化率对输出调整，用于预测和响应系统的变化。

PID 算法的输出是这三个分量的总和，它们一起形成一个反馈回路，不断调整系统的输出，使其更接近所需的设定值。

模型预测控制器

模型预测控制器（model predictive controller，MPC）是一种控制系统算法，可以预测系统的未来行为并优化其性能。MPC 使用一组描述系统行为的方程式创建它所控制的系统模型。该模型考虑了系统的当前状态（如位置、速度或温度）及可能影响它的任何外部因素（如环境或用户输入的变化）。创建模型后，MPC 算法会根据模型预测系统的未来行为。然后使用这些预测来生成一组最佳控制动作，以实现所需的性能目标，并重复该过程，不断优化系统。它对于具有复杂动态或不可预测输入的系统特别有用。

MPC 应用广泛，例如控制建筑物的温度、控制机械臂的速度和轨迹或管理风电场的功率输出。MPC 计算量虽然很大，但计算技术的进步使其在实时控制中越来越实用。

模 糊 逻 辑

模糊逻辑（fuzzy logic）是处理不确定或模糊信息的数学框架。模糊数学是数学的一个分支，使用模糊集理论系统来表示不确定性和近似推理。

某个元素是否在一个模糊集里，其状态值并不是"是"或"否"，而是用 0 到 1 之间的小数来表示，数值越大隶属度越高。例如，"帅哥"这个集合在现实中更适合用模糊集来描述，如果某明星对于"帅哥"这个模糊集合的隶属度是 0.9，而笔者对于这个集合的隶属度则是 0.85。两个模糊集也可以做模糊集的交集、并集和补集运算。再如，我们可以定义某个元素对于两个模糊集 A 和 B 的交集隶属度是这个元素对 A 和 B 的隶属度的最小值。假设模糊集 A，隶属函数在 $x=0$ 时值为 0.3，$x=1$ 时值为 0.6，$x=2$ 时值为 0.1，模糊集 B 在 $x=0$、1、2 时的隶属函数值分别为 0.2、0.8 和 0.4，则 A 和 B 的交集在 $x=0$、1、2 时的隶属函数值分别为 0.2、0.6 和 0.1。当然，还有其他定义模糊函数交集的办法。

下面举个使用模糊逻辑进行决策的例子。如果公司给某职位的候选人评分，依据两个标准：能力和经验，能力和经验又各分三档，评分如表 9-2 所示。评分表里面的 9 个数字相当于 9 条规则；每个分数对应一条规则，如 100 分的规则是"能力强而且经验丰富"。

表 9-2　候选人评分表

	无经验	经验适中	经验丰富
能力弱	20	30	40
能力中	30	50	70
能力强	40	70	100

某候选人能力强而经验适中。如果只参考表 9-2，则评分为 70 分。如果使用模糊逻辑，评分过程如下。假设"能力强"对于能力的三个集合都有隶属度，我们设定"能力强"的候选人对于"能力弱""能力中""能力强"三个集合的隶属度分别是 0、0.3 和 0.7，而"经验适中"的候选人对于"无经验""经验适中""经验丰富"三个集合的隶属度

分别是 0.4、0.6 和 0。

　　基于这个候选人在上述两类集合的隶属度，我们定义模糊集交集的隶属度是两个集合隶属度的最小值。那么，这个能力强而经验适中的候选人在"无经验"和"能力中"这两个集合的隶属度分别是 0.4 和 0.3，在这两个集合交集上的隶属度为 0.4 和 0.3 的最小值，即 0.3。用同样的方式，我们可以计算出这个能力强而经验适中的候选人在其他 8 个交集上的隶属度，如表 9-3 所示。这个 3×3 的表格中每一格的值都是所在行和列的隶属度的最小值。

表 9-3　能力强而经验适中的候选人的交集隶属度表

最小值 Min（a，b）	无经验 0.4	经验适中 0.6	经验丰富 0
能力弱 0	0	0	0
能力中 0.3	0.3	0.3	0
能力强 0.7	0.4	0.6	0

　　上述表格中的交集隶属度可以作为规则的支持度（degree of support），就像权重一样。我们可以用求加权平均值的办法来计算基于模糊集计算的候选人最终分数。表 9-2 中的数值是不使用模糊集计算时每条规则给定的候选人分数，表 9-3 包含每种规则的权重，我们把表 9-3 和表 9-2 两个表格中相对应的格子里面的数字两两相乘后再相加，然后相加的和为 82，再除以支持度的和 1.6，最终得到 51.25，就是使用模糊集计算这个候选人的最终分数。

9.4　食物图像识别支持胰岛素剂量计算

　　胰岛素剂量计算是 AI 技术在糖尿病治疗和管理中的一个应用场景。例如，以色列 DreaMed 公司提供的 The DreaMed Advisor Pro 系统，先利用血糖仪、胰岛素泵和连续血糖监测仪中的数据进行计算。其中血糖仪和胰岛素泵可以选择通用的，连续血糖监测仪选择 DexCom 或 Medtronic Diabetes 公司的产品。计算后给出针对每个人定制的胰岛素剂量的推荐值。

在不考虑患者运动量的情况下，胰岛素剂量一般按如下公式计算：

$$B = \frac{CHO}{ICR} + \frac{(G - G_{sp})}{ISF} - IOB$$

其中 B 是需要胰岛素的剂量（bolus）；CHO 是摄入的碳水化合物质量；ICR 是胰糖比（insulin-to-carbohydrate ratio），即 1 单位的胰岛素可以代谢的碳水化合物的质量，一般为 10~15g，这个比值对于不同的人不同，对于同一个人的不同时间也不同。G 是当前血糖值或餐前血糖值，G_{sp} 是血糖目标值（set-point），ISF 是胰岛素敏感因子（insulin sensitivity factor），也称为调整因子（correction factor），即 1 单位的胰岛素可以降低的血糖浓度值。IOB 是体内残留的胰岛素的量（insulin on board）。

对于同一患者，可以使用案例推理（case-based reasoning，CBR）来对原来的设定值 ICR 和 ISF 来进行调整，以获得更加准确的胰岛素剂量计算。CBR 有四个基本步骤，（4R）：案例检索（retrieve）、案例重用（reuse）、案例修正（revise）和案例保存（retain）。即先利用过去案例中餐后的实际血糖和目标设定值作对比，如果差异比较小，就做小修改，如果差异大，就做大的修改。人工胰腺就是利用这种修正计算出在某种条件（饮食、运动）下应给予的胰岛素剂量，并通过实际血糖结果构成闭环，从而模拟健康人的胰腺分泌胰岛素的过程。

运动对血糖有影响，一般说来运动后的 24~48 小时内血糖会降低。日常活动，如散步、逛街、打扫房间也会降低血糖。一些运动（如卧推杠铃）会增加肾上腺素，升高血糖。对于很多 2 型糖尿病患者，运动后的肌肉对胰岛素的敏感度因人而异，因此确认运动量并理清运动对个人的血糖影响是糖尿病管理的一个重要的任务。可穿戴设备的出现可以帮助测量心率及运动中的加速度，用于估计运动量。运动监测和计算将在糖尿病管理中发挥越来越重要的作用。

碳水化合物摄入量估计

为了计算出最佳的胰岛素剂量，对每顿饭摄入的碳水化合物量的估计至关重要。一项针对于糖尿病患儿的研究表明，对于碳水化合物摄入量估计偏差在 10g 以内不会影响孩子的餐后血糖控制，而偏差为 20g 就已经明显影响餐后血糖。证据显示，盘子里的食物量容易被低估。大部分用于估计食物所含碳水化合物量的 App 需要手工输入食物种类或扫条码，还有一些 App 需要依赖远程的专家指导。2009 年，英特尔匹兹堡实验室和卡耐基梅隆大学一起推出了匹兹堡快餐图片集（the Pittsburgh fast-food image dataset），可以用于训练食品识别算法。2015 年已经有研究[①]把增强现实技术用于碳水化合物量的估计。

2010 年，普渡大学的 TADA（technology assisted dietary assessment）项目[②]使用支持向量机来进行食物分类，使用了 48 个纹理特征和 3 个颜色特征。通过一张照片估计食物体积不太容易，TADA

---

① Domhardt M, Tiefengrabner M, Dinic R, et al. Training of carbohydrate estimation for people with diabetes using mobile augmented reality. Journal of Diabetes Science and Technology, 2015, 9 (3): 516-524.

② Khanna N, Boushey CJ, Kerr D, et al. An overview of the technology assisted dietary assessment project at purdue university. ISM, 2010: 290-295.

项目依赖相机的参数来估计食物体积。相机参数包括畸变、主点、焦距、相机朝向等。畸变是因为透镜折射导致的相差，实际的直线在相片中变成了曲线。根据这些参数对食物做 3D 重建，再估计体积。另外一个问题是，食物的营养信息大多是根据食物质量来计算的，因此，需要了解食物的密度，才能将体积转变成质量。研究使用的数据源是来自美国农业部的饮食研究食品和营养数据库（food and nutrient database for dietary studies，FNDDS），但这个数据库里面有一些食物缺乏体积、密度相关信息。TADA 研究者使用 CT、MRI 和激光扫描等方式来预测食物密度。Sarnoff 公司①使用三张照片来做食物识别和体积估计，他们发现有些食物难以区分，例如切碎的胡萝卜和奶酪，因此给用户提供了用语音辅助识别的功能。也有研究②使用短视频对食物进行识别。

瑞士伯尔尼大学开发的 GoCARB 系统③帮助 1 型糖尿病患者估计食物中的碳水化合物含量。系统需要用户用手机以两个固定角度拍照，与盘子中心的垂直线呈 0°和 15°，通过智能手机中内置的移动传感器来判断摄影角度，在用户界面通过颜色来提示用户是否选择了正确的角度。餐盘旁边要放一个标准色卡，要求只能有一个盘子，而且盘子是圆形的，盘子里的食物不能重叠。系统对盘子中的同种类食物的边缘识别可以达到 88%，如果不能识别，也给用户提供了手工修正的功

① Puri M, Zhu Z, Yu Q, et al. Recognition and volume estimation of food intake using a mobile device. Applications of computer vision. IEEE，2009：1-8.

② He H, Kong F, Tan J. DietCam: multiview food recognition using a multikernel SVM. IEEE Journal of Biomedical & Health Informatics，2016，20（3）：848-855.

③ Rhyner D, Loher H, Dehais J, et al. Carbohydrate estimation by a mobile phone-based system versus self-estimations of individuals with type 1 diabetes mellitus：a comparative study. Journal of Medical Internet Research，2016，18（5）：e101.

能。食物边缘被识别后，根据颜色和纹理作为特征通过支持向量机来判断食物种类。系统可以识别出 9 大类食物：意大利面、土豆、肉、裹着面包屑的食物（如肉排）、米饭、绿色沙拉/蔬菜、土豆泥、胡萝卜和豆类。食物识别的准确率为 85%，如果发现识别错误，用户自己可以纠正。使用美国农业部的食物成分数据库获得食物的碳水化合物含量。实验通过 19 人对食物进行测试，不使用 GoCARB 系统时，估计碳水化合物量的平均绝对误差（MAE）为 27.89g，使用 GoCARB 系统时为 12.28g。从误差分布来看，114 次估计中，不使用 GoCARB 系统时有 69 次（占 60.5%）低估了碳水化合物的质量，而使用 GoCARB 系统时有 58 次（占 50.9%）。另外，一份餐质量越大，不使用 GoCARB 系统时的估计错误越大，而使用 GoCARB 系统的错误受一份餐的质量的影响比较小。

 背景知识

平均绝对误差

平均绝对误差（mean absolute error，MAE）是用于评估回归模型性能的指标，它是连续变量的实际值和预测值之间的差的绝对值的平均数。例如，某个应用中，真实值是[20，21，30，35，40]，预测值分别是[22，24，29，33，38]，则预测值和真实值差的绝对值分别是 2、3、1、2、2，五个数的平均值是 2。所以，这个应用中的平均绝对误差是 2。

9.5　血糖预测及低血糖侦测

对于经常进行自我血糖测量或使用了连续血糖监测仪的糖尿病患者，使用统计方法可以预测低血糖的发生。对于 1 型糖尿病患者，他们往往使用了连续血糖监测仪，因此可以获得比较密集的血糖值，考虑使用回归方法。而对于 2 型糖尿病患者，每天一般只测量 1～2 次血糖，考虑使用分类方法。对于 2 型糖尿病患者，减少低血糖的发生并不简单，不仅因为数据稀疏，还要求预测方法有一定置信度，同时对预测时间有一定的要求，以便低血糖的解决方法能够及时介入。

血糖预测模型可以分为生理模型、数据驱动的模型及二者的结合。生理模型要求对胰岛素和葡萄糖的代谢有深入的了解，这种模型需要利用专业知识来设定参数，生理模型的劣势是模型的泛化能力较差，即从患者 A 得到的模型难以完美地适用于患者 B。数据驱动模型依靠机器学习算法，包括遗传算法、过滤器、模糊逻辑、自回归模型、强化学习、随机森林等，往往得到的结论是没有生理学意义的，没有办法解释。混合模型的思路是利用多个模型进行预测，其中一个模型来描述葡萄糖消化和吸收，一个模型描述胰岛素吸收，一个模型描述运动状况。

9.5.1 使用 LSTM 递归神经网络来预测血糖

2017 年有一项意大利的研究[①]使用了 106 位糖尿病患者的数据，包括 72 位 1 型糖尿病患者和 34 位 2 型糖尿病患者。这些患者佩戴了 Medtronic 公司 iPro2 型连续血糖监测仪，每 5 分钟产生一次血糖值，选取自由生活环境下 3.5～7 天的数据，数据间差异比较大，对于 1 型患者，平均血糖值为 170.7±70.0mg/dL（9.4±3.9 mmol/L），2 型为 158.4±43.6mg/dL（8.7±2.4 mmol/L）。研究使用回归模型和机器学习算法预测

---

① Fiorini S，Martini C，Malpassi D，et al. Data-driven strategies for robust forecast of continuous glucose monitoring time-series. Annu Int Conf IEEE Eng Med Biol Soc，2017：1680-1683.

30、60、90 分钟后的血糖值。预测的质量用均方根误差（root mean square error，RMSE）和平均绝对误差（mean absolute error，MAE）来衡量。研究使用了 ARIMA 模型（自回归积分滑动平均模型）、卡尔曼滤波器（Kalman filter）、核岭回归（kernel ridge regression）、LSTM 递归神经网络等时间序列分析及机器学习方法来预测血糖值。研究结论是，随着预测范围（prediction horizon）增加（从 30、60 至 90 分钟），预测错误率增加。对于上述预测方法，核岭回归的性能最好，其次是 ARIMA 模型。这项研究首次将流行的 LSTM 递归神经网络用于连续血糖监测数据的分析。

 背景知识

均方根误差

假设我们用 10 个数字作为例子来评估一个模型的预测能力，实际值和模型的预测值分别为：

实际值：5、7、10、12、15、18、20、22、25、30

预测值：6、6、9、11、16、19、21、23、27、29

为了计算均方根误差，我们首先找到每个预测值和实际值之间的差值的平方，分别是：1、1、1、1、1、1、1、1、4、1。这 10 个数的平均值是：13/10=1.3。最后，我们取平均值的平方根得到均方根误差，即 1.3 的平方根，为 1.14。显然，均方根误差越低，模型在准确预测值方面的性能就越好。

ARIMA 模型

ARIMA（autoregressive integrated moving average）是自回归综合移动平均模型，它是用于时间序列预测的统计模型。ARIMA 模型考虑了时间序列的三个组成部分：自回归、差分和移动平均线。

自回归（autoregressive，AR）指可以根据过去的值预测未来值。差分指从时间序列中去除趋势或季节性的过程，可用于使时间序列平稳。移动平均线（moving average，MA）指时间序列的当前值可以根据其过去值的平均值来预测的分析。

ARIMA 模型通常表示为 ARIMA（p，d，q），其中 p、d 和 q 是非负整数，分别表示自回归、差分和移动平均线的阶数。p 是自回归模型的阶数（时间滞后数），d 是差分的阶数（数据减去过去值的次数），q 是移动平均模型的阶数。具体来说，如果发现数据有趋势性，就做一次差分，即用每个数据减掉前面一个数据，如果得到的数据序列没有趋势性，则按照做差分的次数确定差分分量的阶数，即 d 的值。接下来，用平稳时间序列的自相关图（x 轴是滞后数，y 轴是自相关系数）和偏自相关图（x 轴是滞后数，y 轴是偏自相关系数）来确定 ARIMA 模型的 AR 和 MA 的阶数 p 和 q。例如，如果自相关图在滞后 1 和 2 时显示出相关，而在更高滞后（大于 2）时相关性降低，这表明 AR 模型的阶数为 2，即 p 为 2。同样，如果偏自相关图在滞后 1 处有显著相关，而在更高滞后处没有显著相关，这表明 MA 模型的阶数是 1，即 q 为 1。

卡尔曼滤波器

卡尔曼滤波器是一种数学算法，可帮助估计具有不确定和噪声测量值的系统状态。例如，如果想测量一个平面上移动的物体的位置，有一个可以测量位置的传感器，但测量结果噪声很大，不准确。卡尔曼滤波器可以根据不准确的测量值来估计物体的真实位置。

核岭回归

核岭回归是将岭回归与核函数相结合，用于解决输入数据具有非线性关系的回归问题。思路是用一个核函数（非线性函数）将原始输入数据转换到高维特征空间，然后在高维特征空间再做岭回归。

正则化参数（α）：正则化参数控制欠拟合和过度拟合之间的权衡。较高的 α 值会增加对大线性规划系数（权重）的惩罚，这会导致模型更简单，权重更小，并降低过度拟合的风险。相反，较低的 α 值会减少对大权重的惩罚，这会导致生成更大权重的更复杂的模型并增加过度拟合的风险。

内核宽度（γ）：内核宽度控制内核函数在变换空间中的分布。较高的 γ 值会导致更窄和更尖峰的核函数，这可以捕获输入特征和输出变量之间更复杂的关系，但也可能导致过度拟合。相反，较低的 γ 值会导致更宽和更平滑的核函数，这可能会导致欠拟合。

 拓展阅读

岭 回 归

在标准线性回归中，目标是让预测值和实际值之间的差别最小，定量来说，就是二者残差平方和最小。但是，当自变量彼此高度相关时，回归系数会变得不稳定，导致过度拟合，对新数据的泛化能力差。这种现象被称为多重共线性（multicollinearity）。

岭回归（ridge regression）主要是为了解决多重共线性问题，通过向标准线性回归目标函数添加惩罚项。原目标函数就是残差平方和，岭回归给这个平方和加上了惩罚项，这个惩罚项等于线性回归系数的平方和乘以一个正则化参数 α，这样可以降低模型对噪声的敏感度并有助于防止过度拟合。

正则化参数 α 用于控制惩罚项的强度。如果 α 变大，线性回归系数的值减小，从而导致线性规划模型更简单和更通用。α 如果太高可能会导致欠拟合，即模型变得过于简单而无法捕获数据中的潜在模式。因此，

需要仔细调整 α 以调整模型的拟合程度和泛化能力。

高斯核函数

现实世界中输入和输出数据的关系通常是非线性的，因此，用线性函数来捕捉这种关系的能力有限。可以用核函数把数据映射到高维空间，高维空间内数据可能呈现出线性关系，可以应用线性模型来做回归或分类。

高斯核函数（Gaussian kernel function），也称为径向基函数（radial basis function，RBF），是一种常用的核函数。这个函数有一个参数：核宽度参数 σ（高斯分布用 σ 表示标准差，但在核函数中有时也用 γ），它决定附近数据点对给定点预测值的影响。较大的 σ 值会产生较宽的核函数，这样在预测中会考虑更多的数据点。

9.5.2 使用语法演进模型预测虚拟患者的血糖值

一项研究[①]使用 UVA/Padova T1D 模拟器的数据，为 100 位虚拟患者做 120 分钟的血糖预测，使用了生理模型和语法演进（grammatical evolution）模型的混合模型。语法演进模型定义了巴科斯范式形式的一条条演进规则，例如：

$$[\text{Body}] \rightarrow \text{Expr}\hat{\text{G}} = ([\text{G}][\text{op}][\text{R}_a][\text{op}][I_{\text{OB}}])[\text{op}][\text{Circadian}]$$

G、R_a、I_{OB}、Circadian 分别表示血糖、葡萄糖吸收、体内有活性胰岛素的量及生物节律，op 表示加减乘除四则运算中的一种。接下来，语法还定义了上述规则中的表达式（如 G、R_a 等）下一步的演进规则。每个患者的一天分成 4 个 6 小时的区间，分别是三餐和夜晚，每位患

---

① Contreras I，Oviedo S，Vettoretti M，et al. Personalized blood glucose prediction：a hybrid approach using grammatical evolution and physiological models. PLoS One，2017，12（11）：e0187754.

者的每个 6 小时区间会获得一个公式。例如，对于某一个患者的早晨后 6 小时（7：00~12：59）的个性化模型如下：

$$\mathrm{Pred_G}(n) = [\mathrm{G}(n) \times \mathrm{R_a}(n) - I_{OB}(n)] - \mathrm{Circadian}(n)$$

可见巴科斯范式形式的规则中 op 已经被具体的运算符代替，接下来还有对 G、$\mathrm{R_a}$、I_{OB}、Circadian 的具体计算公式。评估中，使用均方误差（MSE）来作为损失函数，充当适应度函数（fitness function）的功能。适应度函数是一类目标函数，在遗传算法或演进计算中用于衡量得到的解决方案是否接近于目标。演进最终的评估使用 EGA 分析，EGA 即 Clarke error grid analysis。这项基于虚拟病人的研究结论是，98.31% 的预测值可以落在 EGA 分析的 A 和 B 区域。

 背景知识

EGA 分析

EGA（Clarke error grid analysis）分析是 1987 年研究出来的一种对血糖预测准确率的一种量化评估[①]，EGA 后来成为血糖仪准确率评估的金标准。如图 9-1 中所示，横轴为客观的标准值，纵轴为需要评估的设备或预测算法的预测值，显然越接近于第一象限平分线越准确。将整个第一象限分成若干个区域：

- 区域 A：与标准值差异在 20% 内。

- 区域 B：与标准值差异超过 20%，但不会导致不当治疗。

- 区域 C：会导致不必要治疗。

- 区域 D：无法检测出低血糖、过高血糖而导致潜在危险。

---

① Clarke WL, Cox D, Gonder-Frederick LA, et al. Evaluating clinical accuracy of systems for self-monitoring of blood glucose. Diabetes Care，1987，10（5）：622-628.

· 区域 E：把低血糖识别成高血糖，或把高血糖识别成低血糖。

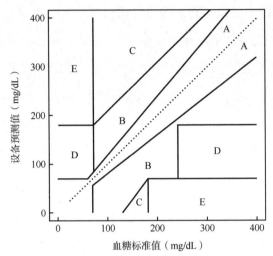

图 9-1　EGA 分析中的区域定义示意图

9.5.3　用于低血糖侦测的机器学习算法

有研究[①]使用机器学习的方法来预测低血糖的发生，低血糖的发生被抽象成分类问题，而不是回归问题，显然，分类问题只需要得出"是"或"否"，比需要得到具体数值的回归问题更简单。研究使用了四种机器学习算法：随机森林、支持向量机、K 最近邻和朴素贝叶斯。研究中机器学习使用两组数据。第一组用于预测某天是否会发生低血糖，使用前 7 天内 11 个最近的自测血糖值及时间戳，时间戳就是获得血糖值的时间（精确到小时）。特征包括血糖值及时间戳，也包括此刻血糖值与上一次血糖值之差。第二组数据用于预测当天的发生时间，

① Sudharsan B，Peeples M，Shomali M. Hypoglycemia prediction using machine learning models for patients with type 2 diabetes. Journal of Diabetes Science & Technology，2015，9（1）：86.

使用前 7 天内 11 个最近的给药数据和时间戳。给药数据包括给药类型
（例如口服药物或长效胰岛素等）和给药时间。实验表明每周取 10～
11 次测量数据可以让性能最优，因此数据特征工程中取 11 个最近的
数据。使用交叉验证的方式评估了不同的算法，结果发现随机森林和
支持向量机可以获得 90% 以上的准确率（accuracy），而 K 最近邻和朴
素贝叶斯性能不佳。

　　有中国研究者[1]使用非侵入的方式估计血糖值。收集血氧饱和度
（被氧结合的血红蛋白占全部可结合的血红蛋白的百分比）、血流速度、
心率等生理指标。研究者认为，血糖与人体产生热量、血氧饱和度、
血流速度、心率相关，因此把血糖值表示为这些因素的非线性函数。
预测算法结合了决策树和反向传播神经网络，在糖尿病患者、老年人
和健康成年人范围做了 400 次临床试验，算法准确率达 88.53%。

　　美国马萨诸塞大学医学院的一项研究[2]旨在从美国的电子病历中
发现低血糖的发生。研究对象是从 2009 年 1 月至 2014 年 3 月的病历
中选择的 2 型糖尿病患者，研究者估计糖尿病的期间患病率（period
prevalence）、发病率、严重程度等（患病率是指一定时期内人群的患
病比例，含新旧病例，与患病时间无关；而发病率则仅指新患病的比
例）。研究使用了三种方法：ICD-9 编码、自然语言处理方法和二者的
结合。ICD-9 编码是在病历中查找一些术语，例如，251.0 hypoglycemic
coma（低血糖昏迷）、270.3 leucine-induced hypoglycemia（亮氨酸引起

　　[1] Zhang Y，Zhu JM，Liang YB，et al. Non-invasive blood glucose detection system based on conservation of energy method. Physiological Measurement，2017，38（2）：325-342.

　　[2] Nunes AP，Yang J，Radican L，et al. Assessing occurrence of hypoglycemia and its severity from electronic health records of patients with type 2 diabetes mellitus. Diabetes Res Clin Pract，2016，121：192-203.

的低血糖）等。实验结果表明，84 万患者中有近 12 万有至少一次的低血糖记录。三种方法发现的患病率分别为 12.4%、25.1% 和 32.2%。自然语言处理方法处理无结构化数据可以帮助获取更多的低血糖的记录。

低血糖会兴奋人体交感神经系统，导致心跳加快，心电图 QT 间期拉长。有研究[①]使用这两个指标来预测低血糖。研究者以澳大利亚一家医院的 15 名 1 型糖尿病患儿为研究对象，晚上对患者监测 10 个小时，使用深度信念网络（deep belief network，DBN）来预测血糖低于 3.3mmol/L 的发生。同时，把 DBN 的预测效果与使用基于块的神经网络（block based neural network，BBNN）、小波神经网络（wavelet neural network，WNN）、前馈神经网络（feed forward neural network，FFNN）和多元回归算法来进行比较。实验结果表明，DBN 的效果要优于其他算法，可以达到 79.7% 的敏感度和 50% 的特异度。显然，这项使用心率及心电图 QT 间期作为特征来预测低血糖的方法只适用于没有心脏问题的患者。

 背景知识

K 最近邻算法

K 最近邻（K-nearest neighbors，K-NN）是一种不带参数的无监督学习算法，可用于分类和回归任务。K 最近邻算法会识别出与新输入数据点最近的 K 个数据点，如果是分类问题，新数据点的输出值基于 K 个最近邻的多数投票。如果是回归问题，则取这 K 个最近邻的输出值的平均值。

使用 K 最近邻算法需要确定如何度量两个数据点之间的距离。最

---

① San P，Ling S，Nguyen H. Deep learning framework for detection of hypoglycemic episodes in children with type 1 diabetes. IEEE & Biology Society，2016：3503-3506.

常用的是欧氏距离，但也可以使用其他度量，例如曼哈顿距离和闵可夫斯基距离。

K 最近邻算法有一些优点，例如简单性以及它可以很好地解决多类分类问题。也有一些局限性，包括它对距离度量的选择敏感、维数灾难以及随着训练集规模的增长而增高的计算成本。

朴素贝叶斯分类器

详见 15.4 "朴素贝叶斯分类器"。

9.6　糖尿病并发症预测及分析

糖尿病的并发症按照损害血管的不同分成两类，一类是微血管并发症，一类是大血管并发症。微血管并发症主要有三种，危及眼睛的视网膜病变（retinopathy），会导致失明；危及肾脏的肾病（nephropathy），会导致肾衰竭；危及神经的神经病变（neuropathy），会导致阳痿及糖尿病足。大血管并发症包括心血管病，例如心肌梗死、卒中或腿部供血不足。根据 MOSAIC 项目的数据，对于 2 型糖尿病患者，20.1% 的微血管并发症在患者初诊前发生，79.9% 发生在患者初诊后。而对于大血管并发症，39.4% 发生在患者初诊前，60.6% 发生在初诊后。

视网膜病变可以发生在 1 型糖尿病患者确诊后的 20 年内。对于 2 型糖尿病患者，视网膜病变可以在早至确诊前的 7 年发生。约 7% 的 2 型糖尿病患者在诊断出糖尿病时就有微量白蛋白尿（24 小时内尿白蛋白 30～299mg），2 型糖尿病患者的微量白蛋白尿发生率每年为 2%，10 年的患病率为 25%。1 型糖尿病患者的 7 年累积发病率为 12%。

9.6.1　MOSAIC 项目简介

欧盟 MOSAIC 项目[①]的全称为"探索糖尿病影响因素的模型及模拟技术"（models and simulation techniques for discovering diabetes influence factors）。该项目有三个目标，一是早期诊断 2 型糖尿病及诊断糖尿病前期，二是改进对上述患者的界定，三是评估 2 型糖尿病及相关联的并发症的风险。项目的研究人员使用比例风险模型来预测一个患者或健康人未来 2～12 年内罹患 2 型糖尿病的风险，使用贝叶斯网络来判断一个尚未确诊的就诊者是否有糖尿病，使用 logistic 回归及朴素贝叶斯模型来判断确诊后 3、5、7 年后发生视网膜病变、神经病变及肾病的概率，并发现预防并发症的方法。

MOSAIC 项目预测糖尿病并发症的研究[②]是基于 943 名 2 型糖尿病患者的数据，使用的特征包括人口学数据（年龄、性别）和诊断时间，电子病历中的临床数据包括 BMI、HbA1c、血脂指标、吸烟习惯及降血压治疗。使用的分类算法包括 logistic 回归、朴素贝叶斯、支持向量机和随机森林。数据填补使用了平均数和中位数，还尝试了使用模型，如 MissForest 算法。用均方根误差和标准化的均方根误差衡量数据填补的性能。填补中发现血脂指标（总胆固醇和甘油三酯）填补后的错误比其他特征高，因此舍掉不用。研究使用留一法（leave one out）作为交叉验证，使用敏感度、特异度、准确度、阳性预测值、阴性预测值、AUC、MCC（马修斯相关性系数）作为衡量模型的指标。

实验结果表明，支持向量机和随机森林在训练数据平衡的条件下

① http://www.mosaicproject.eu/

② Dagliati A, Marini S, Sacchi L, et al. Machine learning methods to predict diabetes complications. J Diabetes Sci Technol, 2017, 12 (3): 193229681770637.

可以获得比较高的 AUC 值，但是支持向量机和随机森林的结论难以解释。logistic 回归的结论容易解释，系数可以解释为风险因素的比值比。最终的模型选择了使用平衡的数据的 logistic 回归模型，使用赤池信息量准则（Akaike information criterion，AIC）作为特征选择的方法。logistic 回归模型可以算出在一定的时间范围内就诊者患有某种并发症的概率，医生可以在就诊者初诊时估计这个概率，来判断是否在某一并发症上需要特殊留意。logistic 回归模型的结果可以画出诺莫图（nomogram），方便医生计算某种疾病发生的概率。

 背景知识

logistic 回归

详见 15.2 "线性回归的进阶：logistic 回归"。

赤池信息量准则

赤池信息量准则（AIC）是用于评估统计模型并帮助选择模型的一个标准，是日本统计学家赤池弘次（Hirotugu Akaike）在 20 世纪 70 年代开发的。

AIC 可以帮助找到能够最好地解释数据但包含最少自由参数的模型，它惩罚具有更多参数的模型，从而避免过度拟合。AIC 使用公式 $AIC=-2 \log(L)+2k$ 计算，其中 L 是模型的最大似然，k 是模型中的参数数量。不同模型的 AIC 值可以相互比较，值越低表示模型越好。

AIC 是一种相对度量，用于比较不同模型的拟合优度，而不是评估单个模型的绝对拟合优度。

AUC 分数

AUC 代表"曲线下的面积（area under the curve）"。它是评估二元分类模型性能的常用指标，也称为 AUROC。

在二元分类问题中,目标是将输入新样本的分类预测为阳性或阴性。AUC 表示接受者操作特征(receiver operating characteristic,ROC)曲线下的面积,该曲线是在不同分类阈值下真阳性率(TPR)与假阳性率(FPR)的关系图。

AUC 分数是一个 0 到 1 之间的数,AUC 分数越高表示二元分类模型表现越好。AUC 分数为 0.5 表示随机分类,AUC 分数为 1.0 表示完美的分类。

TPR 表示实际阳性样本中被模型正确识别为阳的比例,而 FPR 表示实际阴性样本中被模型错误识别为阳性的比例。一般来说,一个好的二元分类模型应该有高 TPR 和低 FPR。然而,在不改变底层分类模型或改变用于对样本进行分类的决策阈值的情况下,不可能同时增加TPR 和 FPR。因此,在 TPR 和 FPR 之间找到一个平衡点,根据应用的具体需求来优化模型性能是很重要的。在某些情况下,较高的 TPR 可能比低 FPR 更重要,例如致命疾病的诊断测试,假阴比假阳的危害大得多。有时低的 FPR 更重要,例如在欺诈检测系统中,最小化误报率(即假阳率 FRP)通常比最小化漏报率(即假阴率 FNR)更重要,因为欺诈检测系统中的误报可能会对合法交易造成不必要的中断或导致不必要的调查,从而损害客户体验并增加运营成本。

9.6.2 用随机森林为糖尿病周围神经病变索因

糖尿病周围神经病变(diabetic peripheral neuropathy,DPN)属于上述三种微血管并发症的一种,会导致麻木、感觉消失,有时在手足、腿部产生疼痛,是最常见的并发症。患者表现不同,开始可能是刺痛,后来发展到剧烈疼痛。有些患者可能感觉不到冷热痛,足部发生外伤都可能不自知,因此每天检查足部是很重要的。60%~70%的糖尿病患者会最终发生糖尿病周围神经病变，有时并不导致疼痛。糖尿病周围神经病变是可以避免的，研究发现如果把血糖值控制在正常范围，可以减少神经损害的风险。

糖尿病周围神经病变耗费医疗资源，同时增加患者负担，对于感受到剧烈疼痛的患者负担更重。有统计表明，一旦确诊糖尿病周围神经病变，医疗资源的使用和费用会增加 50%。减少糖尿病周围神经病变的发生非常重要，而对于 2 型糖尿病患者，最重要的一个环节就是找到引发糖尿病周围神经病变的因素。

辉瑞公司的研究者[①]从 2008～2013 年的电子病历中通过 ICD-9-CM 的 250.00-250.93 代码找到 32 万例成人 2 型糖尿病患者。在这 32 万人中，通过 ICD-9 357.2 或 250.6 找到 35 050 例患有糖尿病周围神经病变的患者。使用 70 个变量作为特征，包括人口学数据、Charlson 共病指数（Charlson comorbidity index，CCI）、其他健康相关数据等，没有做数据填补。通过随机森林从 70 个特征中找到最重要的 10 个，仅通过这 10 个特征再次构建模型，然后通过敏感度和特异度来评估这 10 个特征。按重要性排序，前 5 个特征分别是 CCI、能力、医疗机构中接受服务的数量（衡量就诊的强度）、门诊处方的数量、门诊治疗的数量。

使用 C5.0 算法来找到一些规则，把 ≥0.7 和 ≤0.2 分别作为阈值来筛选出可以预测高概率发生糖尿病周围神经病变及低概率发生糖尿病周围神经病变的规则。得到前 2 组判断患者发生糖尿病周围神经病变的规则是：

---

① Dubrava S, Mardekian J, Sadosky A, et al. Using random forest models to identify correlates of a diabetic peripheral neuropathy diagnosis from electronic health record Data. Pain Medicine, 2017, 18（1）: 107-115.

· 第一组：门诊处方的数量＞10。

· 第二组：Charlson 共病指数＞0，年龄＞18 岁，门诊访问≤2。

得到的前 2 组判断患者不发生糖尿病周围神经病变的规则是：

· 第一组：Charlson 共病指数=0，门诊处方量≤10，门诊访问＞0。

· 第二组：Charlson 共病指数=0，门诊处方量≤10，实验室访问 ≤4，门诊访问≤7。

 背景知识

Charlson 共病指数

共病，或合并症（comorbidity），只是一种以上的疾病存在。 Charlson 共病指数（Charlson comorbidity index，CCI）用来预测有合 并症的患者在一年内的死亡率，其中涉及的病症有22 种，包括心脏病、 艾滋病、癌症等。给予每一种疾病（或临床表现）一个分值，1、2、3 或 6 分，用于表示这种病会导致的死亡概率。然后把所有罹患的病症 的分数相加，得到的总分用于预测死亡率。22 种疾病得分情况如下：

· 1 分：心肌梗死，充血性心力衰竭，外周血管疾病，痴呆，脑 血管疾病，慢性肺疾病，结缔组织病，溃疡，慢性肝病，糖尿病。

· 2 分：偏瘫，中度或重度肾病，患有终末器官损害的糖尿病， 肿瘤，白血病，淋巴瘤。

· 3 分：中度或重度肝病。

· 6 分：恶性肿瘤，癌症转移，艾滋病。

对于医生，Charlson 共病指数可以帮他们为合并症患者决定治疗 某一种疾病的迫切性。例如，对于有心脏病和糖尿病的癌症患者，癌 症治疗的代价和风险可能高于短期收益。

9.7 小 结

糖尿病是人类最早发现的疾病之一。公元前 1550 年左右，埃及莎草纸记载了一类病人排尿过多而且容易口渴，印度人在同一时期发现病人的尿甜，会吸引蚂蚁。在中国，消渴的症状和糖尿病非常相似，在医学典籍《黄帝内经》中称为"消瘅"，一般认为《黄帝内经》成书于西汉时期。我国唐朝医学典籍《外台秘要》第 11 卷记载了消渴病人的小便是甜的。1675 年，英国医生托马斯·威利斯（Thomas Willis）注意到糖尿病病人的尿液有甜味，他创造了"diabetes mellitus"一词，意思是"甜尿"。公元前 300 年，人类发现了胰这个器官，但直到 1642 年人类才发现胰管，证明胰是个分泌液体的腺体。1921 年，胰在代谢血糖中的作用及胰岛素的存在被研究证实。1922 年，第一位糖尿病病人接受了胰岛素注射的治疗。加拿大医学家班廷从狗的胰中提取胰岛素，并用于人类糖尿病的治疗，他因此和实验室主任共同获得了 1923 年的诺贝尔生理学或医学奖。班廷的生日 11 月 14 日先后被世界卫生组织和联合国定为世界糖尿病日及联合国糖尿病日。

根据世界卫生组织发布的数据，从 1980 年到 2014 年，糖尿病患病人数由 1.08 亿增至 4.22 亿。以血糖＞7mmol/L 为标准，从 1980 年到 2014 年，全球糖尿病患病率由 4.7% 增至 8.5%。糖尿病患病率在中等、低收入国家增加更快一些。2016 年，由糖尿病直接导致的死亡人数有 160 万，有近一半的死亡与 70 岁前有高血糖相关。世界卫生组织估计糖尿病是排名第 7 位的致死原因。

人工智能技术在糖尿病的治疗及糖尿病患者日常生活管理中发挥了重要作用。首先是对人体所需胰岛素量的预估，在某一时刻，糖尿病患者需要的胰岛素的量取决于很多因素，包括身体因素、摄入饮食的情况、锻炼情况等。机器学习算法可以用来预测身体所需的胰岛素量。如果用于胰岛素泵和人工胰腺，还需要结合一段时间以前的血糖情况。第二个应用场景是患者的血糖预测，提前侦测出患者发生低血糖或血糖升高都是非常有意义的。第三个应用场景是糖尿病并发症预测。随着糖尿病患者年龄的增加，对并发症的预测、管理和提前干涉是非常有意义的。

除了本章的介绍，本书第三部分第 16 章 16.2 节介绍了使用 Python 语言实现线性回归和支持向量机算法用于预测糖尿病风险的案例。

第 10 章
超重和肥胖——影响中国过半的成年人

世界卫生组织定义的肥胖是指人体体内脂肪过多，达到了对健康产生不良影响的程度。一般使用体重指数（body mass index，BMI）来衡量人是否肥胖，BMI 的计算方法是用体重（以千克计）数除以身高（以米计）的平方，例如某人身高 1.7m，体重 65kg，则 BMI（kg/m^2）为 $65/1.7^2=22.5$。世界卫生组织对成人体重过低、正常、超重、肥胖的定义为：BMI 低于 18.5 为体重过低，18.5～24.9 为正常，25～29.9 为超重，30 及以上为肥胖。肥胖状态再分三个级别：30～34.9 为一级肥胖（中度肥胖），35～39.9 为二级肥胖（严重肥胖），40 以上为三级肥胖（非常严重的肥胖）。2013 年，美国医学会把肥胖归类为疾病，因此我们可把肥胖的人称为肥胖患者。根据《中国居民营养与慢性病状况报告（2015）》，2012 年，中国 18 岁及以上成人超重率为 30.1%，肥胖率为 11.9%；6～17 岁中国儿童及青少年超重率为 9.6%，肥胖率为 6.4%。10 年后超重率和肥胖率又有增加：2022 发布的《中国居民膳食指南》显示，6 岁以下儿童肥胖率为 10.4%；6～17 岁肥胖率为 19%；18 岁以上居民超重率 34.3%、肥胖率 16.4%。相比较而言，根据 2014 年美国疾病控制与预防中心的数据，美国 20 岁及以上的成年人超过 36.5% 为肥胖，2～19 岁人群中 17% 为肥胖。

　　很多人的印象中，欧美人更胖，亚洲人更瘦，数据证明了这个印象。同时，欧美人的身体更容易忍受肥胖，即在同等肥胖的状态下比亚洲人更健康。一些东亚和东南亚国家及地区按照 BMI 定义的健康体重范围比世界卫生组织的定义要低，这是因为对于相同的 BMI 指标，这些国家的人罹患 2 型糖尿病和心血管疾病的风险更高。新加坡健康促进委员会（HPB）和我国香港医院管理局推荐的正常 BMI 的范围均为 18.5～22.9。日本定义 BMI 的正常范围和世界卫生组织相同，即为 18.5～24.9。2006 年中国卫生部疾病控制司编写的《中国成人超重和肥胖症预防控制指南》中定义正常 BMI 范围为 18.5～23.9，大于 24 为超重，大于 28 为肥胖。

　　虽然有一些测量体脂、肌肉的数据可以衡量肥胖，但 BMI 与这些数据相关性非常强，这就是说，BMI 作为衡量肥胖程度的指标是有代表性的。同时，BMI 也有一定局限性。对于身高比较矮的人，如果体内脂肪量较高时 BMI 可能会显示体重正常；而一个健康的高个子，体内脂肪量不高时，BMI 值可能会比较大，会把健康高个子归为超重。同理，BMI 对于脂肪比例低的运动型的人和脂肪含量非常高的人也不适合。用 BMI 定义肥胖的特异度非常高，男性 95%，女性 99%；但敏感度很低，男性 36%，女性 49%。特异度表示真阴性率，即 BMI 认为非肥胖者的数量除以真正非肥胖者的数量，例如，男性非肥胖者中有 95% 的人 BMI 指标是非肥胖者。敏感度表示真阳性率，就是 BMI 认为肥胖者的数量除以真正肥胖者的数量，即男性肥胖患者只有 36% 的人 BMI 是超标的，敏感度低表示很多真正的肥胖者没有被 BMI 认为是肥胖，他们的 BMI 归于正常范围但他们实际上是肥胖者。

10.1　肥胖的风险因素

肥胖者罹患某些疾病的风险高于正常人,这些健康风险来自两个方面。一方面是脂肪量增加导致的健康风险。肥胖会增加身体骨骼和关节的负担,加重关节磨损,从而增加骨关节炎的发生风险,特别是膝关节、髋关节等承受较大压力的关节。肥胖会导致咽部脂肪堆积,增加喉部的阻力,从而增加阻塞性睡眠呼吸暂停(OSA)的患病风险。在睡眠时,咽喉部组织松弛塌陷,导致呼吸暂停,严重时可能导致氧供不足,影响身体各器官功能,增加心血管事件的发生风险。脂肪量增加会让肥胖者看起来不美或动作异常,可能使其面临来自社会的歧视和偏见,这种压力也会引起心理健康问题,如抑郁、焦虑等,进而影响整体健康。另一方面是脂肪细胞增多引发的健康风险。脂肪细胞增多导致体内脂肪分解产物的增加,影响胰岛素的正常作用,导致胰岛素抵抗和 2 型糖尿病的发生。过多的脂肪细胞会释放出一系列的脂质介质,如游离脂肪酸、炎症因子等,进而引发动脉粥样硬化,增加心血管疾病的发生风险,包括高血压、冠心病等。脂肪在肝脏内沉积,可引发非酒精性脂肪性肝病(NAFLD),进而引起肝脏炎症、肝纤维化甚至肝硬化等严重症状。过多的脂肪细胞可分泌激素和生长因子,促进肿瘤的生长和转移,增加某些癌症的发生风险,如乳腺癌、结肠癌、子宫内膜癌等。脂肪细胞增多还可能导致其他代谢性疾病的发生,如高胆固醇血症、高尿酸血症等。

绝大部分的肥胖源于摄入热量过多或消耗能量过少,即过度摄入食物和运动不足;也有少数肥胖是源于基因、医疗事件(如服用某些药物)和精神疾病等。过度摄入的食物,大多数是碳水化合物,而不只是脂肪。而超标的碳水化合物摄入的主要来源之一是含糖饮料。在美国,含糖饮料提供的热量占据年轻人总热量的 25%。研究认为含糖饮料的摄入与肥胖率增加有关，还与 2 型糖尿病发病率增加有关。随着社会越来越流行吃能量密度大、分量大的快餐，快餐消费和肥胖的关联越来越密切。然而，在吃得多的同时，人们运动越来越少。统计表明约 30% 的世界人口运动不足，主要与便捷的交通和可以省力的劳动工具的大量普及有关。

遗传因素也是导致肥胖的一个原因，通过遗传和外部环境共同作用，一些与控制食欲和新陈代谢相关基因的携带者在美食的诱惑下更容易产生肥胖。例如人类 16 号染色体上的 *FTO* 基因与肥胖有关。*FTO* 基因负责合成一种参与调节食欲和新陈代谢的蛋白质，该基因的变异与食欲增加和消耗更多热量的趋势有关。研究还表明，*FTO* 基因的变异可能会影响身体处理和储存脂肪的方式，从而导致肥胖风险增加。包含 *FTO* 基因的 2 条染色体分别源自父母的一个副本，根据一项基于 3 万欧洲人的实验，2 个 *FTO* 基因都变异的人比两个 *FTO* 基因都没有变异的人重 3kg 以上，2 个 *FTO* 基因中只有一个 *FTO* 基因变异的人比 2 个 *FTO* 基因都没有变异的人重 1.2kg。

10.2 利用遗传信息预测肥胖

人工智能技术可以帮助我们利用遗传信息预测肥胖的概率。单核苷酸多态性（SNP）指在基因组水平上由单个核苷酸的变异所引起的 DNA 序列多态性，它是人类可遗传的变异中最常见的一种，例如染色体上某个位置上的碱基由 G 变成了 A。有研究[①]从 6620 个 SNP 中选

---

① Montañez CAC, Fergus P, Hussain A, et al. Machine learning approaches for the prediction of obesity using publicly available genetic profiles. International Joint Conference on Neural Networks. IEEE, 2017: 2743-2750.

取了 13 个作为特征，用这些特征预测 BMI。以其中一个 SNP 为例，rs2076529 是 6 号染色体的 32396178 位置的 SNP，这个位置的碱基的参考型（Ref Allele，也叫野生型，是自然界中占多数的等位基因）是 T，约占 59%；替代型（Alt Allele，也叫突变型）是 C，约占 41%。*BTNL2* 基因的位置是从 32393963 至 32407128，rs2076529 在这个基因的编码区，但是属于同义 SNP，不影响蛋白质序列。研究中的 13 个 SNP 经过随机森林算法的筛选后剩下 8 个，并用多个分类器对肥胖进行预测，使用的分类器包括随机梯度提升（stochastic gradient boosting）、Lasso 线性模型、CART 分类树、*K* 最近邻算法、支持向量机（使用 RBF 核）、随机森林和反向传播的神经网络七种分类器。评估结果显示，随机森林算法可以获得最大的特异度（0.9565），支持向量机可以获得最大的敏感度（0.8824），支持向量机可以获得最大 AUC 值（0.9054）。而对于支持向量机，上述提到的 rs2076529 是最重要的分类变量。

　　芬兰一项心脑血管疾病风险的队列研究也把机器学习用于肥胖的预测[①]。1980 年，有 3596 名 3～18 岁的人群分别在芬兰的 5 个城市参与了一项研究 Young Finns Study，后续的研究分别在 2001 年、2007 年、2011～2012 年进行。用于研究肥胖预测所使用的自变量数据包括年龄、性别、BMI、母亲 BMI、家庭收入、基因数据，预测值为成年期的 BMI。对于基因数据，使用了 97 个 SNP，根据单变量回归结果从这 97 个 SNP 中筛出最重要的 19 个 SNP。训练的临床模型只使用儿童

　　① Fatemeh，Seyednasrollah，Johanna，et al. Prediction of adulthood obesity using genetic and childhood clinical risk factors in the cardiovascular risk in young finns study. Circ Cardiovasc Genet，2017，10（3）：e001554.

时期 BMI、母亲 BMI 和家庭收入，遗传模型使用儿童时期 BMI、母亲 BMI 和家庭收入外加 97 个或 19 个 SNP。使用梯度提升算法（gradient boosting），即把能力比较弱的若干个模型进行加权叠加变成一个强模型，可以解决变量中的非线性属性、解决变量间的互相依赖、发现异常值、弥补丢失值。实验结果表明，19 个特殊筛选出的 SNP 可以很好地利用 3～6 岁儿童时期的 BMI 来预测成年肥胖；对于 9～18 岁稍微年长的青少年，利用临床模型可以预测成年肥胖。

 背景知识

等位基因、参考型和替代型

等位基因（allele）是位于染色体特定位置的基因的可变形式。这些基因负责编码特定的性状或特征，而等位基因则决定这些性状的具体表达方式，它们可以是显性的或隐性的。显性与隐性描述的是从父母那里继承的基因如何表达其性状：显性基因只需一个就能显现性状，而隐性基因则需两个同时存在才能表达。例如，卷发基因是显性的，而直发基因是隐性的，故只要父母中有一方为卷发，孩子便可能是卷发；仅当双方都是直发时，孩子才会是直发。当然，也有可能出现小时候卷发但在成年后因环境、健康、营养或内分泌等因素影响而头发不再卷曲的情况。

野生型（wide type）亦称参考型，是指在某一群体中最为常见的基因或等位基因形式，通常被视为正常或预期的基因状态。相对地，突变型（也称为替代型）是指因基因突变而与野生型不同的基因变体。突变可以自然发生，也可由辐射、化学品等环境因素诱发。突变会改变性状的表达方式，进而导致生物体的外观特征（表型）发生变化。

人类眼睛的颜色指的是虹膜的颜色，由很多基因控制，其中一个是 *OCA2*。*OCA2* 编码的蛋白质对于产生黑色素有重要影响，黑色素影响皮肤、头发和眼睛的颜色。人类中最常见的 *OCA2* 等位基因是棕色眼睛等位基因，它被认为是野生型。该基因的突变有很多种，其中一种是可导致蓝眼的等位基因的形成，这是一种突变型。有研究[①]认为蓝眼睛是一万年一次的基因突变，目前所有蓝眼睛的人类都源于同一位发生了这个突变的祖先。

梯 度 提 升

梯度提升（gradient boosting）是一种机器学习算法，可用于回归和分类问题，它将多个弱模型组合成一个强模型，属于机器学习中的集成（ensemble）方法。梯度提升的基本思想是迭代地向最终综合而成的集成学习算法中添加新模型，每个新模型都纠正先前模型所犯的错误。梯度提升的主要优点是它可以处理特征（输入值）和目标变量（预测值）之间复杂的非线性关系，并且可以很好地处理各种数据类型和分布。

梯度提升算法先用一个简单模型拟合数据，这个模型一般是决策树，该模型称为基础模型。然后计算基本模型的残差，即实际目标值与基本模型的预测值之间的差异。然后训练一个新模型，目的是减少残差。然后不断迭代，训练新模型以进一步减少残差，直到满足预定义的停止标准，例如最大迭代次数、最小性能改进或最小残差。

随 机 梯 度 提 升

随机梯度提升（stochastic gradient boosting，SGB）是一种机器学习算法，属于 Boosting 家族。SGB 结合了梯度提升和随机梯度下降

---

① Blue-eyed humans have a single，common ancestor. https：//www.sciencedaily.com/releases/2008/01/080130170343.htm[2024-04-10]

（stochastic gradient descent，SGD）的原理。

梯度提升是一种以逐步方式构建模型的迭代技术。它首先构建一个初始模型，然后依次向其添加更多模型，每个后续模型都试图纠正先前模型的错误。随机梯度下降是一种优化算法，它通过在小批量随机选择的训练示例中更新模型参数来尝试最小化残差。

SGB 使用这两种技术来构建更高效、更准确的模型。在 SGB 中，每个新模型都建立在训练数据的随机子集上，残差计算也在这个子集上。这种随机选择的训练集使该算法更能抵抗过度拟合，可以更好地泛化到新数据。

SGB 是一种用于回归和分类任务的流行算法，在许多机器学习应用中发挥出优异的性能，擅长处理噪声数据和异常值。但 SGB 的计算成本可能很高，需要仔细调整超参数才能获得最佳结果（超参数是指在训练前就已经为模型设定好的参数，可参考第 16 章 16.5.4 背景知识"超参数与机器学习的学习率"）。

LASSO 线性模型

LASSO（least absolute shrinkage and selection operator，最小绝对收缩和选择算子）是一种线性回归方法，基本原理是向普通最小二乘法（ordinary least squares，OLS）线性回归中使用的传统误差平方和（SSE）添加惩罚项。惩罚项将不太重要的特征的系数收缩为零，可以有效地进行特征选择并降低模型的复杂性。

在 LASSO 回归中，要最小化的目标函数由下式给出：

$$SSE+\lambda \times ||\beta||\_1$$

其中 SSE 是预测目标值和实际目标值的误差平方和，β 是回归系数的向量，λ 是控制惩罚项强度的超参数。惩罚项是回归系数的 L1 范数（$||\beta||\_1$），是系数绝对值之和（注：L1 范数，也称为曼哈顿范数或

出租车范数,是一个数学概念,用于衡量向量空间中两点之间的距离,它被定义为两个向量对应分量之差的绝对值之和)。

λ 参数应用于模型的正则化程度。较大的 λ 值将导致更多系数向零收缩,从而有效减少模型中使用的特征数量。较小的 λ 值将允许更多的系数保持非零,从而导致更复杂的模型。

举例说明,假设我们有一个房价数据集,其中包含面积、卧室数量和位置等几个特征。我们想建立一个线性回归模型来根据这些特征预测房价,用 LASSO 模型做特征选择并降低模型的复杂性。为此,我们将 λ 的值设置为非零值,例如 $\lambda=0.1$,并使用 LASSO 算法用模型拟合到训练数据。

生成的模型中一些系数将缩小到零,这表明某些特征对于预测房价不太重要。例如,如果发现位置特征的系数对于预测房价不如其他特征(如面积和卧室数量)那么重要,则该系数可能会缩小到零。

通过选择合适的 λ 值,我们可以在模型的复杂性和准确性之间取得平衡,并建立一个对新数据具有良好泛化能力的模型。LASSO 回归算法也可以扩展到处理多元回归问题,其中目标变量取决于多个特征。

10.3 体重管理:高钙饮食促排脂肪

了解身体的代谢率对于体重管理非常重要,人工智能技术可以帮助计算或估计人体的代谢率。基础代谢率(basal metabolic rate,BMR)指的是人体在清醒而又极端安静的状态下,不受肌肉活动、环境温度、食物及精神紧张等影响时的能量代谢率。1918~1919 年,哈里斯(Harris)和本尼迪克特(Benedict)提出基础代谢率计算公式,称为哈里斯-本尼迪克特方程,这个方程于 1984 年由 Roza 等提出修改，最终公式仅与性别、身高、体重及年龄有关系。例如，男性的基础代谢率为：

BMR=88.362+（13.397×体重）+（4.799×身高）–（5.677×年龄）

其中，体重的单位是千克，身高的单位是厘米。

基础代谢率的计算有很严格的条件，要求受测者的交感神经系统不兴奋。而休息代谢率（resting metabolic rate，RMR）需要的条件不是特别严格，是常用的一个指标。有研究使用前馈神经网络计算静息能量消耗（resting energy expenditure，REE），这种利用人工智能技术计算出来的公式消除了以往的预测公式对于肥胖人群预测不准的弊端。

体重管理不只是减体重，而是旨在长期保持一个健康体重，包括对体重变化的知晓和追踪，并对于不同的人群设定合适的理想体重。体重管理的方法有很多。

增加蛋白质摄入。饮食中蛋白质的摄入时间影响蛋白质产生的饱腹感，研究表明，早餐的蛋白质摄入比午餐、晚餐更有饱腹感。蛋白质需要更长时间消化，与碳水化合物和脂肪相比，它能更好地控制食欲，减少过度饮食和零食摄入。蛋白质的热效应比碳水化合物和脂肪更高，消化和吸收蛋白质需要更多能量。一些研究表明，对于超重和肥胖人群，高蛋白质饮食摄入者的体重减少量是中等蛋白质的饮食摄入者的2倍。

增加乳制品摄入。研究表明，饮食中的高乳制品含量可以降低体脂，源于乳制品中含有大量的钙可以增加能量消耗和脂肪的排泄量。一项丹麦的研究发现[1]，高钙摄入会增加饱和脂肪、单不饱和脂肪和多不饱和脂肪的排泄率，可能的原因是钙会在小肠内与脂肪酸形成不

---

① Bendsen N T, Hother A L, Jensen S K, et al. Effect of dairy calcium on fecal fat excretion: a randomized crossover trial. Int J Obes, 2008, 32（12）: 1816-1824.

溶于水的脂肪酸盐，或与磷酸盐和胆汁酸形成沉淀物。这些研究选取 11 个 BMI 在 25～31 的人，选择 7 天为一个饮食周期，让实验参与者在两个周期内摄入特定设计的等热量食物：一种为高钙饮食，含有低脂乳制品，每日约摄入钙 2300mg；一种为低钙饮食，每天约摄入钙 700mg。然后取每个饮食周期后 5 天的粪便和尿液分析排出的钙、脂肪等。实验结果表明，高钙饮食的人每天平均摄入 2287mg 钙，通过粪便和尿液排出总量为 2191mg；而低钙饮食的人每天平均摄入 690mg 钙，通过粪便和尿液排出总量为 730mg；这个结果也许可以表明，摄入低钙食品甚至可以导致钙的流失，即入不敷出。同时，高钙饮食的人每天摄入 99.9g 脂肪，通过粪便排出脂肪总量为 11.1g；低钙饮食的人每天摄入 93.8g 脂肪，通过粪便排出脂肪总量为 5.9g。显然，高钙饮食让人排泄出更高比例的脂肪。这个研究可部分证明高钙饮食能够减轻体重。

增加富含膳食纤维食物的摄入，如水果、蔬菜和谷物。对于相同热量的食物，富含膳食纤维的食物体积更大，所含水分更多，因此更容易产生饱腹感。可溶性膳食纤维，其水分被吸收后在消化道形成凝胶团，延迟胃的排空时间和小肠吸收，阻止酶分解碳水化合物，延迟葡萄糖的吸收，缓冲血糖波动，还可以降低总胆固醇和低密度脂蛋白。不可溶性膳食纤维，可以调节血糖，降低血糖和胰高血糖素水平，加速食物在消化道中移动，促进规律排便，缓解便秘。另外，绿茶、咖啡因和辣椒素都会增加人体能量消耗，促进减重。

体重管理对于无论是否肥胖的人都有意义，同时，肥胖属于不严重、不紧急的疾病，因此体重管理离健康领域更近，而离医疗领域较远，有大量手机 App 可用来管理体重或辅助减肥。这些 App 主要是收集饮食和运动数据，并结合用户本身的身体数据给出饮食、运动方面的建议，这些建议可以是个性化的，也可以利用 AI 技术生成。同时，搜集到的用户生活数据也可以在未来用于医疗的建议，包括疾病的诊断和治疗。

10.4　儿童肥胖风险因素分析及预测

儿童肥胖是大家越来越关注的一个社会问题，从世界范围看，约 10%的儿童属于超重或肥胖。众所周知，学校和家庭都需要在预防儿童肥胖问题上发挥作用。高热量食物及含糖饮料的方便获取是导致儿童肥胖的原因之一，有些地区已经出台监管措施限制零食自动售货机的数量。一项针对 1704 名小学生的随机对照试验[①]持续了三年，从三年级开始给孩子们提供健康餐同时安排合理的运动，并做健康饮食和生活方面的宣教。结果表明，干涉措施作用下，学生们的 24 小时总能量摄入显著减少，但是身体脂肪占比没有明显地降低。研究人员认为，孩子们以为自己吃得少了，但是摄入热量并没有减少，能量消耗并没有增加。另一项针对 5106 名儿童的类似实验[②]也没有发现改善饮食对 BMI 有影响。研究者认为，仅仅在学校环境采取改善饮食、增加运动措施是不够的，家庭、学校、社区应该同步提供良好的环境。孩子的运动不足往往是因为玩电脑、打电子游戏及看电视时间过长。

父母的工作时长及倒班也会影响未成年人的肥胖和健康。日本一

---

① Caballero B, Clay T, Davis SM, et al. Pathways: a school-based, randomized controlled trial for the prevention of obesity in American Indian schoolchildren. American Journal of Clinical Nutrition, 2003, 78（5）: 1030-1038.

② Nader PR, Stone EJ, Lytle LA, et al. Three-year maintenance of improved diet and physical activity. Archives of Pediatrics & Adolescent Medicine, 1999, 153（7）: 695.

项针对 1743 名 16～17 岁青少年的研究发现①，中低收入家庭青少年的肥胖率（8.2%）高于高收入家庭的青少年（5.9%）。在高收入群体中，母亲的非标准工作时间（倒班）与孩子的肥胖显著相关，关联机制尚不明确。韩国一项针对 29 235 人的研究得出很有趣的结论：母亲工作时间较长（每周超过 60 小时）的女孩和母亲工作时间较短（每周不足 40 小时）的男孩超重（包括肥胖）现象增加。我们猜测，一般来说，妈妈工作多了，没有时间选择健康食品和做饭，孩子快餐和零食吃得比较多，就容易胖。另外，如果妈妈看管不足，男生较女生更容易从事户外运动（疯玩）。

全世界范围内儿童肥胖或超重现象越来越严重，尤其是在工业化、经济发达的地区。利用人工智能技术在学校和家庭等孩子学习、生活、玩乐的地方提供必要的支持是解决儿童肥胖问题的一个有效办法。

表 10-1 中列出了一些预测儿童肥胖的研究所考虑、评估的特征。以荷兰的一项研究②为例，这项研究使用的数据源于一项关于预防哮喘和尘螨过敏的队列研究（prevention and incidence of asthma and mite allergy，PIAMA）。队列研究（cohort study）是医学领域常使用的一种纵向研究，研究对象是一群在特定时期内有共同特征或经历的一个群体。PIAMA 的参与者是 1687 名 1996～1997 年出生的儿童，研究的目的是评估一些与哮喘、过敏相关的风险因素。利用这个队列研究的数

① Kachi Y, Abe A, Eguchi H, et al. Mothers' nonstandard work schedules and adolescent obesity: a population-based cross-sectional study in the Tokyo metropolitan area. BMC Public Health, 2021, 21（1）: 237.

② Steur M, Smit HA, Schipper C, et al. Predicting the risk of newborn children to become overweight later in childhood: The PIAMA birth cohort study. Pediatric Obesity, 2011, 6（2）: e170-e178.

据来研究儿童肥胖，用一些可能和肥胖相关的因素来预测 8 岁时超重（BMI＞25kg/m²）的概率。这些因素包括 12 个二元变量：性别、医院出生情况（是否）、剖宫产情况（是否）、家庭吸烟环境（是否）、母亲孕期日吸烟量（是否达到或超过 5 支）、喂养方式（是否母乳喂养）、父亲就业状态（是否有工作）、母亲就业状态（是否有工作）、地区城市化程度（是否高度城市化，标准为每平方千米存在的地址数量是否小于 2500）、是否为家庭首胎、母亲孕期蔬菜摄入频率（是否每日至少 1 次）、早产情况（是否早产 3 周以上）；4 个分类变量：父亲受教育水平（低/中/高）、母亲受教育水平（低/中/高）、族裔（荷兰/西欧/非西欧母亲）、出生地（荷兰北部/中部/西部）；3 个连续变量：父亲BMI、母亲 BMI 和儿童出生体重，父亲 BMI 为孩子 8 岁时的数值，母亲 BMI 为孕前期的数值。

表 10-1　预测儿童肥胖使用的特征

类别	属性列表
儿童相关	性别、出生时胎龄、体重变化（0～6 个月）、体重增加（0～1 岁）、体重增加（0～5 岁）、BMI（60～64 个月）、出生体重、肥胖相关 SNP、6 个月左右固体食物摄入、4～6 周时是否纯母乳喂养、6 个月以上的母乳喂养、1 岁内母乳喂养、母乳喂养持续时间、配方奶粉摄入、兄弟姐妹排行、喂食中断会不高兴、入睡前吵闹、醒后吵闹、得不到东西时沮丧、可以坐、可以站、是否抓东西、是否握东西、能否行走
母亲相关	母亲年龄、母亲 BMI、母亲受教育程度、孕前吸烟、孕期吸烟、母亲职业、就业情况、怀孕期间就业、单亲/婚姻状况、妊娠增重、母亲饮酒、母亲抑郁情绪、产后健康状况、母亲糖尿病、妊娠期糖尿病、医院分娩、分娩类型、孕期蔬菜摄入
父亲相关	父亲 BMI、父亲就业情况、收入、父亲受教育程度
家庭相关	家庭成员数量、财务状况、出生地区、英语水平、族裔、吸烟、高度城市化的地区

资料来源：Rycroft, Elizabeth C. 2020. The development of a dietary assessment tool to predict future obesity risk in young people. PhD thesis, University of Leeds.

使用 logistic 回归模型,模型的预测准确度由模型的适配度和模型区分能力来评估。首先,适配度(goodness of fit)通过 Hosmer-Lemeshow 检验来完成。如果观测的群体的某些群体数量不足或分布不均匀,皮尔斯卡方检测就不可靠,这时可以使用 Hosmer-Lemeshow 检验。其次,区分能力依靠 c-index(concordance-index)来衡量,对于二元分类,c-index 等于 AUC 分数。c-index 为 0.5 时,说明模型没有任何区分度,而 c-index 为 1.0 时说明模型有最理想的区分度。研究将 0.7 作为 c-index 的阈值。模型使用自举式(bootstrapping)方法来完成验证,即利用有限的样本资料经由多次重复抽样来构建模型。最终得到的决策规则与如下 6 个变量(表 10-2)有关。

表 10-2　最终的决策规则包含的变量

属性	回归系数(β)
父亲 BMI	1.59
母亲 BMI	1.55
出生体重(kg)	4.79
是否为女性(1 或 0)	3.31
家庭吸烟环境(1 或 0)	5.49
医院分娩(1 或 0)	3.92

例如,有一个小女孩通过上述模型来评估 8 岁时的超重概率,她的父亲 BMI 为 24.2,母亲 BMI 为 19.3,女孩出生时体重为 3.39kg,家里不吸烟,在医院出生,则根据表 10-2 中的系数加权求和得到的超重分数 *OWscore* 为 91.86,公式如下:

$$3.31+24.2\times1.59+19.3\times1.55+3.39\times4.79+0+3.92=91.86$$

再通过模型得到的公式进一步计算为:

$$\text{risk}=\frac{1}{1+e^{(118.88-OWscore)/10}}=0.063$$

即 8 岁时这个女孩超重的概率为 6.3%。根据超重分数也可以查图 10-1
来得到相应的超重概率。

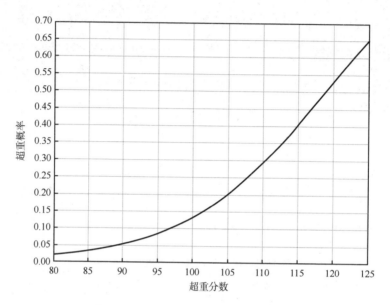

图 10-1　超重概率与超重分数的关系

儿童时期的肥胖可以通过父母体征、出生前后母亲的行为及家庭
社会状况来进行预测，这个应用非常有意义。同样，成人期的肥胖可
以由儿童期的肥胖进行预测或建立关联。这对于发现肥胖潜在人群非
常重要。"凡事预则立，不预则废"，对疾病风险的提前预知显然可以
为医生、健康工作人员及患者本人提供警告，提前在生活方式、疾病
诊断及治疗中赢得时间。

 背景知识

Hosmer-Lemeshow 检验

Hosmer-Lemeshow 检验是一种统计检验，用于评估 logistic 回归
模型的拟合优度。该测试以 1980 年发明它的 Stanley Lemeshow 和 David

Hosmer 的名字命名。

Hosmer-Lemeshow 检验基于 logistic 回归模型的预测概率将数据分成几组。然后，该测试比较每组内观察到的频率和事件的预期频率。预期频率是根据模型的预测概率计算的。Hosmer-Lemeshow 检验的检验统计量是通过对所有组中观察到的频率和预期频率之间的差的平方除以预期频率求和来计算的。该检验统计量遵循卡方分布，其自由度等于组数减去估计的模型参数。

如果与检验统计相关的 P 小于预先指定的显著性水平（例如 0.05），则拒绝良好拟合的零假设，表明模型不能很好地拟合数据。如果 P 大于显著性水平，则没有足够的证据拒绝原假设，这表明模型提供了对数据的充分拟合。

10.5　减重效果预测

饮食是体重管理的重要部分，"因材施教"非常重要，因为不同的人的身体对于相同饮食有不同的反应。组学技术可以为我们提供一些信息，利用这些信息我们可以使用机器学习算法预测每个人的减重效果。

丹麦的一项研究[①]选取了 203 名超重的无糖尿病的中年丹麦人，其中对于 8 周的饮食实验有减重反应（即体重降低）的共 106 人，将其作为正例；无反应的 97 人作为反例。使用随机森林算法，对肠道微生物组、宿主遗传学、尿液代谢组学、生理学指标、人体测量学指标等进行筛选，找到那些可以帮助预测某种饮食条件下减重反应的特征。

---

① Nielsen RL，Helenius M，Garcia SL，et al. Data integration for prediction of weight loss in randomized controlled dietary trials. Scientific Reports，2020，10（1）：20103.

以随机森林的基尼系数指标为标志，最终发现饮食、肠道细菌种类和尿液代谢物是最有帮助的特征，可以构建出最优预测能力的模型，这个模型的 AUC 值为 0.84～0.88。相比较，如果只使用饮食作为特征，模型的 AUC 值为 0.62。使用不同组学信息的模型可以以 80% 的置信度找到 64% 的对减重没有反应的人。这些模型可以帮助对于饮食反应不同的人群找到合适的体重管理办法。

研究者使用了 Scikit-learn 工具包中的随机森林算法，将随机森林中决策树的个数设定为 50，使用所有的特征。为了避免过度拟合，最小的不纯度设定为 0.01，即每次对实例的分开并形成下一层树的结构的条件是不纯度至少要下降 1%。

这项研究由前后两个 8 周的干预期、中间 6 周的清除期构成。全谷物饮食要求每天摄入全谷物不低于 75g，低麸质饮食要求每天摄入麸质低于 2g。两种饮食都使用精制谷物饮食作为对照组，精制谷物饮食要求每天的全谷物低于 10g 而麸质高于 20g。研究对象为 120 名健康的丹麦男性与女性受试者，每组实验 60 人，受试者都超重（按照 BMI 或腰围来定义），同时有两个风险指标（高血压、高血糖、高甘油三酯或低高密度脂蛋白高）。受试者在干预期开始和结束时做体检，体检安排在清晨，要求禁食 10 小时以上，不能刷牙和吸烟，避免饮酒和运动 24 小时以上。体检中空腹采血、验尿和验便。体格检查包括测量血压、体重、矢状腹径、腰围，并用电阻抗分析测量身体成分。

受试者验血的目的是分析葡萄糖和相关代谢的生物标志物、肝功能等，具体项目包括葡萄糖、胰岛素、胆固醇、甘油三酯、IL-6（白细胞介素 6）、C 反应蛋白、丙氨酸氨基转移酶和天冬氨酸氨基转移酶。通过尿液中的乳果糖和甘露醇来评估肠道通透性，通过时间用 X 线和不透射线标志物来标记。受试者还要使用视觉模拟量表（VAS）填写关于整体健康和胃肠道症状的自我报告问卷，并记录日记以保证饮食符合要求。受试者进食标准化早餐，餐后 30、60、120 和 180 分钟再次采血，与餐前空腹采血一共收集 5 份血样，主要分析血糖和食欲相关激素。空腹时进行一次氢呼气试验，餐后每 30 分钟测量一次，餐后做 7 次。

受试者的粪便样本进行 16S rRNA 扩增子测序和鸟枪法测序，并使用 QIIME2 工具从 16S 数据中标注出分类信息，标注过程包括预处理、选择代表序列和分配分类。使用 Deblur sub-OTU 方法生成 OTU 簇，删除所有丰度小于 0.005% 的 OUT，然后用 SILVA 128 数据库进行分类。10 093 个 OUT 簇通过了质控，每个 OUT 簇得到从界到种（界、门、纲、目、科、属、种）的分类信息。尿液样品通过气相色谱-质谱和液相色谱-质谱分析，使用代谢物的质量、保留时间和模式特征查询人类代谢组数据库和 Metlin 数据库，并按照代谢组学标准倡议对其注释。

人体基因型信息通过从白细胞核中提取的 DNA 通过 Infinium CoreExome-24 BeadChip 进行基因分型，用 GenomeStudio 软件按人类参考基因组 GRCh37 来获得基因型信息。对 117 名参与者的 547 644 个单核苷酸多态性（SNP）做了基因分型，经过处理后产生 105 个样本和 272 588 个 SNP。为了减少特征数量，研究者用三种方法做了特征选择。第一种是筛选出参与代谢、炎症和肠道微生物组成的基因。利用 Ensembl Variant Effect Predictor 工具（详见 www.ensembl.org）选出了 703 个 SNP，然后用方差扩大因子（VIF）留下独立的 56 个 SNP。第二种，基于 32 个 SNP 设计了 5 种加权遗传风险评分，每种评分使用 4～10 个 SNP。两种加权遗传风险评分只使用全谷物组的数据。第三种加权遗传风险评分使用"obesity"（肥胖）作为关键字搜索 GWAS 目录（全基因组关联研究目录），如果发现在 SNP 收集的数据中出现且 P 小于 10^{-4}，则用于加权遗传评分的计算。

 背景知识 ——————————————————————

组 学

组学是生物学中以"组学（-omics）"为后缀的学科的总称，例如基因组学（genomics）、蛋白质组学（proteomics）、代谢组学（metabolomics）、宏基因组学（metagenomics）、转录组学（transcriptomics）。和组学相关的研究对象被称为"组"，例如基因组（genome）、蛋白质组（proteome）等。

基因组由 DNA 的核苷酸序列组成，转录组是所有 RNA 的集合，蛋白质组是基因组表达的整套蛋白质，代谢组指生物体发现的一套小分子化学物质，如内源性的代谢物氨基酸、脂肪酸、糖类、胺类、维生素等。

全 谷 物

全谷物（wholegrain）和精制谷物相对应。精制谷物仅保留谷物的胚乳，全谷物包含胚乳、胚芽和麸皮。全谷物是健康饮食的一部分，可以降低多种疾病风险，是碳水化合物、多种营养素和膳食纤维的来源。

麸 质

麸质（gluten）又称面筋，是小麦、大麦中含有的一类蛋白质。小麦中的麸质占其所含总蛋白质的 75%～85%。这种蛋白质遇水会形成网络，把遇水膨胀的淀粉颗粒嵌入其中，也可以锁住面粉发酵产生的气体。麸质赋予面团弹性并保持形状，让最终的面制品耐嚼。麸质具有独特的弹性和黏性。

　　小麦面粉按麸质含量的不同分为特高筋、高筋、中筋、低筋和无筋。特高筋面粉蛋白质含量在 13.5% 以上，用于做意大利面、中式油条及馕。高筋面粉含蛋白质 12.5%～13.5%，用于做西式面包和比萨饼皮；中筋面粉蛋白质含量占 9.5%～12%，适合中式面食，如包子、馒头、饺子等。低筋面粉的蛋白质含量在 8.5% 以下，质地柔嫩顺滑，适合做蛋糕、华夫饼等。无筋面粉由小麦中的淀粉制成，黏度和透明度高，用作陕西粉皮及粤式虾饺。

　　将面团用水洗可以留下黏糊糊的面筋，淀粉则被水冲掉。西北凉皮就是由被冲掉的淀粉做成，凉皮和面筋都来自于面粉。面筋是蛋白质，素食者可以吃，也可以做仿肉，如斋鸭，现在也有烤面筋或烤麸。中国人做面筋可以追溯到《齐民要术》中记载的"馎饦"，宋沈括《梦溪笔谈》用面筋类比炼钢："凡铁之有钢者，如面中有筋，濯尽揉面，则面筋乃见。"

氢呼气试验

　　氢呼气试验（hydrogen breath test）简单、无创，一般用于诊断小肠细菌过度生长和碳水化合物（如乳糖、果糖等）吸收不良。除了碳水化合物的细菌代谢外，人类没有产生氢气的来源。由于氢气分子量小，可自由通过结肠黏膜扩散到血液中，循环至肺，呼气时排出。

　　除氢气之外，还可测量甲烷。许多研究表明，一些患者（大约 35% 或更多）体内不会产生氢气，会产生甲烷；一些患者会产生氢气和甲烷；还有一些患者氢气和甲烷都不产生，目前不清楚是否产生其他气体。

　　乳果糖是人工合成的双糖，肠道不吸收，可以被结肠细菌分解并产生气体。正常人摄入乳果糖后在结肠内发酵产生氢气，呼气中氢含量出现一个高峰（结肠峰）。若有小肠细菌过度生长，乳果糖在小肠内即可被过度生长的细菌发酵分解产生氢气，提前出现一个氢浓度高峰（小肠峰）。

斯韦德贝里、大亚基、小亚基

斯韦德贝里是瑞典著名物理化学家，1908 年获博士学位，发表了"胶体溶液的理论研究"，引起极大反响。他发明了超速离心机，实现了胶体粒子的分离和许多大分子物质（主要是蛋白质）摩尔质量的测定。于 1926 年获得诺贝尔化学奖。

以斯韦德贝里命名的单位用于表示沉降系数，是一个非国际单位。它通过颗粒在加速下的沉降速率间接地测量颗粒的大小。斯韦德贝里是一个时间单位，定义为 10^{-13} 秒（100 飞秒）。

粒子的 S 值取决于它的质量、密度和形状。例如，一个 S 值为 26 的粒子在百万倍重力加速度（10^7m/s）的加速下将以每秒 26μm（26×10^{-6}m/s）的速度移动。S 值不表示重量，因此两个粒子放到一起后，整体的 S 值不等于两个粒子的 S 值之和。

S 值用于区别核糖体。如表 10-3 所示，原核生物的核糖体是 70S，可以分解成两个亚基：大亚基（LSU）和小亚基（SSU）。大亚基是 50S 核糖体，包含两种 rRNA：5S 和 23S 核糖体 RNA。小亚基是 30S 核糖体亚基，包含 16S 核糖体 RNA。超速离心后，细菌核糖体产生完整的 70S 核糖体，以及分离的核糖体亚基：大亚基（50S）和小亚基（30S）。在细胞内，核糖体通常以连接和分离亚基的混合物形式存在。最大的颗粒（整个核糖体）沉积在管底部附近，而较小的颗粒（分离的 50S 和 30S 亚基）出现在上部分。

表 10-3　不同的核糖体分解成不同亚基的对应表

		大亚基（LSU rRNA）	小亚基（SSU rRNA）
原核生物（以大肠杆菌为例）	70S	50S（5S：120 个核苷酸；23S：2906 个核苷酸）	30S（16S：1542 个核苷酸）
真核生物（以人为例）	80S	60S（5S：121 个核苷酸；5.8S：156 个核苷酸；28S：5070 个核苷酸）	40S（18S：1869 个核苷酸）

SILVA 数据库

SILVA 来自于拉丁语"森林"。SILVA 数据库（http://www.arb-silva.de）提供最新的细菌域、古菌域和真核域的核糖体 RNA（rRNA）的基因序列。最新的 SILVA 128 版本于 2016 年 9 月 29 日发布，包括 500 万个小亚基和 73 万个大亚基。

对核糖体 RNA 基因（rRNA）进行测序是基于核酸的微生物检测和鉴定的首选方法，用于分类学分配、系统发育分析和微生物多样性调查。因此，已经积累了大量 rRNA 基因序列数据——超过 350 万个序列（2012 年 7 月），并通过国际核苷酸序列数据库协作数据库（International Nucleotide Sequence Database Collaboration，INSDC）公开提供。数据量进一步增加给数据管理带来了重大挑战。为了获得最佳效用，必须提取序列并检查质量，必须更新和扩展注释以反映当前的理解，最后必须以连贯、易于访问的方式准备所有数据。这些任务超出了 INSDC 数据库的范围，因此由特定领域的数据库执行。核糖体数据库项目（RDP-II）和 greengenes 都涵盖了小亚基 rRNA 基因（SSU）序列的古菌域和细菌域。SILVA 项目还包括真核域，因此涵盖了生命的所有三个领域。此外，SILVA 提供小亚基和大亚基 rRNA 基因（LSU）的数据库。

16S rRNA 基因检测

16S rRNA（16S 核糖体 RNA）是原核核糖体 30S 小亚基的组成部分，16S 表示其沉降系数为 16。沉降系数反映大分子在离心场中向下的速度。值越高，分子越大。

16S rRNA 是所有原核生物蛋白质合成所必需的核糖体 RNA，具有以下特点。①多份，每个细菌含有 5～10 个 16S rRNA 拷贝，检测灵敏度高。②多信息，16S rRNA 基因的内部结构由可变区和保守区组成。保守区为所有细菌所共有，可变区在不同细菌之间具有不同程度的差异，具有属或种的特异性，可变区与保守区交错。因此，可以根据保守区域设计各种细菌的通用引物，根据可变区域设计特定细菌的特异性引物或探针。16S rRNA可变区所含信息的种间差异使检测具有特异性。③长度适中，16S rRNA编码基因的长度约为1500个碱基对，包含约50个功能域。

16S rRNA基因检测。随着PCR技术的出现和核酸研究技术的不断提高，16S rRNA基因检测技术已成为病原体检测和鉴定的有力工具。随着数据库的不断完善，该技术可以对病原体进行快速、准确的分类、识别和检测。该技术主要分为三个步骤：一是基因组DNA的获取，二是16S rRNA基因片段的获取，三是16S rRNA基因序列的分析。

16S rRNA序列分析。16S rRNA序列分析技术的基本原理是从16S rRNA序列信息中获取16S rRNA序列信息。微生物样本中的rRNA基因片段通过克隆、测序或酶切与探针杂交，然后与16S rRNA数据库中的序列数据或其他数据进行比较，确定其在进化树中的位置，从而识别出样本中可能存在的微生物种类。16S rRNA的数据库比较丰富，易于使用。

引物和探针

引物（primer）和探针（probe）的比较，见表10-4。

表 10-4 引物和探针的比较

	引物	探针
定义	一小段 DNA 或 RNA，是 DNA 复制的起点	DNA 或 RNA 片段，用于检测样本中目标序列
长度	18~20 个碱基对	10~1000 个碱基对
标记	检测不标记	检测时标记
PCR	用于 PCR	不用于 PCR

10.6　小　　结

根据《中国居民营养与慢性病状况报告（2020 年）》，一半以上（50.7%）的中国成年人已经超重或肥胖。肥胖与慢性疾病的发生密切相关，包括心血管疾病、2 型糖尿病、某些癌症（如乳腺癌、结直肠癌、卵巢癌、胰腺癌）、呼吸系统疾病（睡眠呼吸暂停综合征、哮喘、肥胖低通气综合征）和骨骼肌肉疾病（骨关节炎、慢性背痛）。因为社会对肥胖者的偏见，肥胖也会影响心理健康。肥胖限制身体功能，影响活动能力，影响生活质量。

BMI 是广泛用于评估个体是否超重或肥胖的指标，通过体重（kg）除以身高（m）的平方计算得出。按世界卫生组织的标准，BMI 为 18.5～24.9 被视为正常，25～29.9 为超重，而 30 及以上则归类为肥胖。相较于其他肥胖评估工具，BMI 具有更高的简便性和实用性。值得注意的是，不同国家根据 BMI 制定的肥胖标准可能有所差异。通常，欧美国家的肥胖界定标准略高于亚洲国家，意味着相同的 BMI 在欧美可能仅被视为超重，而在亚洲则可能被视为肥胖。这种差异的原因主要有两点：首先，相较于亚洲人群，欧美族裔普遍有较高的超重和肥胖比例，美裔人群尤甚；其次，欧美人对较高 BMI 的容忍度较高，即相同的 BMI 对亚洲人引发的健康风险要高于欧美族裔。

全球化的发展导致西方饮食和生活方式向中国渗透，城市化、商业化的发展让人们运动空间缩小而食物选择（尤其是垃圾食品）愈加丰富，低质量的、自媒体生成的以饮食为主题的内容在互联网泛滥，使得中国人的超重、肥胖的趋势不容忽视。我国 18 岁及以上居民超重率、肥胖率分别为 34.3%、16.4%。6 岁以下儿童肥胖率为 3.6%，6～

17 岁儿童和青少年肥胖率为 7.9%；而 1982 年，我国 7～17 岁儿童青少年肥胖率仅为 0.2%。儿童肥胖会引发一系列的生理、心理问题，得到了越来越多的关注。可以利用人工智能算法预测儿童肥胖。研究发现，父母亲的 BMI 及儿童在胎儿期、婴儿期的身体状况、家庭环境等都与肥胖有关。

肥胖已被医学界视为疾病，肥胖者罹患心血管疾病和 2 型糖尿病的风险会上升。肥胖与生活方式有关，包括饮食习惯和运动习惯。肥胖也与基因有一定关联，肥胖可以通过基因、父母状况等多方面因素来预测。科学减肥对于超重者和肥胖患者至关重要；同时，体重管理对于所有人都是有必要的。研究表明，增加乳制品、富含膳食纤维的食物（如水果、蔬菜）的摄入对于体重管理很有意义。机器学习算法可以帮助评估个人的肥胖风险、预测肥胖出现的概率，还可以通过目标减重效果来制定出合理的体重管理方案。

第 11 章

高血压——影响中国近三成的成年人

《中国居民营养与慢性病状况报告（2020 年）》显示，以收缩压大于 140mmHg 或舒张压大于 90mmHg 为标准，我国 18 岁及以上居民高血压患病率为 27.9%，患病人数为 2.45 亿。18～44 岁、45～59 岁、60 岁及以上居民高血压患病率分别为 13.3%、37.8%和 59.2%。2022 年的《中国高血压临床实践指南》显示，2012～2015 年我国 18 岁及以上居民高血压患病率为 27.5%。

高血压会增加各种健康问题的风险，对人体健康产生影响。高血压是心血管疾病的主要危险因素，会损害肾功能并导致慢性肾脏疾病。高血压会损伤眼部血管，导致视力问题甚至失明。高血压会增加老年人认知能力下降的速度，增加妊娠期母亲和胎儿的健康风险。

高血压的管理通常涉及改变生活方式和必要时的药物治疗。生活方式的改变包括采用健康饮食（低钠、低饱和脂肪酸和减少加工食品）、规律的体育锻炼、体重管理、限制饮酒和戒烟。定期监测血压、常规检查和坚持治疗计划对于有效控制高血压至关重要。人工智能技术已广泛用于高血压的疾病管理和治疗。

11.1　血压测量史及争论

人类对血液循环的研究有几千年的历史。中国传统医学和古印度医学都认识到了血液在血管里流动，并且对循环系统的工作原理有一些解释。中国传统医学和古印度医学都研究了脉搏的特性，直至今天诊脉仍是中医诊断疾病的重要手段。英国生理学家威廉·哈维于1628年出版的《心血运动论》（*On the Motion of the Heart and Blood in Animals*）影响深远，哈维发现血液的转移量很大，因此回到心脏的静脉血不可能凭空产生，不可能如盖伦所述的由肝脏产生，而心脏泵出的动脉血也不是被用尽而消失，而是构成了循环。而心脏为血液的循环提供动力，血液是有压力的。

1710～1711年，牧师黑尔斯（Stephen Hales，1677～1761）测量了马的血压，他将直径为4.2mm（1/6英寸）的黄铜管插到了一匹16岁母马的腿动脉里，黄铜管上接玻璃管用于观察血液高度升至左心室平面之上的251cm（8英尺3英寸），然后血柱平面会上下波动2～3英寸。后来类似于黑尔斯的有创方法也被设计出来用于人的血压测量。1854年，无创测血压的方法被发明，测量了用多大压力可以阻断腕动脉的血流，测量结果以画图展示。1880年左右，和今天袖带式血压计原理相同的第一台血压计被奥地利医生冯·巴斯克（Samuel Siegfried Karl Ritter von Basch）发明，他用充满水的球袋压住动脉，然后球袋外加汞柱来测量动脉血流停止时的压力。1896年，意大利医生里瓦罗基（Scipione Riva-Rocci）给这种血压计设计了袖带。1905年，俄国医生柯罗特柯夫（Korotkoff）发明了血压计加听诊器的血压测量方法，成为血压测量的金标准，这种方法延续至今。

1905 年的血压测量方法发明出来后，大家并不感兴趣。1905 年，《英国医学杂志》(*British Medical Journal*) 抱怨说，随着越来越多的技术和机器用于医学诊断，"我们削弱了感觉并削弱了临床敏锐度"(we pauperize our sense and weaken clinical acuity)。医学界没有想到，保险界对测量血压非常感兴趣。1906 年，美国西北相互人寿保险公司 (Northwestern Mutual Life Insurance Company) 开始对其客户的血压进行测量。他们的分析认为高血压会导致过早去世。从此，血压计的使用迅速在保险人员中开始传播，然后传播到整个医学界。到 1914 年，《美国医学会杂志》有文章宣称："任何医学从业者都不应该没有血压计。"当大家对是否应该测量血压没有争论时，新的争论来了：我们是否要降血压？

一些医生认为高血压是一种自然反应，增加血压是为了冲破血管中的阻塞物，因此没有必要降血压。1931 年《英国医学杂志》有文章提出，"对一个患有高血压的人来说，最大的危险在于发现它，因为一些傻瓜一定设法降低它"。虽然有质疑降低血压的声音，后续的一些队列研究的结论表明，高血压不是有益的。1948 年，研究人员开始进行弗雷明汉心脏研究 (Framingham Heart Study)，这项大规模的工程召集了美国马萨诸塞州弗雷明汉镇的居民参加了一项对心脏病研究的项目，持续一生。70 多年后的今天，这项研究仍在进行，原始研究对象的孩子和孙子们都参加了这项研究。这项研究发现了导致心脏病的一些原因，包括吸烟、糖尿病、高胆固醇和高血压。这项研究把这些原因叫作"风险因素"(risk factor)。研究表明，高血压导致了心脏病，而不是冲破血管阻塞物来缓解心脏病。

20 世纪中叶，高血压不被重视。以美国第 32 任总统罗斯福为例，他的医学记录显示，1935 年他的血压是 136/78mmHg，1937 年是 162/98mmHg，1941 年是 188/105mmHg，1944 年诺曼底登陆日前是 226/118mmHg。1945 年罗斯福总统在其第四任总统任期内因脑出血去世，年仅 63 岁，去世前血压达到 300/190mmHg。

是否要降血压不再争议后，新的争论如约而至：降到什么标准？半个世纪以来，"标准"血压的值一直在下降。直至 2017 年 11 月，美国心脏协会（AHA）和美国心脏病学会（ACC）联合更新了 JNC7 报告对高血压的定义，又一次降低了健康血压的值，为 130/80mmHg。中国成人高血压诊断标准为：未使用降压药物且非同日 3 次血压超过 140/90mmHg。

11.2 血压测量的标准方法及测量差异

高血压是指人体动脉内血压值持续保持高位状态，长期高血压会增加心血管疾病、脑卒中、慢性肾病等疾病的发生风险。90%～95% 的高血压病例属于原发性高血压，这种高血压具体原因不明，可能与环境和遗传因素有关。从遗传因素看，有高血压家族史会增加高血压发病概率，至少有 50 个人类基因都与高血压有关。原发性高血压与年龄增长、肥胖、高盐饮食、过度饮酒、肾素升高、糖尿病、吸烟、维生素 D 缺乏、缺乏运动都有关。剩余的 5%～10% 的高血压病例属于继发性高血压，发病原因明确，肾脏疾病是最常见的原因，例如慢性肾病、肾动脉狭窄，其他原因包括内分泌失调、使用避孕药等。

人体血压由两个值来表示：收缩压和舒张压，俗称高压和低压，是被测量者血压波动范围的上限和下限，以 mmHg（毫米汞柱）为单位。英国健康研究所（NICE）建议每个月测量 3 次安静状态下的血压值，美国心脏协会建议两次就诊时测量至少 3 次。人体动脉血压测定使用间接测定法，通常使用俄国医生柯洛特柯夫（Korotkoff）1905 年发明的测定法。测压计包括能充气的袖带和可以测量出袖带内气体压强的水银柱式压力表或圆盘压力表，将袖带绑在受试者的上臂，然后充气增压到阻断肱动脉血流为止，此时放在肱动脉上的听诊器听不到声音。缓缓放出袖带内的空气从而减压，当袖带压刚小于肱动脉血压时，血液冲过被压扁动脉时产生的湍流引起的振动声（柯洛特柯夫音，简称柯氏音），此时是柯氏音第 I 时相，即第一阶段。柯氏音第 I 时相时测出的心脏收缩期的最高压力，称为收缩压；继续放气，柯氏音会加大。柯氏音第 IV 时相定义为声音突然减弱，变得柔和。柯氏音第 V 时相定义为声音完全消失。传统上以柯氏音第 IV 时相的压力作为血压舒张压。2006 年以来，越来越多的机构建议使用第 V 相，即声音完全消失，作为舒张压，因为容易复现。当袖带内压低于舒张压时，血流平稳地流过无阻碍的血管，不产生湍流，此时柯氏音消失。

不正确的血压测量可以产生最高至 10mmHg 的误差，导致误诊。准确测量血压需要满足一些条件，受试者需要静坐至少 5 分钟，袖带要绑在裸露的上臂（有一些医生的实践证明上臂有一层不太厚的布也是可以的），受试者后背要有支撑，双脚平置于地面、双腿不可交叉，测量时受试者不能讲话或活动，测量的胳膊需要置于与心脏同一高度的水平面上，测量所处环境应该安静从而测量者可以听清楚柯氏音，放气降袖带气压时应该保持每秒降低 2～3mmHg。受试者膀胱应清空，否则会增加血压 10～15mmHg。

患者在门诊、体检或普查时所测血压称为偶测血压，有时同一被测对象不同时间偶测血压波动很大；也有血压受试者发生"白大褂高血压"现象，见了医生就紧张，最多可以达到 25% 的差异。医院环境引起的焦虑和紧张是导致血压升高的原因，抑或是由于没有达到静坐 5 分钟的要求。动态血压监控可以解决这个问题，一般分袖带式和指套式两类，每天定时测量血压。

2003 年美国确定了 JNC7 标准，即《美国预防、检测、评估与治疗高血压全国联合委员会第七次报告》，血压超过 140/90mmHg 定义为高血压。确切地说，收缩压超过 140mmHg 或者舒张压超过 90mmHg 就被诊断为高血压，正常血压为收缩压低于 120mmHg 而且舒张压低于 80mmHg，正常血压和高血压之间的阶段称为"高血压前期"。2017 年 11 月，美国心脏协会（AHA）和美国心脏病学会（ACC）联合更新了 JNC7 报告对高血压的定义，认为收缩压高于 130mmHg 或舒张压高于 80mmHg 就可以定义为高血压，正常血压定义不变。欧洲标准定义正常血压为收缩压低于 130mmHg，舒张压低于 85mmHg。欧美标准对低血压的定义是相同的：收缩压低于 90mmHg 或舒张压低于 60mmHg。根据 2017 年 7 月发布的《国家基层高血压防治管理指南》，中国定义的高血压的诊断标准为诊室测量时收缩压大于 140mmHg 或舒张压大于 90mmHg，24 小时动态血压监测时收缩压大于 130mmHg，舒张压大于 80mmHg。

11.3　勺型、非勺型及反勺型血压

通过 24 小时的血压监测可以看出受试者一天中的血压变化。正常人的血压在凌晨会降低。如果把受试者的收缩压（或舒张压）从入睡

时开始测量 24 小时，到第二天上午为止，一般可以看到睡眠时间的血压值是降低的，通常夜晚血压会降低 10%～20%，然后在早晨清醒后逐渐升高，因此这条曲线在左侧会形成凹型，右侧部分上升后又下降，形成一个长柄勺（dipper），这种勺型血压是正常的，晚上血压下降可以降低心血管负担，对心血管健康更有利。

有的人夜晚血压下降不明显，称为非勺型（non-dipper），非勺型高血压与靶器官损害的风险增加有关，例如心脏病、卒中和肾病。它表明心血管调节系统受损，可能需要额外的健康管理。

也有人夜晚血压不降反升，左侧形成凸起的形状，称为反勺型（reverse dipper），这种高血压往往与靶器官损伤、心血管疾病相关。根据美国心脏病学会的定义，夜晚的收缩压比清醒时低 0～10%定义为非勺型，10%～20%为勺型，20%以上为极勺型，0 以下（即夜晚血压上升）为反勺型。曲线图可见图 11-1。

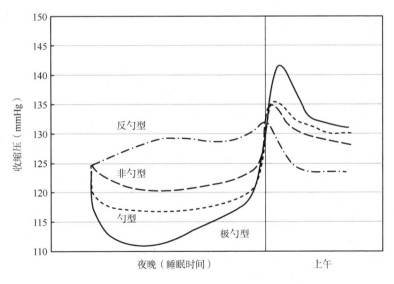

图 11-1　极勺型、勺型、非勺型及反勺型血压示意图

研究发现非勺型或反勺型的高血压患者健康状况不好，死亡率会增加。日本一项针对两万多例高血压患者的研究表明，早晨家庭测量血压值是预测卒中发病的最好的指标。对于诊室测量收缩期血压值大于150mmHg 的患者，如果早晨的收缩压可以控制在 125mmHg，冠心病和卒中发病率都不会增加。亚洲人早晨的血压波动较大，因此 24 小时血压监测十分必要，控制好早晨血压对于亚洲人的高血压管理至关重要。

研究发现，心电图中的 T 波峰尾间隙（从峰顶到结束，T peak-to-tend interval）以及 T 波峰尾间隙和 QT 的比值可以预测是否有非勺型高血压。中性粒细胞与淋巴细胞的比率（NLR）、血小板与淋巴细胞的比率（PLR）两个值的升高也可以预测非勺型高血压，NLR 和 PLR 一般都是炎症的标志物。有研究发现，非勺型高血压患者的红细胞分布宽度比勺型大。

使用 24 小时血压监测设备可以发现勺型高血压，但是使用这种设备对于医院和患者都不方便。有研究①探讨了不通过血压监测设备来预测是否有勺型高血压的机器学习的方法。研究仅使用 HRREP（突然直立时的心率）和 Ewing 分数两个指标，并尝试了四种机器学习的方法，包括决策树、朴素贝叶斯、使用 MLP（多层感知器）的神经网络和使用 RBF（径向基函数）的神经网络来做预测。数据表明，使用MLP 的神经网络可以得到 87.5%的准确率，敏感度为 71%，特异度为94%。实验是基于 25 名患者的数据，数据量不大，但是对于勺型、非勺型高血压预测这个方向的工作是有价值的。

---

① Altikardes ZA, Kayikli A, Korkmaz H, et al. A novel method for dipper/non-dipper pattern classification in hypertensive and non-diabetic patients. Technol Health Care, 2019, 27（1）: 47-57.

背景知识

自主神经功能障碍

人的神经系统分两部分：中枢神经系统（包括脑和脊髓）和周围神经系统。周围神经系统分躯体神经系统、自主神经系统和肠神经系统。躯体神经系统控制骨骼肌，产生主动的动作，如走路。自主神经系统（autonomic nervous system，ANS）控制心肌、平滑肌和腺体，产生非主动的动作，如心跳。自主神经系统曾称为植物神经系统（vegetative nervous system，VNS），是源于苏联科学界的命名。所谓"自主"，是指神经系统的独立自主，并非人的自主，未受训练的人无法靠意识控制该部分神经的活动。

自主神经系统可进一步分为交感神经系统和副交感神经系统，两者互为拮抗。简单地说，交感神经系统激发生理反应，升高心率，促进血液流向骨骼肌；后者抑制生理反应，降低心率，让血液回流消化道。例如，紧张（emergency）、尴尬（embarrassment）、兴奋（excitement）、运动（exercise）会刺激交感神经。1929 年美国生理学家坎农（Walter Cannon）发现动物机体面对威胁时会激起神经和腺体的反应，让身体做好防御、战斗或逃跑的准备，他将这种反应命名为战斗或逃跑反应（fight-or-flight response）。因此，交感神经系统又称"战斗或逃跑"系统。通过类似的命名方法，副交感神经又叫"休息消化（rest and digest）"系统或"进食和繁育（feed and breed）"系统。认为交感神经系统和副交感神经系统的功能是"激发"和"压抑"，这是一种简化想法，也存在一些例外。例如，交感神经系统以去甲肾上腺素为神经递质（就是帮助神经传递消息的物质），对身体产生刺激作用；副交感神经系统以乙酰胆碱作为神经递质，对身体产生抑制作用。正常状况下，二者协调工作，遇到危险时，交感神经系统快速地让身体做好准备，威胁解除后，副交感神经系统让前面产生的反应逐渐消除，让身体回到正常状态。自主神经系统障碍（也称为植物神经紊乱）就是自主神经系统不能正常协调工作，会影响心脏、膀胱、肠道、血管，影响血压及呼吸。

Ewing 分数

Ewing 测试分数[①]是针对自主神经功能障碍的有效测试，它包括五项自主神经测试，每项测试得分为正常（0 分）、临界值（0.5 分）或异常（1 分）。将各个测试的分数加在一起，每位患者都会收到一个功能障碍分数：无障碍（0～1 分）、轻度障碍（1.5～2 分）、中度障碍（2.5～3 分）或重度障碍（3.5～5 分）。五项测试如下：

·心率对深呼吸的反应（也称为心率的逐次变化；正常值：>15 次/分钟）。

·站立心率反应（又称 30：15 比值；正常值：≥1.04）。

·瓦尔萨尔瓦动作的心率反应（正常值：≥1.21）。瓦尔萨尔瓦动作出现于 18 世纪，是以意大利医生和解剖学家 Antonio Maria Valsalva 命名的呼吸技术，该动作包括屏住呼吸，同时尝试对着封闭的气道用力呼气。

·站立时的血压反应（正常值：压力下降≤10 mmHg）。

·静态运动的血压反应（持续握力；正常值：增加≥16mmHg）。

11.4 SPRINT 研究及高血压较差预后的特征发现

SPRINT 是 systolic blood pressure intervention trial 的缩写，即"收缩压干预实验"。SPRINT 研究由美国心肺血液研究所（NHLBI）资助，

---

① Ewing DJ，Clarke BF. Autonomic neuropathy：its diagnosis and prognosis. Clin Endocrinol Metab. 1986，15（4）：855-888.

主要为了回答三个问题：将收缩压控制在 120mmHg 以下会对心血管系统、肾和大脑产生怎样的影响。具体如下：

（1）心血管系统。如果收缩压的目标值控制在 120mmHg 以下是否比控制在 140mmHg 以下更好。这是开展 SPRINT 研究时的目的。在设计 SPRINT 研究时，已经有一些观察性研究表明，收缩压较低的参与者出现心血管疾病并发症和死亡较少。但是，对于没有糖尿病或卒中病史的人群，如果把收缩压控制在 120mmHg 以下是否有益或是有副作用，还没有长期的临床测试。

（2）肾。SPRINT 研究招募了一组患有慢性肾病的参与者，以观察降低收缩压目标会怎样影响他们的心血管和肾脏功能。

（3）大脑。研究降低收缩压目标是否可以降低患痴呆症的风险、减缓认知功能的下降并减少 MRI 可以显示出来的大脑中的小血管病变。

SPRINT 研究的参与者包括 9361 名 50 岁及以上的成年人，他们的收缩压不低于 130mmHg，并且有至少一种心血管疾病风险因素。其中 28% 的参与者为 75 岁及以上的老人，20% 的参与者患有慢性肾病。SPRINT 研究发现小于 120mmHg 的收缩压目标值可将心血管意外减少 25%，将整体死亡风险降低 27%；慢性肾病患者也可以降低心血管意外及死亡概率。SPRINT 研究为 2017 年美国心脏协会（AHA）和美国心脏病学会（ACC）高血压临床指南提供支持，即 2017 年 11 月将高血压定义改为收缩压 130mmHg 以上或舒张压 80mmHg 以上。原来的标准为收缩压 140mmHg 以上或舒张压 90mmHg 以上。

SPRINT 研究中第一个治疗组平均用三种药物降低收缩压至 120mmHg 以下，第二个治疗组用两种药物降低收缩压至 140mmHg 以下。在第一组，会出现降压的副作用，包括低钾血症、低钠血症，也有一些并发症如晕厥，但是把血压降低的风险没有增加。总体而言，降低心血管疾病和死亡风险的益处超过了降低血压目标的潜在副作用。SPRINT 研究的参与者中包括一大批 75 岁以上的老人，一项分析证实，与总体研究人群一样，即使将年龄较大的参与者纳入研究，降低血压目标也能降低高血压的并发症并挽救老年人的生命，包括整体健康状况较差的老人。SPRINT 研究者认为这是一个重要发现，因为美国 75 岁以上的人口中有很大一部分患有高血压。但是对于慢性肾病患者，收缩压目标值低的组会有更多的急性肾损伤发生。SPRINT 研究为高血压研究作出了重大贡献，为后来的研究者提供了大量数据。

有研究者[①]利用 SPRINT 的数据对不同特征进行评估，使用了基尼系数作为标准，研究者找到那些可以预示患者未来有非常差的预后（包括心血管疾病）的特征，发现前 10 个重要特征如下：

（1）尿白蛋白/肌酐（CR）比，即尿白蛋白（μg/L）与肌酐（mg/L）之比。小于 30mg/g 是正常的，30～300mg/g 表示微量白蛋白尿，大于 300mg/g 表示为大量白蛋白尿。在标准尿量尺上，蛋白质的最低检出限值为 10～20mg/dL。

（2）肾小球滤过率估计值（eGFR）。eGFR 是衡量肾功能最好的一个指标，可以标志肾病的发展阶段。如果这个值比较低，表明肾功能不够好。

（3）年龄。

（4）血清肌酐。成年男性的血液中肌酐的正常水平为 0.6～1.2mg/dL，

① Lacson RC, Baker B, Suresh H, et al. Use of machine-learning algorithms to determine features of systolic blood pressure variability that predict poor outcomes in hypertensive patients. Clin Kidney J, 2018, 12（2）: 206-212.

成年女性则为 0.5～1.1mg/dL。

（5）亚临床 CVD 病史。亚临床指无明显的临床症状和体征，但在代谢或功能上发生某种程度的变化，可以利用现代的生物化学、免疫等方法的检查手段及早发现的变化。

（6）总胆固醇。

（7）收缩压时间序列的小波变换后得到的变量。

（8）高密度脂蛋白（HDL）。

（9）第 90 个百分位的收缩压。

（10）甘油三酯。

以上研究使用了随机森林算法并利用 SPRINT 数据来预测心血管疾病，研究发现的 10 个重要的特征对于高血压患者的健康管理有一定的帮助，尤其是发现收缩压时间序列的转换变量对于预测心血管疾病的结果非常重要，这个问题值得深入研究。

作为比较，2021 年一项国内对于高血压预测的研究[①]也使用了随机森林算法里面的特征重要性，发现的前 10 个对预测高血压最重要的特征（按重要的顺序）分别是 BMI、年龄、家族史、腰围、是否吸烟、饮料、性别、职业、健康饮食和体育锻炼。

11.5　高血压预测

高血压预测非常重要，具有以下几个方面的意义：第一，早期干预。高血压预测可以帮助医生和患者预测将来可能出现高血压的风险，从而可以采取早期干预措施，如改变饮食、增加运动、控制体重、

---

① Zhao H，Zhang X，Xu Y，et al. Predicting the risk of hypertension based on several easy-to-collect risk factors：a machine learning method. Front Public Health，2021，9：619429.

戒烟等，以减少高血压发生的可能性。第二，减少并发症的发生。高血压患者容易并发其他疾病，如心脏病、卒中、肾病等，高血压预测可以帮助医生和患者采取更加有效的治疗措施，减少并发症的发生。第三，节省医疗费用。高血压是一种慢性疾病，需要长期治疗和管理，高血压预测可以帮助医疗机构和个人制定更加有效的预算和治疗计划，节约医疗费用。第四，提高生活质量。高血压会对身体各个方面产生负面影响，高血压预测可以帮助患者预测未来可能出现的问题，及时采取措施，提高生活质量。本节介绍一些使用机器学习算法预测高血压发生概率的研究。一项对机器学习算法预测高血压的系统综述研究[1]发现，表现较好的机器学习算法是支持向量机、XGBoost 和随机森林。

11.5.1 使用神经网络算法预测高血压发病率

CPCSSN（Canadian primary care sentinel surveillance network）是"加拿大基本医疗前哨监视网络"的缩写。CPCSSN 是一个基本医疗研究项目，是第一个泛加拿大的多病种电子病历监视系统，从参与的基本医疗提供者（如家庭医生）的电子病历中收集健康信息。其目标是提高患有四种慢性疾病（高血压、骨关节炎、糖尿病、慢性阻塞性肺疾病）和抑郁症，以及三种神经系统疾病（阿尔茨海默病和相关痴呆症、癫痫及帕金森病）的加拿大人的医疗质量。

研究[2]中使用的高血压组是 CPCSSN 数据中 185 371 名被诊断为高

---

① Silva GFS, Fagundes TP, Teixeira BC, et al. Machine learning for hypertension prediction：a systematic review. Curr Hypertens Rep, 2022, 24（11）：523-533.

② Lafreniere D, Zulkernine F, Barber D, et al. Using machine learning to predict hypertension from a clinical dataset. IEEE Symposium Series on Computational Intelligence（SSCI）. IEEE, 2016：1-7.

血压的就诊者，对照组是 193 656 名未被诊断出以上 8 种疾病的就诊者。研究使用了 11 个特征值作为神经网络的输入：出生年份、性别、BMI、收缩压、舒张压、高密度脂蛋白、低密度脂蛋白、甘油三酯、胆固醇、微量白蛋白、尿白蛋白/肌酐比。

上述最后两个特征值微量白蛋白和尿白蛋白/肌酐比都是通过测量尿中的白蛋白含量来评估受试者肾脏的健康程度。白蛋白是椭圆体，直径 3.8nm，长 15nm，肾小球上过滤的孔直径约 3.5nm。因此，正常的肾脏可以保留血液中的白蛋白。如果尿中含有一定指标以上的白蛋白，表明肾脏出现了问题。尿液中白蛋白的量可以通过几种方法测量，如收集 24 小时的尿液，计算其中所含白蛋白的总质量。24 小时尿液中白蛋白的含量的正常范围是 30～300mg。24 小时尿液收集不方便，也可以直接测量某一时刻尿液（局部样品）的白蛋白的浓度，正常范围是 30～300mg/L，即每升尿液含 30～300mg 的白蛋白。为了防止局部样品中白蛋白浓度有波动，可以计算尿液中的白蛋白和肌酐的比值（albumin/creatinine ratio，ACR）。对于男性，每毫克肌酐对应 30～300μg 白蛋白为正常，对于女性，每毫克肌酐对应 30～400μg 白蛋白为正常。

研究者使用了 11 个输入节点、7 个隐藏节点、2 个输出节点的神经网络，其中 11 个输入节点对应上述 11 个用于预测是否为高血压的特征值，2 个输出节点为两个分类结果：高血压组或对照组。隐藏节点数量的增加可能会让结果预测更准确，缺点是增加计算复杂度和导致过度拟合。70%的数据（病例）用于训练，15%用于验证，余下 15%用于测试。最终结果是，神经网络可以在这样一个就诊者规模的高血压预测问题上取得 82.3%的准确率。

11.5.2　使用回归算法分析高血压的新发病风险

这项研究①使用了弗雷明汉心脏研究（Framingham Heart Study）的数据。弗雷明汉小镇位于美国马萨诸塞州东部，紧邻哈佛医学院和波士顿大学，小镇居民约 28 000 人，人口相对稳定，便于长期随访，曾于 1918 年成功参与一项近 30 年的肺结核防治研究，小镇居民对待科学研究有合作的精神。弗雷明汉心脏研究从 1948 年开始建立第一代队列人群，纳入 5209 名参与者作为研究对象。1971 年建立第二代队列人群，叫 "弗雷明汉后代队列"，后代队列中纳入了 5124 名参与者，都是第一代队列人群的后代及他们的配偶，每隔 4 年做一次体检。第七次体检发生在 1998～2001 年。本文介绍的研究选取的参与者要连续参加第二次（即 1979～1983 年）和第七次体检中相邻的两代体检，而且父母都要在第一代队列中。研究排除了如下人群：2542 名已经患有高血压的参与者、233 名心血管疾病患者、4 名肌酐高于 177μmol/L 的参与者、77 名年龄不在 20～69 岁的参与者、97 名糖尿病患者、46 名数据不全的参与者。最终 1717 人的 5814 次检查结果被用于分析，其中女性占比为 54%。

弗雷明汉心脏研究中，血压由袖带式水银血压计测得，受测者先坐着休息 5 分钟，测量两次取平均值。若有以下几种情况，则被视为高血压患者：收缩压高于 140mmHg、舒张压高于 90mmHg 或服用降压药。吸烟者指测试前一年规律吸烟的人。中等程度饮酒者指每周饮

① Parikh NI, Pencina MJ, Wang TJ, et al. A risk score for predicting near-term incidence of hypertension: the Framingham heart study. Annals of Internal Medicine, 2008, 148（2）: 102-110.

酒 7 次以上的女性或 14 次以上的男性。空腹血糖 7mmol/L 或服用降血糖药物被视为糖尿病。

研究者使用了多元威布尔回归模型。把连续型的特征值转化为类别型，年龄以 10 年分组，收缩压在 110～139mmHg 之间以 5mmHg 分组，舒张压在 70～80mmHg 之间以 5mmHg 分组，BMI 以 25kg/m² 和 30kg/m² 为界限分为三组。主要研究 1、2、4 年后的高血压的发生风险。模型的性能显示不错，c-index 为 0.788，一般来说 0.5 意味着和随机的结果差不多，0.7 以上是好的模型，0.8 以上是很强的模型。变量的高血压风险率如表 11-1 所示。

表 11-1　变量的高血压风险率

变量	风险率
年龄	1.195
性别	1.260
收缩压	1.07
舒张压	1.158
吸烟者	1.243
父母高血压	1.209
BMI	1.039

研究者给出了使用上表中的变量值来估计 1、2、4 年后发生高血压的风险，见图 11-2，图中左侧的流程图有六步，把每一步的得分相加，然后对应右侧框内的数字可以查到 1、2、4 年后发生高血压的风险。感兴趣的读者可以使用自己或家人的这些特征值来自行计算发生高血压的风险。注意到这些研究使用的是高加索人为主要群体的数据，对于其他种族可能会有一些差异。

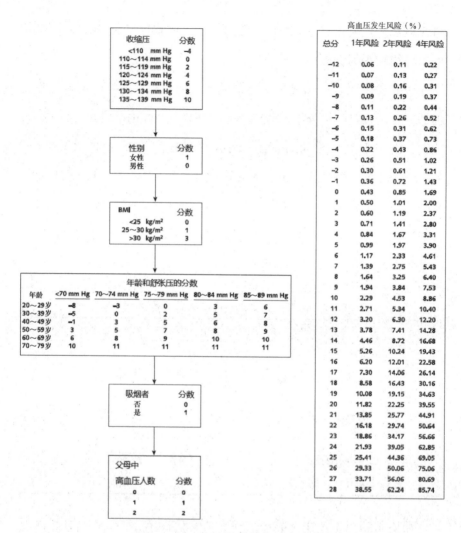

图 11-2　高血压发生风险计算流程图

11.5.3　基于女性数据的高血压预测

这一部分介绍一项使用 logistic 模型预测高血压发生概率的研究[①]，

[①] Paynter NP, Cook NR, Everett BM, et al. Prediction of incident hypertension risk in women with currently normal blood pressure. American Journal of Medicine, 2009, 122（5）: 464-471.

这项研究使用了女性健康研究项目 WHS（Women's Health Study）的数据，WHS 项目的目的是探究维生素 E 和阿司匹林在预防 45 岁以上女性心血管疾病和癌症的发生方面的作用，这项研究始于 1992 年，研究中招募的研究对象是在健康医疗行业从业的女性。研究人员从所有 WHS 的参与者采集到 28 345 份血样并置于液氮中保存。当这些数据用于预测高血压时，研究者去除了血压偏高的参与者的数据，去除标准是收缩压大于 140mmHg 或舒张压大于 90mmHg 的参与者、血压位于高血压前期中间值以上参与者（收缩压在 130～139mmHg 之间、舒张压在 85～89mmHg 之间）和被诊断患有高血压的参与者。最终使用的参与者数据的收缩压低于 130mmHg，舒张压低于 85mmHg。为了保证参与者数据的时间跨度，研究排除掉没有 8 年后的随诊数据或必要数据不全的参与者，最终用 9427 名参与者的数据训练模型，用 5395 人的数据验证。

研究使用了 52 个特征预测高血压，包括通过问卷收集年龄、种族、糖尿病状态、吸烟状态、激素治疗、身高、体重、饮酒状态、运动频率、父母 60 岁前心梗发病史、偏头痛发病史、高胆固醇治疗、维生素服用、绝经状态。BMI 通过身高、体重计算。血压类别定义如下，收缩压：＜110，110～119，120～129，130～139，140～149，150～159，160～169，170～179，≥180mmHg；舒张压：＜65，65～74，75～84，85～89，90～94，95～104，≥105mmHg。血液指标包括总胆固醇、高密度脂蛋白、低密度脂蛋白、脂蛋白 α、载脂蛋白 A I 和 B100、超敏 C 反应蛋白（hs-CRP）、可溶性细胞间黏附分子-1、纤维蛋白原、肌酐、血红蛋白 A1c 和高半胱氨酸浓度、血脂比及估计肾小球滤过率。另外，特征值还包括用问卷收集到的饮食中摄入各类食物的相关数据，包括红肉（猪牛羊等哺乳动物来源）和总肉类、奶制品、全谷物（保留胚乳、胚芽和麸皮的谷物）和精制谷物（仅保留胚乳）、糖果、坚果、源于饱和脂肪和全部脂肪的热量占比、钾、钙、镁、钠、膳食纤维和维生素 D。特征还包括 DASH 评分（臂肩手活动障碍评分）、以千卡每周为单位估计的活动量，及部分人在实验中摄入的维生素 E 和阿司匹林。

　　研究者比较了使用不同特征值来构建预测模型的性能，发现使用所有特征值的复杂的模型并不是最优的。例如，生物标志物指标（特定的细胞、分子或基因、基因产物、酶、激素等）和日常生活的指标对了解患者高血压的病因及确定预防策略也许有帮助，但是对预测未来罹患高血压的风险帮助不大。研究者使用通过就诊时即可获得的特征值构建的简化模型用于预测高血压的风险。研究者构建的公式如下：

$$未来 8 年患高血压的风险 = 1 / (1 + e^{(13.7-A)})$$

其中 A=0.51（收缩压在 110～119mmHg 之间，否则计为 0）+1.20（收缩压在 120～129mmHg 之间，否则计为 0）+0.30（舒张压在 65～74mmHg 之间，否则计为 0）+0.67（舒张压在 75～84mmHg 之间，否则计为 0）+0.58（是黑种人或西班牙裔，否则计为 0）+1.28×ln（年龄）+1.92×ln（BMI）

　　这项研究使用的 WHS 的数据来自比较大的人群，但是仅限于女性，而且绝大部分是高加索人。研究考虑了参与者很广泛的特征，包括生物标志物及用户的日常生活行为等，这都是非常可贵的尝试。研究者在选择机器学习或回归模型时，仅仅考虑了 logistic 回归，得出的结论基于使用大量特征，因此对于使用少量特征没有明显优势，而且容易导致过度拟合；笔者认为可进一步尝试使用其他类型的机器学习或回归模型。当然，有一些生物标志物特征需要验血才能得到。因此，研究者推导出一个只使用血压、年龄、种族和 BMI 的公式对于临床医师也是非常实用的。

11.6　小　结

高血压及其影响已被确定为重大的公共卫生问题。高血压的研究一般包含以下几个方面。第一，高血压的病因和发病机制：高血压的发病机制非常复杂，研究它的病因和发病机制可以帮助医生更好地了解高血压的本质，并为其治疗提供更有针对性的方法。第二，高血压及其并发症的诊断和监测：研究高血压的诊断和监测方法可以提高对高血压的早期诊断和有效监测，从而更好地控制高血压的进展和预防并发症的发生。第三，高血压的治疗：研究高血压的治疗方法可以帮助医生制定更加有效的治疗方案，从而降低高血压患者发生并发症的风险。第四，高血压的预防：研究高血压的预防措施可以帮助人们更好地了解高血压的危害，提高人们的健康意识，从而采取有效的预防措施。

人工智能技术和机器学习算法在高血压的研究、临床和疾病管理中的诸多领域都发挥了重要作用。以血压测量为例，袖带式血压计需要进气和排气因而不适合用于连续的血压测量；而侵入式的方法需要把针插入静脉，存在多种风险。目前已经有很多办法来解决连续血压测量的问题，例如在桡动脉处贴上压力传感器[①]，然后把压力信号通过机器学习算法转换成收缩压和舒张压；也可以通过光学体积描记（photoplethysmography，PPG）或电容来间接测量血压值。血氧仪也用了 PPG 技术，一些智能手表和手环也有 PPG 的传感器，可以测量血压。

---

① Huang KH, Tan F, Wang TD, et al. A highly sensitive pressure-sensing array for blood pressure estimation assisted by machine-learning techniques. Sensors（Basel），2019，19（4）：848.

本章列举了用机器学习算法预测高血压的例子，高血压预测也可以利用基因及其他组学信息，利用更多的信息作出更准确的预测和更优化的决策。优化高血压药物治疗从而实现血压水平的最佳控制是一项挑战，应用机器学习算法可以识别出有意义的模式和趋势，帮助医生更敏锐地了解患者的情况。机器学习算法也可以应用于高血压预后的预测和管理。

有 10%～15%的高血压病例属于继发性高血压，即可以找到原因的高血压。对于儿童和青少年，肾脏病变是继发高血压最常见的原因，对于成人，阻塞性睡眠呼吸暂停（obstructive sleep apnea，OSA）是一个非常常见的原因。内分泌相关问题，如原发性醛固酮增多症、甲状腺疾病也是继发性高血压的发病原因。机器学习算法可用于继发性高血压的病因学诊断。

对于发现高血压相关的症状和体征，可以只借用自然语言处理技术从关键词上找线索。有研究[1]在非结构化医疗记录里抽取并推断高血压相关的信息。MetaMap 可以完成这种针对于高血压的信息抽取，MetaMap 提供一种映射，输入任意英文文本，可以输出这段文本中包含的医学概念词。统一医学系统 UMLS（unified medical language system）中的一部分是类义词典（thesaurus），类义词典可提供一个查询词的同义词及反义词，为了凸显其类义词典的通用性和原始性，UMLS 把自己的类义词典称作元类义词典（metathesaurus）。MetaMap 虽然可以帮助找到医学文献中"高血压"这个概念，但是没有办法根

① Tran LT, Divita G, Carter ME, et al. Exploiting the UMLS metathesaurus for extracting and categorizing concepts representing signs and symptoms to anatomically related organ systems. J Biomed Inform, 2015, 58: 19-27.

据药物及血压值进行推断。研究者在 MetaMap 的基础上增加了规则匹配的机制，来判断这些药物名称和血压值或高血压的相关性。另外，高血压的确诊在不同的机构或地区有不同的标准，增加的规则匹配可以让用户自定义这个筛选标准。这个系统在 514 个临床记录上测试结果的 F1 分数的值是 82.92%（F1 分数是准确率和召回率的调和平均数，两个数的调和平均数的值是两个数倒数的平均数的倒数）。

　　未来高血压的研究和治疗依赖数字技术、人工智能技术和医学的有机融合。将使用可穿戴的设备进行血压的连续测量，并利用包括组学在内的各种特征对高血压及并发症进行预测和管理。这样会减轻高血压带来的经济负担并给病人最好的治疗和疾病管理。

第 12 章
机器学习与乙肝防治

乙型肝炎简称乙肝,是由乙肝病毒引起的一种病毒性肝炎。肝脏产生急性或慢性的炎症,潜伏期为 30 天至 180 天不等,平均约 75 天。大多数人初次感染时没有明显症状,而少数人会产生恶心、呕吐、黄疸、疲倦、发热、茶色尿及腹痛等症状。初次感染造成的急性症状,通常持续数周之后即会消退,约 1%的感染者会迅速出现致命的肝功能衰竭。有的人可以从急性乙肝中恢复,身体产生抗体,以后不再发病,有的人(如婴儿或儿童)不能清除病毒,感染演变为慢性,甚至伴随终身,此时称为乙肝慢性感染。病人感染乙肝病毒时的年龄越小,变成慢性感染的概率越大:1 岁之内的婴儿感染者有 80%～90%的概率变成慢性感染,6 岁以下儿童有 30%～50%的概率会变成慢性感染,成人感染者有低于 5%的概率变成慢性感染。乙肝慢性感染者有健康风险,20%～30%的成人慢性感染者会恶化成肝硬化或肝癌。

乙肝病毒的传播途径为接触到受感染的血液或体液,通过血液传播的比例非常大。在乙肝低流行区(患病率小于 0.5%的地区),如美国和西欧,共用静脉药物注射针头和无保护性接触为主要传播途径;在乙肝中等流行区,如东欧、俄罗斯、日本,乙肝慢性感染患病率为 2%～7%,儿童时期接触传播为主要传播途径;乙肝的盛行区一般以慢性感染率超过 8%为界限，包括中国、东南亚和非洲，其中中国和东南亚国家母婴垂直传播为主要传播途径；在非洲，儿童时期接触传播为主要传播途径。

1992 年我国卫生部组织了全国血清流行病学调查，发现人群乙肝病毒感染率达 60%，乙肝表面抗原携带率为 9.75%，全国乙肝病毒携带者约为 1.2 亿人。2006 年卫生部开展了全国人群乙肝等有关疾病血清学调查，结果显示，我国 1～59 岁人群乙肝表面抗原携带率为 7.18%，低于 8%，按这个比例推算，我国有乙肝表面抗原携带者 9300 万人；另外，城市、农村人群携带率差异不明显，西部 12 个省（自治区、直辖市）携带率高于东部 9 个省（直辖市）；全国 1～4 岁人群携带率为 0.96%，5～14 岁为 2.42%，15～59 岁为 8.57%。2017 年我国香港地区的乙肝病毒携带率约 8%。

乙肝和其他类型的肝炎无法从临床症状上区分，只能依靠从血液中检测是否存在乙肝病毒相关的抗原或抗体来判断。抗原是乙肝病毒自带的蛋白质，而抗体是由宿主（人体）产生。乙肝病毒外层是一个外壳（envelop），外壳上有蛋白质，用于吸附并进入细胞，外壳上的蛋白质就是乙肝表面抗原。外壳内是一个二十面体的核，核内是乙肝病毒的 DNA。乙肝表面抗原（HBsAg）最常用于检测，因为它是在人体感染乙肝病毒过程中首先可以被检测出的病毒抗原。但是在感染初期，乙肝表面抗原可能不存在；而在稍后阶段，由于已经被人体清除，乙肝表面抗原也可能检测不出来。乙肝病毒体中包含一个核心微粒，有 180 或 240 组核心蛋白质，被称为乙肝核心抗原。对于已经感染乙肝病毒的人体，在乙肝表面抗原已经被人体清除的窗口期，乙肝核心抗原对应的抗体是唯一可以被检测出的血清学证据。因此，急性乙肝感染的诊断依赖于对乙肝表面抗原和核心抗体的检测。

乙肝表面抗原出现后，乙肝 e 抗原（HBeAg）会出现。过去人们认为，乙肝 e 抗原的出现意味着病毒复制率增加，传染性增加。但现在人们发现，有一些乙肝病毒的变体不产生 e 抗原。感染过程中，乙肝 e 抗原会被清除，e 抗原的抗体会出现。

如果乙肝病毒被感染者清除（每年发生率为 1%～2%），则乙肝表面抗原就检测不出来，只能检测出表面抗体和核心抗体。如果一个人表面抗原阴性但表面抗体阳性，说明这个人清除了感染或是接种过乙肝疫苗。无论是否有 e 抗原的检出，只要表面抗原阳性时间超过 6 个月，就可以被认定为慢性乙肝感染，或者称为乙肝病毒携带者。携带者可能发展为慢性乙肝，这时丙氨酸氨基转移酶（ALT）异常升高。很多成年后感染乙肝的患者 e 抗原为阴性，患有长期的合并症的概率比较低，传染性也比较低。

乙肝病毒有 40 个基因型，由字母 A～J 表示，子基因型在字母后面加数字。不同的基因型的地理分布、传播途径及病毒特性有很大差别。从地理上看，A 基因型主要在北美、欧洲、东南非洲和印度，B 和 C 主要在亚洲和大洋洲，D 是世界上分布最广的，遍及北美、北非、欧洲、中东和大洋洲，E 在西非，F 在南美洲，G 和 H 在中南美洲。子基因型的差别也很大，例如，A1 在非洲和南亚发现，主要是水平传播（非母婴传播，如性传播），有较高概率发展为肝硬化和肝癌；A2 主要在欧洲和北美，主要是垂直传播（母婴传播）。

第一，乙肝急性感染后转变成慢性感染的比例和基因型有关。有研究显示，在日本，A 型的急性感染转变成慢性的比例（23%）高于 B 型（11%）和 C 型（7%）。在中国，C2 型的急性感染比 B2 型更容

易转变成慢性。第二，e 抗原的血清学转换意味着疾病在一定程度上
获得了免疫控制，即 e 抗原转阴、e 抗体出现，也就是"大三阳"转
成"小三阳"。e 抗原的血清学转换和乙肝的基因型也相关，B 型和 C
型的 e 抗原血清学转换率估计为 15.5% 和 7.9%。第三，肝癌的发生情
况也与基因型有关。例如，大部分研究显示，C 型比 B 型更容易发展
成严重的肝病，包括肝硬化和肝癌。第四，不同的基因型产生变异的
情况也不同。例如，C 型比 B 型更容易发生基本核心启动子区（basic
core promoter，BCP）的变异，这种变异导致更多的肝癌的发生。第
五，不同的基因型对于抗病毒治疗的反应不同，包括干扰素和核苷类
药物。

12.1　预测乙肝表面抗原血清清除率

慢性乙肝转阴有三个层次，如果把乙肝转阴当成一场比赛，则分
别有金、银、铜三种奖牌。铜牌是乙肝病毒 DNA（HBV-DNA）转阴，
通过测定血液中乙肝病毒的含量来判断病情的情况。如果乙肝病毒
DNA 的定量检查值小于 20IU/mL，定义为体内乙肝病毒为阴性。银牌
是乙肝 e 抗原（HBeAg）转阴。乙肝 e 抗原增高表明有较强的传染性，
出现在乙肝的早期或活动期。如果乙肝 DNA 和 e 抗原都转阴，对于
急性乙肝患者来说，预示痊愈；而对于慢性乙肝患者来说，不代表痊
愈。金牌是乙肝表面抗原转阴，乙肝表面抗原的清除是乙肝治疗能达
到的最高目标，也是最理想的结果。慢性乙肝患者能在自然的过程中
获得乙肝表面抗原清除是罕见的，乙肝表面抗原清除可以降低肝癌的
发生风险。因此，预测什么样的患者可以获得乙肝表面抗原清除是非
常有意义的。

以一项研究①为例，使用机器学习算法对慢性乙肝患者能否获得乙肝表面抗原清除进行预测。这项研究使用 2006 年 1 月至 2015 年 6 月加入 CHEMA 队列（华南肝炎监测和管理队列）的慢性乙型肝炎患者的相关信息。每位患者均按照由中山大学附属第三医院感染科《病毒性肝炎的预防和治疗指南》进行诊断并随访。研究排除了至少满足以下条件之一的患者：①失访超过 6 个月；②检测到 HBV-DNA 基线；③既往接受过干扰素治疗；④发生甲型/丙型/戊型肝炎病毒感染、失代偿性肝病、自身免疫性肝病、恶性肿瘤、肾功能不全等合并症；⑤接受过免疫抑制（移植）治疗。最终这项研究覆盖 2235 名慢性乙型肝炎患者。

这项研究将乙肝血清学清除的定义为使用 ECL 试剂盒（德国 Roche Laboratories，检测下限 0.05IU/mL）不能检测到乙肝表面抗原。研究收集了每位患者的以下信息：年龄、性别、BMI（体重指数）、饮酒史、家族史、疾病阶段的诊断、治疗[包括拉米夫定（LAM）、替比夫定（LDT）、恩替卡韦（ETV）、阿德福韦（ADV）、替诺福韦（TDF）和治疗的变化时间记录]、治疗后的病毒学反应、常规病理学测量和其他临床测量。每 1～3 个月进行一次定期随访，包括实验室检查、临床表现、在发生乙肝表面抗原清除之前的记录和药物治疗策略。研究还获得了常规肝生化功能测试的结果，包括血清丙氨酸氨基转移酶(ALT)、天冬氨酸氨基转移酶（AST）、血清白蛋白（ALB）、γ-谷氨酰转移酶（GGT）、总胆红素（TBil）、直接胆红素（DBil），以及一系列红细胞和白细胞标志物[血红蛋白(Hb)、血小板（PLT）计数和白细胞（WBC）计数]。测量影像学指标包括右肝斜径、脾门宽度、脾长、脾门静脉宽度，以反映患者肝脾的厚度和宽度。

　　上述 2235 名慢性乙肝患者有 106 人乙肝表面抗原转阴。研究者基于上述 30 个特征，使用 logistic 回归、决策树、随机森林和 XGBoost 算法①对乙肝表面抗原转阴进行预测。结果显示预测效果较好的算法是 XGBoost 算法和随机森林，它们的 AUC 分别是 0.891 和 0.829。XGBoost 算法由卡耐基梅隆大学副教授陈天奇发明，是在梯度提升算法框架下实现的一种优化的分布式算法，可以实现并行提升，用于解决大规模机器学习实例的问题。XGBoost 可以给出每一个特征对于乙肝表面抗原转阴预测的重要性，其中前 5 个特征按照重要性由高至低的顺序分别是：乙肝表面抗原水平、年龄、乙肝病毒 DNA 水平、总胆红素和 BMI，其余特征可以参考研究者论文。

12.2　准确评估及预测肝纤维化、肝硬化

　　对于慢性乙肝患者，评估其病情进展为肝硬化及肝癌的风险是非常重要的。评估病情进展的结果可以帮助医生制订更有效的治疗方案，如使用抗病毒药物控制乙肝病毒感染、推荐肝硬化患者进行肝移植等。此外，定期的评估也可以帮助乙肝病毒感染者采取积极的生活方式，包括戒烟、限制饮酒、避免暴饮暴食和进行适当的锻炼等，以降低发展为肝硬化和肝癌的风险。

　　影像分析、穿刺病理和生物标志物（通过验血）指标都可以用于评估肝脏纤维化的程度。做了肝脏穿刺病理检查后，可用 METAVIR 评分来评估肝的炎症和纤维化的程度。METAVIR 评分有两个部分，

――――――――――――
① https：//xgboost.ai/

一部分标记炎症程度，分 A0～A3 四个等级，A0 为无炎症，A3 为严重的炎症；另一部分标记纤维化程度，分 F0～F4 五个等级，其中 F0 为无纤维化，F4 为肝硬化。对于乙肝患者的肝硬度，通常以肝弹性检测结果为标准：2～7kPa 为 F0～F1，8～9kPa 为 F2，10～11kPa 为 F3，12kPa 以上为 F4。

肝穿刺病理是指通过对肝进行穿刺活检，获得肝组织标本进行病理学检查的一种方法，肝穿刺病理可以帮助诊断许多肝脏疾病，如肝癌、肝纤维化、肝炎、肝硬化等。肝穿刺病理可以通过显微镜观察肝组织的细胞学和组织学特征，评估肝脏的病理学变化。在一些疾病的诊断中，肝穿刺病理具有重要作用。例如，在肝癌的诊断中，组织学特征是确定癌细胞类型和识别肝癌的重要依据之一。在肝硬化的诊断中，肝穿刺病理可以确定肝纤维化的程度和肝细胞损伤的程度，有助于指导治疗方案的选择和疾病预后的评估。尽管肝穿刺病理在肝脏疾病的诊断和治疗方案的制定中具有重要作用，但它也具有一定的风险，如出血、感染、穿刺部位疼痛等。因此，在进行肝穿刺病理检查时，需要仔细权衡风险和收益，并严格遵循操作规范。对于肝纤维化的诊断，穿刺病理有一定的局限性，因为取的是局部的肝脏，占整体肝脏的五万分之一，纤维化如果不是均匀的，则难以评估肝脏整体情况。

2003 年开始使用 APRI 评分来评估肝纤维化和肝硬化，这个评分依靠血液检查结果，属于非侵入式检测，得到了广泛认可并被世界卫生组织推荐。APRI 是"天冬氨酸氨基转移酶（AST）和血小板（PLT）比率指数（aspartate aminotransferase to platelet ratio index）"的英文缩写。APRI 评分越高，表示肝纤维化和肝硬化程度越严重。通常，APRI 评分小于 1.0 表示肝纤维化程度较轻，大于 1.5 则表示肝硬化程度较严

重。很多研究呈现了 APRI 鉴别肝硬化的性能指标，例如，一项 2005
年的研究显示，把 APRI=1.5 作为诊断肝硬化（即 F4 级别）的敏感度
和特异度分别为 83.3% 和 75.0%。另一个评估肝纤维化的指标是 Fib-4
评分，它也依赖实验室检查，使用四个参数：年龄（单位为岁）、AST
（单位为 IU/L）、ALT（单位为 IU/L）和血小板数量（单位为 10^9/L）。
Fib-4 的计算公式为：

$$Fib\text{-}4 = \frac{age \cdot AST}{PLT \cdot \sqrt{ALT}}$$

Forns 指数[①]由西班牙肝病学家泽维尔·福恩斯（Xavier Forns）命
名，是预测肝脏纤维化程度的另一个指数。Forns 指数基于四个参数：
血小板（单位：10^9/L）、年龄（单位：岁）、总胆固醇（单位：mg/dL）
和 γ-谷氨酰转移酶（GGT，单位：IU/L）。如果 Forns 指数小于 4.21，
认为没有显著的肝硬化；如果大于 6.9，认为有显著的肝硬化。Forns
指数具体公式如下：

Forns 指数=7.811−1.131·ln（血小板）+0.781·ln（GGT）+3.467·ln
（年龄）−0.014·总胆固醇

测量肝脏的硬度也可以评估肝纤维化的程度，硬度测量使用超声
成像的方式，是非侵入式的方法。剪切波弹性成像（shear wave
elastography，SWE）是利用横波来衡量人体组织的硬度，中国超过 400
家医院使用二维的 SWE 来评估病人的肝纤维化程度。与瞬时弹性成
像（transient elastography，TE）相比，SWE 的应用不受腹腔积液的限
制。TE 评估肝硬化仍然有一定的局限性。例如，肝脂肪浸润、肝炎等

---

① Forns X，Ampurdanès S，Llovet JM，et al. Identification of chronic hepatitis C patients without hepatic fibrosis by a simple predictive model. Hepatology，2002，36（4）：986-992.

因素可能会影响 TE 的准确性。此外，在一些肝硬化程度较轻的患者中，TE 的准确性可能会降低。TE 和 SWE 的结果通常使用压强为单位（kPa），硬度值越高表示肝硬度越大，也就是肝越可能存在硬化。

但是，SWE 受限于测量位置，得到的肝硬化指标变化很大，从 10.1 至 11.7kPa 不等。最近有研究利用影像组学（radiomics）技术来处理 SWE 的图像，影像组学的本质是特征抽取，目的是从医学图像中抽取出那些不易被人们肉眼发现或被人们同时观测到、考虑到的特征，为预后判断及个性化治疗提供基础。中国的研究者[①]使用深度学习算法（卷积神经网络，CNN）来处理这些慢性乙肝患者的二维 SWE 图像，从而判断患者的肝纤维化的程度。数据表明，利用中国 12 所医院收集的 398 名患者的 1990 张二维 SWE 图像，把深度学习算法得出的结果与上述 APRI、Fib-4 评分及未被处理的二维 SWE 图像作比较，结果表明深度学习算法处理的 SWE 图像对这些患者肝纤维化的诊断能力超过其余三者。

另一项丹麦的研究[②]使用机器学习方法进行非侵入性的肝纤维化检测，算法基于血液标志物指标、人口特征及一些临床指标，最终预测肝硬度是否超过 8kPa。研究基于 2013～2020 年丹麦南部的患者，研究人群有 3460 人，包括非酒精性脂肪肝风险人群、与酒精相关的肝病人群和从一般人群中随机选择的受试者。研究使用了 233 个特征作为输入变量，包括人口统计、体格检查、临床和实验室参数、问卷、

---

① Wang K, Lu X, Zhou H, et al. Deep learning radiomics of shear wave elastography significantly improved diagnostic performance for assessing liver fibrosis in chronic hepatitis B: a prospective multicentre study. Gut, 2019, 68（4）: 729-741.

② Blanes-Vidal V, Lindvig KP, Thiele M, et al. Artificial intelligence outperforms standard blood-based scores in identifying liver fibrosis patients in primary care. Sci Rep, 2022, 12（1）: 2914.

合并症和药物方面的数据。最终结果是二元分类：肝硬度大于 8kPa 或肝硬度不大于 8kPa。研究者使用了集成学习，组合并优化四种机器学习算法，包括随机森林、弹性网、bagging 算法和支持向量机。注意，随机森林和 bagging 算法本身也可以看成是决策树的集成学习。弹性网是一种正则化回归方法，把 LASSO 和岭回归的惩罚项线性结合。根据使用特征的数量的不同，研究者使用了 6 种模型，最终认为 LiverAID XXS 和 LiverAID S 两个模型是最好的，XXS 和 S 就是衣服尺码，用来表示特征的数量。其中 LiverAID XXS 模型使用了计算标准指数，即 Fib-4、Forns 指数、APRI 和 LiverTrail，相当于间接基于 9 个血液标志物：γ-谷氨酰转移酶、血小板、丙氨酸氨基转移酶、天冬氨酸氨基转移酶、总胆固醇、白蛋白、碱性磷酸酶、国际标准化比率和钠。而 LiverAID S 模型使用了 8 个临床变量：性别、年龄、体重、过去 3 个月的饮酒量、BMI、代谢综合征（METS）分数、糖尿病和中上臂围；还包括 Fib-4、Forns 指数、APRI 指数，相当于间接基于 5 种血液标志物：γ-谷氨酰转移酶、血小板、丙氨酸氨基转移酶、天冬氨酸氨基转移酶、总胆固醇。

以上两项研究展示了机器学习算法通过综合利用各种特征参数在预测和评估肝硬化进展方面的能力，即可以通过日常体检获得的血液指标、人口统计参数来预测肝硬化，甚至可以与直接测量肝硬度媲美。

12.3 预测肝炎患者的恶性转化

肝癌发生时，癌细胞无限增殖并形成肿块。恶性肿瘤是危险的，因为它们开始损害构成器官的健康细胞并破坏肝脏的功能。在九种不同类型的肝癌中，肝细胞癌（hepatocellular carcinoma，HCC）是最常见的，通常由慢性乙型肝炎引起。全球一半的肝细胞癌发生在中国。

世界卫生组织的数据显示，2020 年肝癌造成 83 万人死亡，是造成死亡人数第三名的癌症，仅次于肺癌和结直肠癌。2020 年，中国共有 39.1 万人因肝癌而失去生命，占全球肝癌死亡人数的 47%。慢性乙型肝炎是肝癌的主要风险因素。乙肝病毒会侵袭肝脏，削弱其正常功能，包括过滤血液中的毒素和维持血糖水平的稳定。慢性乙型肝炎或丙型肝炎均有可能最终演变为肝癌，乙型肝炎在全球范围内比丙型肝炎更为广泛流行，预防乙肝成为降低肝癌风险的首要任务。因此，准确预测乙肝患者向肝癌转化的风险非常重要。

2022 年，一项中国香港的研究[①]使用了香港医院管理局数据实验室（HADCL）的数据预测慢性病毒性肝炎患者罹患肝癌的风险。研究使用了 2000 年 1 月 1 日至 2018 年 12 月 31 日所有慢性肝炎患者的数据，包括慢性乙型肝炎和慢性丙型肝炎，共计 148 377 人，其中乙肝 126 890 人，丙肝 16 811 人，其余同时患有乙肝和丙肝。机器学习算法使用的特征共有 46 个，包括男性、年龄、血小板、白蛋白、总胆红素、丙氨酸氨基转移酶（ALT）、天冬氨酸氨基转移酶（AST）、甲胎蛋白、国际标准化比率、肌酐、γ-谷氨酰转移酶、总胆固醇、糖化血红蛋白、空腹血糖、乙肝病毒 DNA、乙肝 e 抗原阳性、肝硬化、心血管疾病、大肠癌、肺癌、泌尿系统恶性肿瘤、宫颈癌、乳腺癌、淋巴瘤、慢性肾病、骨质减少、骨质疏松症、糖尿病、高血压、抗凝剂、血管紧张素转换酶抑制剂/血管紧张素受体阻滞剂（ACEI/ARB）、抗血小板药

① Wong GL, Hui VW, Tan Q, et al. Novel machine learning models outperform risk scores in predicting hepatocellular carcinoma in patients with chronic viral hepatitis. JHEP Rep, 2022, 4（3）: 100441.

物、β 受体阻滞剂、H2 受体拮抗剂、胰岛素、免疫抑制剂、髓袢利尿药、二甲双胍、非甾体抗炎药、其他降脂药、其他口服降糖药、质子泵抑制剂、保钾利尿剂、他汀类药物、磺脲类药物、噻嗪类药物。有的机器学习模型选择了 46 个特征中的 20 个，有的选择了其中 36 个。

研究者尝试了五种机器学习算法，其中使用的 logistic 回归最大迭代次数为 100，优化算法是 Newton-CG 算法。使用的岭回归算法最大迭代次数是 1000。使用的 AdaBoost 算法中的基本分类器是决策树，数量是 50 棵，学习率是 1.0。使用的决策树算法中生成决策树的最大深度为 10，结点分裂的标准使用基尼系数，用于结点分裂的最大特征数设为上述提及特征的 20 个、36 个和 46 个，叶结点最少实例数为 1。使用的随机森林算法中决策树数量为 20，树的最大深度为 10，最大特征数量为 20、36 或 46，叶结点最少实例数为 1，每个分裂结点至少需要包含 2 个实例。实验最终结果是，对于使用 20 个特征，预测性能最好的算法是 AdaBoost 算法，AUROC 为 0.824；使用 36 个特征时，预测性能最好的算法是岭回归，AUROC 为 0.840；使用 46 个特征时，预测性能最好的算法是岭回归，AUROC 为 0.844。

12.4　小　　结

众所周知，虽然中国的乙肝患者数量较多，但我国已经在乙肝防治方面取得了令人瞩目的进步，包括免费为新生儿接种乙肝疫苗、对乙肝病毒表面抗原阳性产妇的新生儿进行母婴阻断、对血站血液进行乙肝病毒核酸检测保证血液安全、使用一次性无菌医疗器材保证注射安全、乙肝药物被纳入医保等。根据《慢性乙型肝炎防治指南（2022年版）》显示，中国仍有 8600 万乙肝病毒携带者，流行率为 6.1%，其中有 2800 万感染者需要治疗。

机器学习算法在肝细胞癌前期的疾病发展模型、影像学诊断及生物标志物的发现等方面发挥了重要作用，包括对肝硬化进展、肝癌进展的预测，基于影像学的肝硬化和肝癌的区分、肿瘤的分级，在尿液、血液和基因中寻找可以检测肝癌的生物标志物。

在肝癌的治疗方面人工智能技术也有用武之地，例如使用经导管动脉化疗栓塞术（transcatheter arterial chemoembolization，TACE），将涂有化疗药物的小栓子颗粒通过导管选择性地注射到直接供应肿瘤的动脉中，这些颗粒既阻断对肿瘤的血液供应又诱导细胞毒性，以多种方式攻击肿瘤。机器学习算法可以预测 TACE 的治疗效果及存活率，也可以预测立体定向放疗（stereotactic body radiotherapy，SBRT）和射频消融治疗肝癌的效果，还可以预测肝癌手术后的存活率及复发率。这些预测能力可以指导和改进肝癌的治疗。

第13章
不孕不育症与辅助生殖技术

　　不孕不育被世界卫生组织定义为疾病，称"不孕不育症"。当然，这种定义会加深人们对不孕不育的负面看法。全世界约有 5%的夫妻有不孕不育问题。如果缩短时间范围，计划怀孕但是一年以上仍然没有成功的夫妻占比估计在 12%～28%。因为男性原因导致的称为不育症，因为女性原因导致的称为不孕症，二者合称为不孕不育症。欧洲人类生殖和胚胎学学会公布的数据显示[1]，不孕不育病例中，因为男性原因导致占 20%～30%，因为女性原因导致占 20%～35%，双方均有问题占 25%～40%，还有 10%～20%的情况找不到不孕不育的原因。英国一项 2005 年的研究表明[2]，不孕不育夫妻有 25%是男性原因；25%是不明原因；50%是女性原因，其中不排卵占 25%，输卵管及其他问题占 25%。瑞典萨尔格伦斯卡大学医院在 2008 年发送给精子捐献者的信函显示，10%想要孩子的夫妻有不孕不育的问题，男性、女性、男女双方原因各占三分之一。

　　女性的生育能力通常在 24 岁时达到高峰，并在 30 岁后降低，而

---

　　[1] https：//www.eshre.eu/Europe/Factsheets-and-infographics

　　[2] Khan K，Gupta JK，Mires G. Core clinical cases in obstetrics and gynaecology：a problem-solving approach. London：Hodder Arnold，2005：152.

在 50 岁以后很少怀孕。女性在排卵后 24 小时内最容易怀孕。男性生育力通常在 25 岁时达到顶峰，而在 40 岁之后下降。不孕不育的定义各国之间缺乏统一，这让各国之间关于不孕不育症的流行率比较或与过去的比较无法有效完成。

世界卫生组织把不孕不育症定义为：在未采取任何避孕措施的性生活 12 个月或更长时间后未能获得临床妊娠的一种疾病，不包括哺乳期或产后闭经的特殊时期。临床妊娠是指通过 B 超检查能在宫腔内发现孕囊；与之相关的是生化妊娠，指胚胎着床后胚胎滋养细胞分泌的 hCG（人绒毛膜促性腺激素）已进入母体血液并达到可检测出的水平。原发性不孕不育症是指从未生育过孩子的夫妻的不孕不育症。继发性不孕不育是指先前怀孕但后来无法怀孕。美国有专门的生殖内分泌专家来专攻不孕不育症的治疗，他们认为适合治疗的条件是：35 岁以下妇女经历无保护性行为一年以上未孕，或 35 岁以上妇女经历无保护性行为半年以上未孕。如此定义是因为 35 岁女性如果不孕会更紧急，更需要介入。英国国家健康与保健卓越研究所（National Institute for Health and Care Excellence，NICE）于 2004 年发布的指南中将不孕症定义为无避孕的性生活两年以上未怀孕。2013 年发布的新版指南中没有对不孕症下定义，但是建议在没有任何已知原因的情况下，如果无避孕的性生活一年以上未怀孕，则要与伴侣一同去做临床评估，如果女性超过 36 岁，则要尽早评估。

13.1　胚胎发育过程

18 世纪以前，西方生物学界存在两种胚胎发育过程的理论：先成论（preformationism）与后成论（epigenesis，也叫渐成论）。先成论认为胚胎成长的过程只是变大的过程，胎儿的形状在形成受精卵那一刻就已经成型。而后成论认为胚胎的发育过程中结构发生了变化，由简单变复杂。亚里士多德生物学领域的著作《动物的生殖》（*The Generation of Animals*）就提出了后成论这种观点。17 世纪显微镜发明后，科学家可以在细胞水平上观察胚胎，大家发现了早期胚胎的结构，接受了后成论。

　　虽然动物的种类繁多，但是胚胎的发育依然拥有相似的过程，可分成受精、卵裂、桑葚胚、囊胚、原肠胚和器官形成等阶段。以人类胚胎为例，卵裂的过程受精卵整体体积不变，但细胞数量倍增。受精卵经过有丝分裂变成两个细胞，然后变成四个、八个。每次分裂需要 12～24 小时。分裂成八个细胞时，细胞间隙连接（gap junction）形成，可以在细胞间传递分子、离子和电信号。当分裂成 16 个细胞时，被称为桑葚胚（morula），此时细胞产生分化。第 5 天，桑葚胚里面形成液体空腔。当细胞数量到达 32 个时形成囊胚。囊就是一个口袋。细胞分化后，外面一层叫滋养层（trophoblast），里面的叫内细胞团（inner cell mass，ICM），内细胞团聚集到一起，堆积到囊胚的一侧，中间形成囊胚腔，见图 13-1。滋养层细胞向囊胚内泵入钠离子，因此水通过渗透作用进入囊胚，囊胚不断变大，囊胚最外层的透明带破裂，称为孵化。

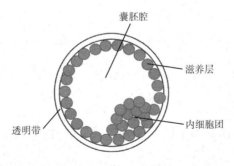

图 13-1　囊胚的结构

孵化后，胚胎的物理体积不再受限，滋养层细胞可以进入子宫内膜。如果透明带太厚，可以用人工方法将其外层开个小口，这种方法叫辅助孵化（assisted hatching，AH）。滋养层在受精第 6 天分成内外两层，内层叫细胞滋养层（cytotrophoblast）；外面一层比较厚，叫合体滋养层（syncytiotrophoblast），合体滋养层会生长进入子宫内膜。此时母体内促黄体生成素（LH）升高，让子宫内膜可以接受胚胎，免疫系统也产生条件，让外来的胚胎细胞不被排斥。从受精第 9 天开始，合体滋养层细胞分泌 hCG（人绒毛膜促性腺激素），hCG 与卵巢的 LHCGR 受体作用，让卵巢中的黄体在受孕前三个月分泌孕酮，孕酮让子宫内膜持续增厚以拥有丰富的血管和毛细血管，来滋养胎儿。

13.2　人工授精和体外受精

人工授精是从男性身体收集精子，然后在女性排卵期间用人工方法将其引入女性生殖系统并实现受孕的过程。根据精子引入位置的不同，分为宫腔内人工授精（IUI）、宫颈内人工授精（ICI）和输卵管内人工授精（ITI）。宫颈内授精是最简单和最常用的方式，无须医生协助即可在家中完成，可以有伴侣帮忙，也可以自己独立完成。每个月经周期宫颈内授精的怀孕率为 10%～15%。宫腔内人工授精通常需要医生来完成，每个月经周期的怀孕率为 15%～20%。一些国家会限制人工授精，例如，不允许单身女性使用人工授精或不允许使用捐赠者精子进行人工授精。

对于不明原因的不孕问题，人工授精可作为首选，但是对于严重的男性不育症、输卵管阻塞或担心某些遗传疾病的情况，人工授精不是特别适合。如果要进行植入基因检测并筛选最佳胚胎，则需要体外人工授精。

　　体外受精（*in vitro* fertilization，IVF）是指卵子和精子在体外结合。过程是先将卵子和精子从人体取出，在人工操作下进行受精，并培养成胚胎，再把胚胎移到母体内。拉丁语 *in vitro* 的意思是"在玻璃里"，早期的生物学实验中，生物体体外培养都是在玻璃器皿中完成。*in vitro*（体外）与 *in vivo*（在体内）相对应。通过体外受精方法受孕而生下的婴儿俗称"试管婴儿"，但实际上体外受精的操作是在培养皿里完成，培养皿以德国细菌学家佩特里（Julius Richard Petri）的名字命名，英文叫 Petri dish，佩特里先生于 1887 年设计出这种培养皿。

 背景知识

卵母细胞和减数分裂

　　减数分裂是生殖细胞一种特殊的分裂。人类女性的初级卵母细胞在减数分裂中分裂两次。第一次分裂产生一个子细胞和一个小得多的极体；这个极体可能会经历第二次分裂，也可能不分裂。在第二次减数分裂中，子细胞分裂产生第二个极体和一个单倍体细胞，单倍体细胞会成为卵子。人类是二倍体生物，意味着体细胞内含两套完整的染色体。精子和卵子都是单倍体，都只包含一套染色体。因此，女性每个经历减数分裂的初级卵母细胞会产生一个成熟的卵子和一个或两个极体。

　　女性的卵母细胞在减数分裂期间会有停顿。成熟的卵母细胞在第一次减数分裂的前期停滞，并在称为卵泡的体细胞保护壳内处于休眠状态。在每个月经周期开始时，腺垂体分泌的促卵泡激素会刺激一些卵泡变成熟。在此过程中，成熟的卵母细胞恢复减数分裂并持续到第二次减数分裂的中期，这时减数分裂在排卵前再次停顿。排卵后，排出的卵母细胞如果受精，卵母细胞将继续完成减数分裂。在人类的卵泡发生过程中，通常一个卵泡占优势，而其他卵泡则闭锁。

13.2.1 受控卵巢过度刺激

排卵是卵子从卵巢中释放的过程，具体地说，卵巢中的卵泡破裂，释放出次级卵母细胞。排卵发生在月经周期之间，排卵过程受腺垂体分泌的促黄体生成素（LH）和促卵泡激素（FSH）控制。如果没有受精，卵母细胞将在排卵后 12～24 小时内退化。一次排卵只有 1%～2% 的概率会释放 1 个以上的卵母细胞，这种趋势随女性年龄增长而增加。

正常的排卵大多数情况下一次一个，受控卵巢过度刺激是用药物（如促卵泡激素制剂）诱导多个卵泡排卵，然后取出用于体外人工授精。在刺激多卵泡排卵的同时还要抑制自发排卵，因为从输卵管或子宫取出卵母细胞比从卵泡中取出要困难得多。

13.2.2 取卵

在受控卵巢过度刺激后，当卵泡发育到一定程度，通过肌肉或皮下注射人绒毛膜促性腺激素来诱导最终的卵母细胞成熟。注射后 38～40 小时会发生排卵，因为取卵要在排卵之前，所以通常在注射 34～36 小时后进行取卵。

在超声引导下，操作者将针头穿过阴道壁并进入卵泡，避免伤害阴道壁和卵巢之间的器官。针头端的抽吸装置大约 37℃，用 140mmHg 的负压抽吸卵泡中的卵泡液，这个压力使抽吸快速，同时不会让卵泡破裂。卵泡液交给体外受精实验室去识别和清点卵母细胞。接下来吸收下一个卵泡。一侧卵巢操作完毕后，在另一侧卵巢上重复该过程。根据成熟卵泡的数量，一般会取到 10～30 个卵母细胞，整个过程持续 20～60 分钟。

体外受精适用于输卵管问题导致的女性不孕症，也可以用于精子质量问题导致的男性不育症。如果精子的数量、活力和形态没有问题，可以把筛选过的精子和卵子按 75 000∶1 的比例放到一起孵育。如果精子因为某些原因自行进入卵子有困难，可以使用卵细胞胞质内单精子注射（intracytoplasmic sperm injection，ICSI），将精子直接注入到卵子里。

13.2.3　胚胎植入

胚胎植入就是将胚胎放入女性子宫中以期怀孕，胚胎植入通常与体外受精结合使用。

移入子宫的胚胎可以是当前月经周期内的新鲜的受精卵细胞，也可以是冷冻胚胎。冷冻胚胎是在移植前的某一个月经周期中排卵产生的胚胎，进行胚胎冷冻保存，然后在移植前将其融化，称为冷冻胚胎植入（frozen embryo transfer，FET）。统计表明，使用冷冻保存的胚胎不会导致出生缺陷或发育异常的增加。同样，使用胞质内精子注射（ICSI）时新鲜卵子或冷冻卵子也没有发现差别。实际上，当前月经周期的胚胎植入有时会使用卵巢过度刺激的方法促排卵；与这种促排卵的方式形成的胚胎相比较，冷冻胚胎的受孕率更高，因为卵巢过度刺激后的子宫内膜不是胚胎植入最佳的状态。分析表明，玻璃化冷冻囊胚比非冷冻囊胚移植生下的孩子出生体重更大，玻璃化冷冻是避免出现冰晶的一种冷冻方法。

如果使用的是新鲜胚胎，胚胎在黄体期移植到子宫。如果使用冷冻胚胎，则要先给女性用两个星期雌激素，再用雌激素和孕激素，这样子宫内膜更容易接受胚胎。胚胎植入可在胚胎发育的卵裂期（受精后 2～4 天）或囊胚期（受精后 5～6 天）进行。

移植入子宫的胚胎数量是个问题，植入多个胚胎会带来多胎妊娠的风险。过去医生植入多个胚胎以保证怀孕，现在多胎妊娠的风险的增加让大家对植入胚胎数量进行思考，植入数量与待孕女性的年龄和做植入的次数有关。专业协会和国家法律规定了植入子宫的胚胎数量。英国 NICE 在 2013 发布的指南如表 13-1 所示。

表 13-1　英国 NICE 建议的植入胚胎数量

年龄	次数	植入胚胎数量
37 岁以下	1	1
	2	1（如果高质量胚胎数量≥1）
		不超过 2（如果没有高质量胚胎）
	3	不超过 2
37～39 岁	1、2	1（如果高质量胚胎数量≥1）
		不超过 2（如果没有高质量胚胎）
	3	不超过 2
40～42 岁		2

13.2.4　成功率定义

体外受精的成功率可以由怀孕率或活产率来衡量。怀孕率有多种定义方式，美国生殖医学学会对于怀孕率的定义方式是超声波检测到胎心。活产率定义为使用体外受精的群体活产的百分比。活产不包括流产或死产，同时多胎分娩（如双胞胎和三胞胎）被计为一次。着床率（implantation rate）也可以衡量体外受精的成功率，着床率指成功着床的胚胎数（用经阴道超声观察到孕囊作为标准）除以植入母体的胚胎数。美国生殖医学学会 2012 年的一项总结表明如下结果（表 13-2）。

表 13-2　接受体外人工授精女性的怀孕率、活产率

怀孕及活产率	35 岁以下	35～37 岁	38～40 岁	41～42 岁	42 岁以上
怀孕率（%）	46.7	37.8	29.7	19.8	8.6
活产率（%）	40.7	31.3	22.2	11.8	3.9

最佳接受体外受精的女性年龄为 23～29 岁。影响体外人工授精成功率的主要因素包括孕妇年龄、不孕或不育的持续时间和卵巢功能。卵巢功能由基础促卵泡激素（bFSH）指标和卵母细胞数量来衡量。促卵泡激素在月经早期的卵泡期测量，一般是上次月经结束后的 3～5 天，此时雌二醇和孕酮的指标处于整个月经周期的最低值，此时测量的促卵泡激素的指标称为基础促卵泡激素值。

13.3　胚胎质量评估

胚胎质量的评估可以帮助医生判定不孕夫妇是否适合使用体外受精的方法，在选用了体外受精方法后可以帮助胚胎专家判定胚胎质量。

13.3.1　基于机械特性的胚胎质量评估

卵子最外层叫透明带，透明带里面的一层是卵膜，透明带和卵膜间有卵间隙。在进行胞质内精子注射（ICSI）时，玻璃针尖端会先后刺破透明带和卵膜。在针尖到达卵间隙接近卵膜时，卵膜会有三种反应。第一种情况是卵膜出现内陷，然后在针尖达到卵子中央时卵膜破裂，这种情况发生概率最大，属于正常反应。当卵膜弹性非常好时会

出现第二种情况：破裂困难，这种情况下卵膜被多次试探刺入但都没有破，卵膜上会出现多次刺入产生的漏斗状内陷，胞质会被搅动。第三种情况是卵膜没有产生内陷就破裂了，叫突然破裂，这种情况往往意味着卵子受损；即使卵子存活了，生成受精卵的能力也大大减弱。

1996 年的一项研究[①]进行了胞质内精子注射过程中卵子被刺破的情况统计。在对 2928 个卵子进行的胞质内精子注射的操作中，有 73.9%的卵子发生正常破裂；11.8%发生突然破裂；14.3%产生破裂困难。这三种情况下，发生突然破裂的那些卵子中产生了 13.9%的有损伤的受精卵，远高于另外两种：正常破裂情况下产生受损受精卵的比例是 4.3%，破裂困难产生受损受精卵的比例是 2.9%。因此，刺入针头后卵膜的破裂情况对未来胚胎的形态和存活能力有预测作用。细胞机械特性和未来的成活率有一定相关性。

精子有细胞膜，用于保护精子 DNA 不受酸性的阴道液体的伤害。精子的尾巴给精子运动提供动力。精子进入卵子后，不再需要细胞膜和尾巴，失去细胞膜和尾巴后精子形成原核。卵子在受精前就已经形成卵原核。精原核和卵原核的细胞膜消失，二者的染色体合并形成二倍体细胞（有两套染色体）。体外人工授精的过程中，在卵子受精 18 小时后，可以观察到精原核和卵原核，此时称为二原核受精卵，或称为 2PN 阶段。

有研究者[②]选取了成功进行体外人工授精后的 89 个二原核受精

---

① Palermo GD, Alikani M, Bertoli M, et al. Oolemma characteristics in relation to survival and fertilization patterns of oocytes treated by intracytoplasmic sperm injection. Human Reproduction, 1996, 11（1）: 172-176.

② Yanez LZ, Han J, Behr BB, et al. Human oocyte developmental potential is predicted by mechanical properties within hours after fertilization. Nature Communications, 2016, 7: 10809.

卵，解冻 3 小时内测量受精卵的机械参数，并每 5 分钟拍一张相片做延时显微摄影，拍摄 5～6 天，来判断受精卵是否是活的。使用微管抽吸的方式来测量受精卵的机械参数，微管抽吸广泛用于细胞的黏度和弹性的研究，伤害比较少而且操作迅速。大概的抽吸方式是选取一根内径是受精卵直径一半的微管抽吸受精卵。使用标准线性固体模型（Zener 模型）来描述受精卵的黏度和弹性，用三个参数来表示，其中两个是弹性系数，一个是黏度参数。研究者使用的支持向量机算法用这三个机械参数在胚胎的囊胚阶段来预测受精卵是否可以存活。最终预测可以达到 ROC 下面积为 0.87，特异度 95%，敏感度 75%。

13.3.2　使用深度学习处理囊胚图片用于胚胎质量评估和选择

研究者[①]使用了从威尔康奈尔医学院生殖医学中心获得的 10 148 个人类胚胎的延时图像来训练和评估 DNN 算法。将 10 148 个胚胎（WCM-NY 数据集）按质量分为三个组：优质组有 1345 个胚胎，中等质量组有 4062 个胚胎，劣质组有 4741 个胚胎。每个胚胎中都有延时图像，图像包含几个时间点，每个时间点有七个焦点深度：+45，+30，+15，0，-15，-30 和-45。每个焦点深度有 500×500 像素的黑白图像。对背景较暗等有可读性问题的图像进行预处理和删除并随机选择一组平衡的图像后，最终获得 12 001 张图像，包括 877 个优质胚胎的 6000 张图像和 887 个劣质胚胎的 6001 张图像。

这些胚胎图像由带有内置显微镜的 EmbryoScope 延时系统拍摄，每 20 分钟使用单个红色 LED（波长为 635 nm）拍摄一次，至受精 110

① Khosravi P, Kazemi E, Zhan Q, et al. Deep learning enables robust assessment and selection of human blastocysts after in vitro fertilization. NPJ Digital Medicine, 2019, 2：21.

小时后的囊胚。EmbryoScope 软件对图像的标准化是一致的，胚胎的等级使用 Veeck 和 Zaninovic 分级系统。这个分级系统包括三个部分：第一个数字表示囊胚扩展程度（1～5），第二个字母表示内细胞团细胞丰度和一致性（A/B/C/D 级），第三个字母表示滋养层细胞的质量（A/B/C/D 级）。

受精卵的前几次分裂后的总体积不变，当形成 16～64 个细胞的阶段时，称为桑葚胚。到了 128 个以上细胞数目的阶段，称为囊胚。桑葚胚发育成囊胚过程中细胞开始出现分化。聚集在胚胎的一端、个体较大的细胞称为内细胞团，内细胞团的细胞是胚胎干细胞，是一种未分化的细胞，具有发育全能性，将来发育成胎儿的各种组织，而沿透明带内壁扩展和排列的、个体较小的细胞称为滋养层细胞，它们将来发育成胎膜和胎盘。

研究者使用优质胚胎和劣质胚胎的图片训练了基于 Inception-V1 DNN 的算法。Inception-V1 是一种迁移学习，在一个大规模数据集上预训练模型，然后用训练好的模型来初始化或微调一个新任务的模型。研究者的算法命名为 STORK，该算法使用了 50 000 个步骤来训练 DNN，随后使用随机选择的独立测试集评估 DNN 的性能，该测试集包含来自 141 个高质量胚胎的 964 张图像和 142 个劣质胚胎的 966 张图像。实验结果表明，经过训练的算法具有 96.94% 的准确度：在 1930 张图像中的 1871 个做出高质量还是劣质的正确预测。

该项研究邀请来自 3 个诊所的五位胚胎学家对不同实验室产生的 394 个胚胎的胚胎质量进行评分，分三个等级：优质、中等和劣质。结果表明，胚胎学家对胚胎的打分差别很大，这是因为评分的主观性及对于胚胎质量的解释因人而异。394 个胚胎中，虽然等级只有 3 个，但仅有 89 个胚胎被五位胚胎学家评出了相同的等级。STORK 以 95.7% 的准确率预测多数胚胎学家的结果。而 STORK 与每一位胚胎学家的结果的一致性用科恩卡帕系数衡量分别是 0.69、0.54、0.25、0.62 和 0.54。这个结果表明，STORK 的结果优于每一位胚胎学家。

 背景知识

科恩的卡帕系数与评估者间信度

评估者间信度（interrater reliability）指不同的数据收集者或打分者给出的数据或分数的一致性的衡量指标。一种评估者间信度的简单指标是一致性的百分比，用打分一致的变量数量除以变量总数。例如有两个打分者给 10 个变量打分，在 8 个变量上取得一致，一致性百分比就是 80%。

1960 年，美国纽约大学的心理学家和统计学家雅各布·科恩（Jacob Cohen）认为，如果数据收集者或打分者不知道正确答案而只是猜测，他们之间的数据也会达成某种程度的一致。百分比这种衡量方式没有办法解释打分的随机问题，所以科恩推出了针对两个评估者的"科恩的卡帕系数 κ"，让打分者的随机性可控。

科恩的卡帕系数 κ 是一个比值，分子是观察到的一致性的百分比 Pr(a) 减掉随机可能一致的概率 Pr(e)，分母是 1 减掉随机可能一致性的概率：

$$\kappa = \frac{\Pr(a) - \Pr(e)}{1 - \Pr(e)}$$

例如，50 篇论文由审阅者 A 和审阅者 B 分别审阅，有两种审阅结果：通过和不通过。

	B 认为通过的论文	B 认为不通过的论文
A 认为通过的论文	20	5
A 认为不通过的论文	10	15

A 和 B 同时认为 20 篇论文是通过的，15 篇论文是不通过的，但是在其余 15 篇论文上的审阅结果不一致。观察到的一致性的百分比 Pr（a）是 35/50=0.7。

A 审阅通过的概率是 25/50=0.5，B 审阅通过的概率是 30/50=0.6，两个人同时审阅通过的随机概率是 0.5×0.6=0.3。同理，两个人都同时不通过的随机概率是 0.5×0.4=0.2，因此二者随机结果一致的概率 Pr（e）是 0.3+0.2=0.5。因此

$$\kappa=（0.7-0.5）/（1-0.5）=0.4$$

表 13-3 呈现了如何解释不同的 κ 值。

表 13-3　对于不同的科恩卡帕系数的解释

κ	一致性程度	可靠数据的比例（%）
0～0.2	无	0～4
0.21～0.39	最小	4～15
0.4～0.59	弱	15～35
0.6～0.79	中等	35～63
0.8～0.9	强	64～81
0.9 以上	几乎完美	82～100

13.4　体外受精的成功率预测

体外受精并不能保证成功，由于高成本和结果的不确定性，选择试管婴儿对于不孕夫妇是一种负担。试管婴儿诞生的过程中并发症和影响成功受孕的因素众多，因此生殖医生要准确预测成功分娩是一项繁琐的工作。机器学习算法可以帮助预测体外受精的成功率，以衡量受孕率或活产率。

人类受精和胚胎学管理局（Human Fertilisation and Embryology

Authority，HFEA）是英国卫生和社会保健部的一个公共机构，负责监管和检查英国所有提供体外受精（IVF）、人工授精，以及储存人类卵子、精子及胚胎的诊所，规范人类胚胎研究。1999～2008 年，共有 253 417 名女性在英国进行了体外人工授精治疗，包括使用卵细胞胞质内单精子注射（ICSI）。经过筛选，113 873 名女性的 184 269 个的周期数据被纳入统计[1]，从表 13-4 中可以看出每一个周期结束后参与者的下一步结果的比例：退出治疗、进入下一周期或获得活产。

表 13-4　每个周期结束后的参与者状态

周期	人数	退出治疗比例（%）	进入下一周期比例（%）	活产比例（%）
1	113 873	31	39.9	29.1
2	45 384	39.7	36.3	24
3	16 473	45.4	33.7	20.9
4	5551	47.3	34.1	18.6
5	1891	47.5	36.2	16.3
6	684	47.5	37.7	14.8

13.4.1　使用贝叶斯网络预测体外人工授精的怀孕率

1983 年有研究者[2]提出过胚胎-子宫模型（EU 模型），认为怀孕基于两个因素，一是可以接受胚胎的子宫，二是可以成活的胚胎。子宫状态用二元变量 U 表示，可取的值是 $\{u, -u\}$，分别表示"可以接受胚胎"和"不可以接受"。胚胎状态用二元变量 E 表示，可取的值是

---

① McLernon DJ，Steyerberg EW，Te Velde ER，et al. Predicting the chances of a live birth after one or more complete cycles of in vitro fertilisation：population based study of linked cycle data from 113 873 women. BMJ，2016，355：i5735.

② Speirs AL，Lopata A，Gronow MJ，et al. Analysis of the benefits and risks of multiple embryo transfer. Fertility & Sterility，1983，39（4）：468-471.

$\{e, -e\}$，分别表示"可成活"和"不能成活"。EU 模型假定子宫状态和胚胎状态是独立的。如果子宫处于"可以接受胚胎"的状态的概率是 θu，胚胎处于"可成活"的状态概率是 θe，模型植入单个胚胎后的怀孕概率为 $\theta u \theta e$，植入两个胚胎均受孕的概率是 $\theta u \theta e \theta e$。如何量化 θu 和 θe 是依赖于领域知识的。例如，θu 和女性年龄相关，而 θe 可以依赖于胚胎的打分评级。同时注意到 EU 模型存在部分观测的问题，如果没有怀孕，有可能是因为子宫不接受，有可能是因为胚胎不能成活，也可能上述两个问题都存在，不清楚到底是什么原因。如果怀孕，可以判断子宫是可以接受的，但不知道植入的哪个胚胎受孕了，除非植入的胚胎全部受孕。

有瑞士研究者[①]用贝叶斯网络来预测怀孕率，构建的第一个贝叶斯网络 BN1 中第一层有四个节点：A、S1、S2 和 S3。其中 A 表示女性年龄，取三个值：$\{<34, 34\sim40, >40\}$，见图 13-2 上部的网络结构。三个 S 节点取的值是{no-transfer, non-top, top, top-history}。如果植入 1~2 个胚胎，有一个 S 节点取的值就是 no-transfer。研究中，研究者给胚胎打的分数是二元的，top 表示最好，non-top 表示不是最好。植入一般发生在第 4~5 天，给胚胎的打分会在植入前的每一天都进行，因此一个胚胎的分数会有多个。曾经有研究者认为，这些分数一并考虑会比只考虑最近的一次打分更有意义。也有研究者认为只要胚胎最近一次达到了好的标准就足够了。我们介绍的这项研究中考虑了这些问题，使用的评分策略是：①如果最近一次是 non-top，最终结果就是 non-top；②如果最近一次的分数是 top，在满足过去的每一次

① Corani G，Magli C，Gianaroli L，et al. A Bayesian network model for predicting pregnancy after in vitro fertilization. Computers in Biology and Medicine，2013，43（11）：1783-1792.

或至少三次是 top 的情况下最终结果是 top-history，否则是 top。最底层节点 Preg 的取值集合为{0，1，2，3}，表示受孕数量。

研究者构建的第二个贝叶斯网络 BN2 是一个双父节点网络，网络中每一个第二层的节点都有两个父节点，见图 13-2 下方的结构。BN2 中 U 节点增加的一个父节点是"Cycles"，表示案例中的女性曾经做过的体外受精的次数，取值集合是{0，1，>1}，显然这个值比较大可能与子宫状态不好有关联。所有的 E 节点的新增父节点是"ICSI"，用于表示是否使用了胞质内精子注射，取值为{i，$-i$}，是否使用胞质内精子注射和胚胎状态可能有关。

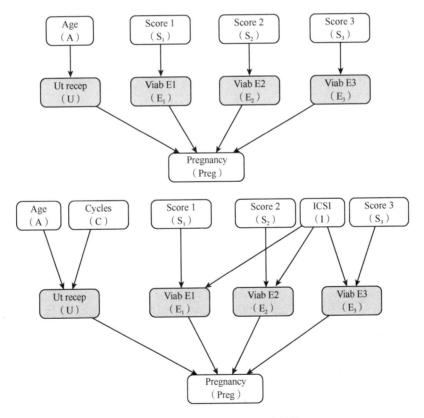

图 13-2　BN1 和 BN2 两种结构

　　研究者使用了瑞士卢加诺国际生殖医学中心的 388 个体外受精周期的数据，其中女性平均年龄为 36.3 岁，平均植入胚胎数为 2.1，63% 的周期中使用了胞质内精子注射，胚胎植入 7 周后判断是否受孕，未怀孕、单孕和双孕的比例分别为 80%、16% 和 4%，数据中没有三孕。对于贝叶斯网络的结构，研究者尝试使用上述两种结构 BN1 和 BN2 及其他结构的模型。因为所有的解决方案都是基于 EU 假定，所以 U 和 E 节点到 Preg 节点的连接没有变，但是 U 和 E 节点的父节点可以不同，但是因为本身要解决的问题是部分观测问题，每个 U 和 E 的节点的父节点数量不超过 2。研究者使用了贝叶斯信息标准（Bayesian information criterion，BIC）来评估和选择这些不同的模型。一个改进的模型可以通过增加参数（这样就增加了模型复杂度）来增加拟合的能力，但容易导致过度拟合，而 BIC 这个标准考虑到了参数数量。通过使用 BIC，研究者最终发现 BN1 这个最简单的结构是最好的。研究者使用 5 重交叉验证的方式来验证 BN1 这个模型，对于未孕、单孕和双孕三个结果的 AUC 值分别是 0.741、0.670 和 0.836，另外发现使用其他更复杂的结构并不会显著提高结果。

13.4.2　用排序算法预测体外人工授精的怀孕率

　　这种方法的思路很简单，先选择一种排序算法给训练集合中每一个实例打一个分数，训练集的实例是收集到的一对夫妇的具体特征和使用体外受精后的结果。增加一个新的实例后，即增加一对需要预测结果的新夫妇，通过同样的排序算法给他们打分，然后找到训练集中和他们分数最相近的那些夫妇，依据这些夫妇的怀孕率来估计新的夫妇的怀孕率。

研究者[①]使用 RIMARC 算法作为排序算法来解决体外受精结果预测的问题。RIMARC 是 "ranking instances by maximizing the area under ROC curve" 的缩写，即 "按 ROC 曲线下方面积最大化的方式排列实例"。研究者选取 RIMARC 排序算法的原因如下：第一，这个算法构建的模型是一个规则的集合，里面的每一条规则都可以通过专家人工定义，可以定义某一或某些特征在处于某个取值范围内对结果的影响；第二，这个算法没有参数，不需要针对新的训练实例进行参数的优化；第三，这个算法对于缺少一些特征值（即某个实例的某个特征没有值）的实例容忍度比较好，不需要人工给这些没有值的特征赋值，也不需要删掉缺少特征的实例。

研究者选取了一家土耳其医院的 1456 个实例，其中 423 个实例受孕成功，1033 个实例受孕不成功。选取了 64 个特征，其中 52 个和女性相关，12 个和男性相关，数据集中约 13.5% 的特征值是缺失的。

RIMARC 算法最终学到的是一个线性函数，函数中每一项是每个特征值的分数及其权值的乘积。特征值的打分函数是非线性的，打分函数保证在仅考虑这一项特征的前提下让 ROC 曲线下有最大值。连续型特征，先变成离散型。打分函数如下：

$$s_f(v_i) = \frac{P_i}{P_i + N_i}$$

其中 f 是一个离散的类别特征，v_i 是这个特征的某个取值，s_f 是对于特征的打分函数，P_i 是特征 f 在取值为 v_i 时出现正例（成功受孕）的数量，N_i 是特征 f 在取值为 v_i 时出现负例（未成功受孕）的数量。

① Güvenir HA，Misirli G，Dilbaz S，et al. Estimating the chance of success in IVF treatment using a ranking algorithm. Medical & Biological Engineering & Computing，2015，53（9）：911-920.

对于这个特征 f，使用打分函数 s_f 打分后可以画出来 ROC 曲线，曲线下方面积（AUC）计算出来。如果 AUC 是 0.5，表示这个特征和受孕结果是不相关的；如果 AUC 是 1.0，表示只用这样一个特征就可以区分正例和负例。RIMARC 算法用 AUC 的值来衡量某一个特征的相关性，作为整个特征的权重，用 w_f 表示，计算公式如下：

$$w_f = 2(\text{AUC}_f - 0.5)$$

某个实例的分数是所有特征分数 s_f 乘以特征权重 w_f 的和除以所有特征分数的和，如果缺少某个特征的值，特征权重视为 0，按如下公式：

$$\text{score}(q) = \frac{\sum_f w_f^q \cdot s_f(q)}{\sum_f w_f^q}$$

对于新来的一个实例，会按上述公式计算分数。同样，训练集合里面的每一个实例也按照上述公式计算分数，然后选取和新实例最相近的前 k（例如 $k=100$）个训练实例，根据这 k 个训练实例的怀孕率来估计新实例的怀孕率。研究者也尝试使用朴素贝叶斯和随机森林算法，同 RIMARC 算法作比较。实验结果显示，RIMARC 算法、朴素贝叶斯、随机森林三者的 AUC 分别为 0.833、0.794 和 0.769。可见，RIMARC 算法优于其他两种算法。使用准确率（accuracy）衡量，RIMARC 算法也是优于其他两种。

13.4.3 用神经网络预测体外受精的结果

早在 1997 年，英国的一项研究[①]就尝试使用神经网络来预测人工授精的结果，最终的结果是"未怀孕"和"怀孕"，分别用 0 和 1 表示，

---

① Kaufmann SJ, Eastaugh JL, Snowden S, et al. The application of neural networks in predicting the outcome of in-vitro fertilization. Hum Reprod, 1997, 12（7）: 1454-1457.

神经网络的输出结果是一个连续值，使用 0.46 作为阈值将这个连续值变成"未怀孕"和"怀孕"的二元结果，即输出结果如果大于 0.46 则认为是"怀孕"。神经网络使用的特征在表 13-5 中呈现。研究共有 455 条记录，其中 164 条作为训练集，"怀孕"和"未怀孕"各占一半；剩余 291 条记录作为测试集，其中有 82 条记录是怀孕的。使用特征如表 13-5 所示。神经网络的准确率为 59%，预测结果的特异度为 0.68，敏感度为 0.55。研究者认为，训练数据不足是一个原因，另外，给神经网络输入的特征信息也不足。如果和下文"体外人工授精的活产率预测"中的一项印度研究作比较，可以发现，印度研究者使用的特征更多。

表 13-5　神经网络使用的特征

变量	属性
年龄	连续
年龄段	分类
以前成功生育	分类（是/否）
以前流产经历	分类（是/否）
不孕症持续时间	连续
诊断	分类
精子活动度	连续
获得卵子数	连续
可生育的卵子数	连续
可生育的卵子比例	连续
受精卵子比例	连续
卵裂卵的比例	连续
植入的卵的数量	连续
胚胎是否冷冻	分类（是/否）

13.4.4 体外人工授精的活产率预测

印度的一项研究[①]使用了人类受精和胚胎学管理局（HFEA）的数据，原始数据有 94 个特征，研究者只选择了 30 个特征，见表 13-6。只考虑了新鲜周期（使用新鲜卵子及胚胎）和以后同一个患者使用解冻卵子或胚胎的周期，不考虑卵子、精子来源是捐献者的情况，不考虑使用了胚胎植入前遗传筛选（preimplantation genetic screening，PGS）的情况，另外，只考虑使用药物刺激排卵的情况。

特征定义如下：对于患者年龄，按照 18～34 岁、35～37 岁、38～39 岁、40～42 岁、43～44 岁、45～50 岁六个范围分别对应 0、1、2、3、4、5。活产数量这个特征作为目标值，0 表示没有发生活产，1 表示发生活产。以活产数据为目标值，实例中的反例数量是正例数量的 5 倍，删除了一部分反例来平衡两类实例。最终选取了 141 160 个患者记录作为实例，其中正反例各占 70 580 个。数据初步处理中发现 5 个特征区分度不大，删掉 4 个特征：精子来源、卵子来源、刺激药物使用、不孕原因-精子免疫因素。将不孕原因-女性因素替换为"女性宫颈因素"。最终使用了 25 个特征值。

研究者尝试了做特征选择和不做特征选择两种方式，对于特征选择使用 sklearn 软件包里面的方式，从 25 个特征分别选取了 20 个和 5 个。研究者比较了三种机器学习算法：多层感知机、K 最近邻和决策树，一种深度学习算法和四种集成学习算法：两种投票分类器、随机森林和 AdaBoost 算法。不使用特征选择即使用 25 个特征时，随机森

---

① Goyal A, Kuchana M, Ayyagari KPR. Machine learning predicts live-birth occurrence before in-vitro fertilization treatment. Sci Rep, 2020, 10（1）: 20925.

林的表现最好，AUC 为 84.6%；使用 20 个特征时，多层感知机表现最好，AUC 为 77.5%；使用 5 个特征时，多层感知机表现最好，AUC 为 77.3%。

表 13-6　研究选用的 30 个特征

特征	类型	说明
患者年龄	分类数据	治疗时的患者年龄，划分如下：18～34 岁、35～37 岁、38～39 岁、40～42 岁、43～44 岁、45～50 岁
之前的周期总数	数值数据	患者之前接受过多少个体外受精治疗周期
IVF 怀孕总数	数值数据	患者通过 IVF 怀孕次数
活产总数	数值数据	患者通过 IVF 获得活产的次数
不孕类型-女性原发性	分类数据	如果患者在至少 1 年无保护性行为后无法怀孕为 1，否则为 0
不孕类型-女性继发性	分类数据	如果患者能够怀孕至少一次但现在无法怀孕为 1，否则为 0
不孕类型-男性原发性	分类数据	如果不孕的主要原因是男性为 1，否则为 0
不孕类型-男性继发性	分类数据	如果不孕的原因是男性继发性原因为 1，否则为 0
不孕类型-夫妻原发性	分类数据	如果不孕的原因是夫妻原发性原因为 1，否则为 0
不孕类型-夫妻继发性	分类数据	如果不孕的原因是夫妻继发性原因为 1，否则为 0
不孕原因-输卵管疾病	分类数据	如果输卵管问题导致精子受阻则为 1，否则为 0
不孕原因-排卵障碍	分类数据	如果不孕症的主要原因是排卵障碍为 1，否则为 0
不孕原因-男性因素	分类数据	如果不孕症的主要原因是男性患者为 1，否则为 0
不孕原因-无法解释	分类数据	如果不孕原因未知为 1，否则为 0
不孕原因-子宫内膜异位症	分类数据	如果不孕症的主要原因是子宫内膜异位症为 1，否则为 0
不孕原因-女性因素	分类数据	如果不孕症的主要原因是女性因素为 1，否则为 0
不孕原因-精子浓度	分类数据	如果不孕症的主要原因是精子数量低为 1，否则为 0
不孕原因-精子形态	分类数据	如果不孕症的主要原因是精子形态异常为 1，否则为 0
不孕原因-精子活力	分类数据	如果不孕症的主要原因是精子活力差为 1，否则为 0
不孕原因-精子免疫因素	分类数据	如果不孕症的主要原因是精子免疫因素为 1，否则为 0
刺激药物使用	分类数据	如果使用了刺激药物为 1，否则为 0
卵子来源	文本	如果是患者本人为 P，如果是捐赠者为 D
精子来源	文本	如果是患者本人为 P，如果是捐赠者为 D
新鲜周期	分类数据	如果本周期使用了新鲜胚胎为 1，否则为 0

续表

特征	类型	说明
冷冻周期	分类数据	如果本周期使用了冷冻胚胎为 1, 否则为 0
解冻卵子	数值数据	如果使用了冷冻卵子, 解冻卵子的数量
收集的新鲜卵子	数值数据	本周期收集的新鲜卵子数量
与精子混合的卵子数量	数值数据	与伴侣精子混合的卵子数量
植入胚胎	数值数据	本周期移植到患者体内胚胎数量

13.5 小　结

在大多数社会文化中, 生孩子很重要。不孕夫妇会经历来自社会和家庭压力。一些研究表明, 不孕女性与生育女性在焦虑和抑郁方面差异不大; 而不孕女性接受治疗的时间越长, 表现出的焦虑和抑郁症状的频率就越高。女性会表现出比男性伴侣更高的抑郁水平, 试图怀孕女性的抑郁率与患心脏病和癌症的女性相似。让不孕夫妻尽快得到健康的孩子对于社会和个人非常重要。

不孕症的治疗有多种办法, 包括生活方式改变、药物治疗、辅助生殖技术等。人工智能技术可以改善不孕症的治疗, 例如可以提升体外人工授精的成功率。作为重要的辅助生殖技术, 体外受精是一个复杂的过程。人工智能技术可以应用在体外人工授精的整个过程。机器学习算法可以在卵巢刺激之前优化使用药物的剂量以减少过度刺激、可以通过 3D 超声测量卵泡直径、可以评估和选择卵母细胞、可以完成精子选择和精液分析、可以进行胚胎评估和植入前基因筛选。上述不同阶段的工作都可以受益于人工智能技术的帮助, 整个链条的支持让体外人工授精的成功率显著增加。

第 14 章
阿尔茨海默病

世界卫生组织提供的数据表明①，全世界每年有超过 1000 万例痴呆症新发病例，相当于每 3.2 秒就有 1 例新发病例。2020 年，全世界超过 5500 万人患有痴呆症，估计到 2030 年将达到 7800 万。痴呆症每年造成的全球损失（或管理成本）达 1.3 万亿美元，其中 20% 是直接医疗费用，40% 是社会护理费用，40% 是家庭提供的非正式的无偿护理。阿尔茨海默病是痴呆症的一种。2020 年一份研究②估计中国 60 岁以上的痴呆症患者达 1507 万，其中 983 万为阿尔茨海默病，392 万为血管性痴呆症。

阿尔茨海默病不仅对患者本人造成了严重的认知障碍和功能损失，还对其家人和亲友产生了心理和情感的负担。亲人逐渐失去记忆，可能无法辨认家人和朋友，这给家庭带来了极大的痛苦。阿尔茨海默病对患者的记忆力、思维能力和行为控制能力造成了严重影响，可能导致他们无法继续从事工作或参与社会活动。这不仅对个人自尊心和身份感产生负面影响，也消耗了社会的劳动力和人才资源。随着人口

---

① https://www.who.int/news-room/fact-sheets/detail/dementia

② Jia L, Du Y, Chu L, et al. Prevalence, risk factors, and management of dementia and mild cognitive impairment in adults aged 60 years or older in China: a cross-sectional study. The Lancet Public Health, 2020, 5（12）: e661-e671.

老龄化趋势的加剧，阿尔茨海默病对公共卫生系统构成了巨大挑战。

很多研究表明，阿尔茨海默病的早期诊断和早期干预可以获得更好的治疗结果。机器学习算法可以广泛地应用到阿尔茨海默病的早期诊断。本章介绍阿尔茨海默病的表现、可能的发病原因、诊断、病情发展、相关数据资源及使用机器学习算法对阿尔茨海默病及其早期阶段的诊断。除了本章的介绍，本书第三部分第 16 章 16.5 节提供了案例，使用 Python 语言来实现 CNN 深度学习算法，为 MRI 影像做图像分类以判定阿尔茨海默病的发展阶段。

14.1 神经元的结构和功能

想了解阿尔茨海默病，需要先了解神经元是如何工作的。神经元为神经系统的基本功能单元，也称为神经细胞。人类大脑中有 860 亿个神经元，神经元基本上不能再生，为了产生这么多数量的神经元，在孕育过程，胎儿平均一分钟要发育出 25 万个神经元。每个神经元和大约 1000 个神经元相连，构建出复杂的通信网络。神经元占大脑的十分之一，剩下的十分之九是神经胶质细胞，负责给神经元提供结构支持及营养供给。研究表明，一些神经元可能具有一定程度的再生能力。例如，某些神经元在某些情况下可以重新生长树突或轴突，这可能有助于恢复受损的神经回路和功能。此外，一些神经干细胞可以分化为神经元并重新连接到神经回路中，但这种再生能力在成年后的神经系统中是非常有限的。

神经元分为三部分：胞体、树突和轴突。三者关系如同一只伸开的手臂，手掌如同细胞体，手指就是树突，手臂就是轴突，腋毛就是轴突末端。胞体形状近似于一个球体，直径范围在 4～100μm，由此可见胞体大小差异较大，实际上神经元差异也很大。胞体包含细胞核。树突和轴突统称为神经突，像连在胞体上的纤维，也叫神经纤维。树突在胞体周围，负责将神经信号传递给胞体。轴突像连接胞体的一根长长的电缆，长度是毫米级的，最长的轴突可达 1 米，如坐骨神经的轴突。轴突直径保持不变，末端会有分支。轴突将信号从胞体传到轴突末端。一个神经元会将信号传递给下一个神经元，发信号的神经元的轴突末端和接收信号的神经元的树突通过突触相连，突触是一个空隙。因此，两个神经元不是物理上的接触，而是在突触这里传递信号。

神经元的静止状态指不传递信号时的状态，这时，细胞膜内外存在恒定的电压，约 $-30 \sim 90$ mV，称为静息电位。细胞外部阳离子比内部多，意味着细胞内电位低，所以是负值。神经元内部的钾离子比外部浓度大，外部的钠离子和氯离子比内部浓度大。离子依靠两种途径穿过细胞膜：一是通过离子通道向低浓度区域转移；二是通过离子泵向高浓度区域转移，这种方式需要能量。细胞膜对不同离子的通透性不同，钠离子的通透性只有钾离子的 5%，所以静息状态下可以只考虑钾离子的移动。钾离子在内部浓度高，因此会向细胞外移动，在细胞膜内侧产生负电位。同时，主动运输的过程也维持这样的一个平衡，主动运输中，每次会有 3 个钠离子通过离子泵运出细胞，2 个钾离子通过离子泵进入细胞，消耗 1 个 ATP，主动转运导致细胞内钾离子增多，维持细胞内外的钾离子浓度差。

当神经元胞体收到足够的信号，轴突离胞体最近的位置最先发生去极化，去极化就是电位上升，顺着轴突接连发生。在这个过程中，钠离子通道先打开，钠离子进入神经细胞，让细胞内呈正电位，当到达某个阈值后，钾离子通道打开，钾离子离开细胞。然后钠离子通道关闭，钾离子通道保持开启，这样钾离子继续离开，细胞膜电位下降。当细胞膜电位降到静息电位，钾离子通道关闭。最终，钾钠离子泵继续发生主动运输，神经元为下一次传递信号做准备。

传出信号的神经元叫突触前神经元，接收信号的神经元叫突触后神经元。突触分化学突触和电突触。在化学突触中，突触前神经元的电活动（通过电压门控钙通道的激活）转化为一种称为神经递质的化学物质的释放，该物质与位于突触后细胞质膜的受体结合。这个过程相当于电信号转化成化学信号。神经递质可以启动电反应或二级信使通路，激发或抑制突触后神经元。化学突触可根据释放的神经递质分类：脑与脊髓中最常见的神经递质是谷氨酸，分布于超过90%的兴奋型突触；脑中第二常见的神经递质是γ-氨基丁酸，分布于超过90%的抑制型且不使用谷氨酸的突触；甘氨酸是脊髓中最常见的抑制型神经递质。在电突触中，突触前和突触后细胞膜通过称为间隙连接（gap junction）的特殊通道连接，间隙连接能够通过电流，突触前神经元中的电压变化可以引起突触后神经元中的电压变化。电突触的主要优点是信号传递速度比化学突触快。

14.2 失智症与阿尔茨海默病

痴呆症（dementia）是一系列智能缺失症状的统称，又称失智症。痴呆症由大脑的异常改变而导致，患者的记忆、推理、解决问题及其他思考能力下降，日常生活受到影响。每一种痴呆症都以独特的神经元损伤为特征。世界范围内有5500万痴呆症患者，60%生活在低收入、中等收入国家。估计在60岁及以上人口中，痴呆症的发病率在5%～8%。阿尔茨海默病（Alzheimer's disease，AD）是痴呆症最常见的原因，占 60%～80%；血管性痴呆症（vascular dementia）是次常见的类型，由脑部微血管出血或阻塞造成。甲状腺问题和维生素缺乏也会导致痴呆症。痴呆症曾被称为"老年痴呆症"，这种命名反映了社会中对痴呆症广泛存在的错误认识，认知能力下降并非是衰老的正常结果。阿尔茨海默病也可以出现在 65 岁以下的人群，被称为早发型阿尔茨海默病。

1906 年，阿尔茨海默病最早被一名德国病理学家阿尔茨海默（Alois Alzheimer）描述并因此被命名。阿尔茨海默病的发病原因尚不明确，70%与父母遗传相关，其他的风险因素包括头部外伤、抑郁症和高血压。2015 年，全球超过 3000 万人患有阿尔茨海默病，通常发生在 65 岁以上的人群，影响约 6%的 65 岁以上人口。在发达国家，阿尔茨海默病是最耗费金钱的疾病之一。

 拓展阅读

爱罗斯·阿尔茨海默和女患者奥古斯特

爱罗斯·阿尔茨海默是德国神经病理学家和精神病学家，1864 年 6 月 14 日出生于德国巴伐利亚马克特布赖特，1915 年 12 月 19 日逝世于布雷斯劳。

1901 年，阿尔茨海默在法兰克福精神病院观察了一位名叫奥古斯特·德特的女患者。

奥古斯特（1850.5.16～1906.4.8）曾在阿尔茨海默医生的祖父担任校长的学校学习，后来因为是女性，没有再接受教育。14 岁开始做裁缝的工作，直到 23 岁结婚，结婚后成为全职的家庭主妇。奥古斯特 40 多岁时就出现记忆力减退、妄想，甚至出现"植物人"状态。1901 年 3 月，奥古斯特的行为开始失控，她指责丈夫卡尔出轨，内心充满嫉妒。她不专心做家务,故意藏东西并失去做饭的能力。她失眠并把床单拖到屋外,在半夜尖叫数小时。她对邻居和陌生人变得偏执,认为有人要杀她。奥古斯特的丈夫卡尔是铁路职员,无法照顾妻子,就把奥古斯特送到了法兰克福精神病院。精神病院费用很高,家庭无法负担,卡尔想把奥古斯特转到便宜一些的医院,而阿尔茨海默想继续护理奥古斯特并研究这个案例,提出可以让奥古斯特免费接受护理,条件是拿到奥古斯特的医疗记录及奥古斯特死后的大脑,丈夫同意了。

阿尔茨海默发现,奥古斯特没有时间或地点的概念。她几乎记不起自己的生活细节,经常给出与问题无关且语无伦次的答案。她的情绪在焦虑、不信任、退缩和发牢骚之间迅速变化。不能让她在病房里四处游荡,因为她会和其他患者搭讪,然后攻击对方。阿尔茨海默以往看到的患者认知退化发生在 70 多岁,而奥古斯特才刚过 50 岁,要年轻得多。在接下来的几周里,阿尔茨海默继续向她提问并记录她的回答。她经常回应:"哦,天哪!""我已经迷失了自己,可以这么说。"她似乎意识到了自己的无助。阿尔茨海默记录下了和奥古斯特的对话:

"你叫什么名字?"

"奥古斯特。"

"姓?"

"奥古斯特。"

"你老公叫什么名字?"——她犹豫了一下,终于回答:

"我相信……奥古斯特。"

"你丈夫?"

"哦,我的丈夫。"

"你今年多大?"

"51。"

"你住在哪里？"

"哦，你来过我们家。"

"你结婚了吗？"

"哦，我好糊涂。"

"你现在在哪？"

"无论何时何地，此时此地，你都不能把我想得不好。"

"你现在在哪里？"

"我们就住在那里。"

"你的床呢？"

"应该在哪里？"

（中午时分，奥古斯特吃了猪肉和菜花。）

"你在吃什么？"

"菠菜。"（她在嚼肉。）

"你现在吃什么？"

"我先吃土豆，然后吃辣根。"

"写一个'5'。"（德语：fünf）

她写："女人。"（德语：frau）

"写一个'8'。"（德语：acht）

她写："Auguse。"（在她写作时，嘴里反复说，"我已经迷失了自己，可以这么说。"）

1906 年 4 月 8 日，55 岁的奥古斯特去世，死亡原因是因压疮引起的败血症。阿尔茨海默在两位意大利医生的帮助下检查了奥古斯特的大脑，用 Bielschowsky 银染方法发现了淀粉样斑块和神经原纤维缠结，这正是目前阿尔茨海默病的标记。（Bielschowsky 银染方法用于染色神经原纤维。用硝酸银及银氨溶液浸渍切片，银沉积在神经原纤维缠结及淀粉状斑块的轴突或树突上，被甲醛溶液还原后形成黑色的金属银，此过程类似于银镜反应。未还原的银用硫代硫酸钠除去。）

1906 年 11 月 3 日，第 37 届德国西南精神病学年会在图宾根举行，阿尔茨海默在会议上公开了他对早发型痴呆症病理学及症状的发现。与会者对这个题目似乎不太感兴趣，在座的 88 位听众特别期待安排在阿尔茨海默之后的讲演，是关于强迫性自慰的题目。他们对阿尔茨海默的讲演没有提出任何问题和评价，目送他离开讲台。1910 年，Kraepelin 在其所著《精神病学手册》第八版中将这种痴呆症命名为阿尔茨海默病。

20 世纪 90 年代，在慕尼黑大学神经病理学研究所的地下室发现了奥古斯特的大脑皮质切片。研究人员给这个百年历史的切片做了 DNA 测序。1998 年发现奥古斯特是 *APOE-ε3* 的纯合子。*APOE-ε3* 是最常见的类型，不增加阿尔茨海默病的发病风险。2013 年的一项研究表明奥古斯特存在 *PSEN1* 基因突变，但是 2014 年的一项研究发现奥古斯特的基因中 *PSEN1*、*APP* 及 *PSEN2* 都没有产生导致疾病的突变。

阿尔茨海默病是一种慢性的神经元退化疾病，在发病的过程中神经元丧失正常结构或功能，开始阶段变化比较缓慢，随着时间推移病情逐渐加重。阿尔茨海默病患者大脑的内嗅皮层和海马体部分首先受影响，这部分大脑是负责学习的区域，因此阿尔茨海默病最常见的早期症状是想不起来新学到的信息，然后发展到情绪和行为的改变，对事情、时空产生疑惑，对家人朋友产生疑虑，严重者会失去记忆，出现说话、咀嚼和行走等行为困难。患者往往意识不到自己的记忆丧失和行为改变，但身边的人会先发现他们的问题。

阿尔茨海默病患者在出现症状之前大脑会有微小改变。大脑中近千亿个神经细胞彼此构建成网络、吸收营养、产生能量、排除废物、处理信息并相互通信。阿尔茨海默病患者的一部分大脑细胞不能正常工作，因为细胞间的相互影响，这些细胞会导致其他细胞死亡。阿尔茨海默病患者大脑中有两种异常结构，一种是斑块，在神经细胞之间形成，主要由 β 淀粉样蛋白组成；另一种是纤维缠结，在神经细胞内出现，这是一种叫作 Tau 蛋白的蛋白质。尸检发现大多数老年人大脑中都有这种斑块和缠结，但是阿尔茨海默病患者大脑内这些斑块和缠结更多，而且产生模式固定，都是先从负责记忆的区域开始产生。目前对于上述斑块和缠结怎样影响阿尔茨海默病患者还没有确切的结论，一般认为这些斑块和缠结阻碍了神经细胞间的通信，破坏了细胞赖以生存的环境。神经细胞的解构和死亡导致了阿尔茨海默病患者的记忆丧失、性情改变及日常生活困难。

14.3　阿尔茨海默病的诊断

诊断阿尔茨海默病可通过影像、认知评估、基因检测等多种方式，这些诊断中得到的数据都可以成为用机器学习算法来判定阿尔茨海默病的特征。生物标志物是诊断疾病比较准确和可靠的客观标准，如空腹血糖就是糖尿病诊断的生物标志物。目前尚没有验证过的可用于诊断阿尔茨海默病的生物标志物，但医学界认为比较有用的指标包括大脑影像、脑脊液中的某些蛋白质的值、血液尿液检测及基因风险分析。

14.3.1　大脑影像及脑脊液检测

大脑影像包括三种。一是结构成像，有证据显示，阿尔茨海默病患者在病情进展过程中会出现显著的脑萎缩，在大脑一些特定位置(如海马体）的脑萎缩是阿尔茨海默病的早期症状，但是目前还没有把脑萎缩用于诊断阿尔茨海默病的定量的结论。结构成像也可以帮助医生为有阿尔茨海默病症状的患者排除其他病因，如肿瘤、大小不同的脑梗死、外伤及积液。二是功能成像，阿尔茨海默病患者大脑某些和记忆、学习、解决问题相关的位置的细胞活动会减小，例如会减少消耗葡萄糖。用于评估大脑葡萄糖代谢的办法是给测试者注射显影剂（氟化脱氧葡萄糖，FDG）后使用正电子发射计算机断层扫描（PET）成像。氟-18 是氟的放射性同位素，电负性及空间位阻与羟基相似，因此氟化脱氧葡萄糖是用氟-18 来取代葡萄糖中的一个羟基。氟-18 的半衰期是 109 分钟，这个时间刚好适合医学测验，对人体长期影响比较小，但又提供了足够时间用于测试。FDG 模拟成葡萄糖，引诱葡萄糖载体蛋白将其运输到细胞内部，因为它不是葡萄糖，无法分解，在细胞内积存。氟-18 有 97%的机会以发射正电子的方式进行衰变，因此可以用 PET 检测出来。三是分子成像，例如，有的显影剂可以附着在 β 淀粉样蛋白上，有的显影剂可以附着在 Tau 蛋白上，通过 PET 来检测大脑中这些蛋白质的分布。因为 β 淀粉样蛋白和 Tau 蛋白的存在不能用于诊断阿尔茨海默病，所以不推荐将这种分子成像作为常规的办法。

在脑脊液中可检测 β 淀粉样蛋白和 Tau 蛋白的含量，在血液、尿液中检测 β 淀粉样蛋白和 Tau 蛋白的含量及其他一些分子的含量也是医学界试图对阿尔茨海默病作早期诊断的探索。

14.3.2　基因检测

有三个基因的突变可以导致阿尔茨海默病。第一个是 1987 年发现的 *APP* 基因，位于第 21 号染色体，这是第一个被发现可导致阿尔茨海默病的基因，这个基因编码淀粉样前体蛋白（amyloid precursor protein，APP），这个蛋白会产生 β 淀粉样蛋白。第二个是 *PSEN-1*，位于第 14 号染色体，1992 年被发现，这是最常见的导致阿尔茨海默病的基因突变。这个基因编码的早老蛋白 1，参与将 APP 转变成 β 淀粉样蛋白。第三个是 *PSEN-2*，位于第 14 号染色体，1993 年被发现，这个基因的突变不常见，所编码的早老蛋白 2 也参与将 APP 转变成 β 淀粉样蛋白。

有一些基因是风险基因，会增加阿尔茨海默病的发病风险，但不保证一定发病。这些风险基因中 *APOE* 基因最先被发现，对于疾病发生的影响也最大。20 世纪 90 年代，美国杜克大学遗传学家罗斯（Allen Roses）的研究组发现位于人类第 19 号染色体上的基因 *APOE* 与晚发型阿尔茨海默病的发病风险有一定关联。根据两个位点上（分别为 rs429358 和 rs7412）的碱基的不同，*APOE* 基因有三种类型：*APOE-ε2*、*APOE-ε3* 和 *APOE-ε4*，这三种类型的分布占比分别为 7%、79% 和 14%，见表 14-1。上述两个位点在最早期的人类都是 C，属于 *APOE-ε4* 型；22 万年前，一个位点（rs429358）变成了 T，形成了 *APOE-ε3* 型；8 万年前，另一个位点（rs7412）也变成了 T，形成了 *APOE-ε2* 型。分别来自于父母的基因产生六种分布：*ε2/ε2*、*ε2/ε3*、*ε2/ε4*、*ε3/ε3*、*ε3/ε4*、*ε4/ε4*，几乎每个人都是这六种之一。*APOE-ε2* 会降低阿尔茨海默病的发病风险，降低风险的最大值是 40%。*APOE-ε3* 是最常见的类型，一般被认为不影响阿尔茨海默病的发病风险。带有 *APOE-ε4* 会增加患阿尔茨海默病的风险，带一个（如 *ε3/ε4*）可以增加 2～3 倍的风险，而带两个（即 *ε4/ε4*），会增加 12 倍的发病风险。但 *APOE-ε4* 并不是对于所有人群都产生风险，例如尼日利亚黑种人的 *APOE-ε4* 的比例非常高，但他们患阿尔茨海默病的比例比较低。有研究认为他们的发病率低与低胆固醇有关。而对于高加索人和日本人，带有两个 *APOE-ε4* 基因的人在 75 岁后阿尔茨海默病的发病率是一个都不带的人的 10～30 倍。

表 14-1　三种类型的 *APOE* 基因对应的碱基

	rs429358	rs7412
ε2/ε2	TT	TT
ε2/ε3	TT	TC
ε2/ε4	TC	TC
ε3/ε3	TT	CC
ε3/ε4	TC	CC
ε4/ε4	CC	CC

APOE 基因的名字来源于载脂蛋白 APOE，载脂蛋白的功能是把胆固醇和脂肪运送到身体的不同组织。不同的 *APOE* 基因所编码的不同蛋白在运送脂类和胆固醇的方式上存在差异。在大脑外，*APOE-ε4* 基因生成的蛋白 APOE4 会增加动脉硬化的风险，因此，APOE4 可以增加因血管导致的认知能力损伤或痴呆。而在大脑内，APOE 负责清除 β 淀粉样蛋白（这种物质的堆积会导致神经元功能障碍）；对于这种分解，*APOE-ε2* 基因生成的蛋白 APOE2 要比 *APOE-ε4* 生成的 APOE4 能力强，而 *APOE-ε3* 生成的蛋白 APOE3 的能力居中。因为 APOE4 不善于清除有神经毒性的 β 淀粉样蛋白，所以 *APOE-ε4* 基因携带者患阿尔茨海默病的风险会增加。

14.3.3　认知评估

简易精神状态检查表（mini-mental state examination，MMSE）由福尔斯廷（Folstein）等于 1975 年提出，又称为福尔斯廷测试，广泛用于认知障碍的临床和研究，是一个满分为 30 分的问卷，用于评估认知障碍的严重性和进展（表 14-2）。测验需要 5～10 分钟，覆盖注意力、计算、回想、语言、听从简单命令和方向识别等，不需要任何仪器，方便使用。

表 14-2　简易精神状态检查表的内容

分类	分数	内容
时间确定	5	询问现在的年份、季节、日期及今天是星期几
空间确定	5	询问所处的位置，包括省、市、区、医院及楼层数
记名	3	测试者说出三个物体的名称，1 秒说一个。要求受试者重复这三个名字，说出一个得 1 分
注意力和计算	5	从 100 一直计算减 7 后的结果，即 93–86–79–72–65–58–51–44–37–30–23–16–9–2。在英语国家有时候让受试者把 "world" 这个词倒过来拼读，说出："d-l-r-o-w"
回忆	3	回忆测试者前面说出的三个物体名称，说出一个得 1 分
语言	2	说出物件名称，铅笔和手表
重复	1	重复测试者的话
复杂指令	3	按照指令做：拿一张纸，对折，放在地上
	1	阅读并照做：闭上眼睛
	1	写一个句子
	1	画出下面的图画：

得分 24 及以上被判定为正常，9 分及以下判定为严重认知障碍，10～18 分是中等认知障碍，19～23 分是轻度认知障碍。

阿尔茨海默病评估量表–认知分量表（ADAS-Cog）是另一种简短的神经心理学评估，用于评估痴呆症认知症状的严重程度。它是临床试验中使用最广泛的认知量表之一，被认为是评估抗痴呆治疗的"金标准"。ADAS-Cog 分数范围是 0～70，0 表示没有认知问题，70 表示严重的认知问题。

ADAS-Cog 包含以下 11 个问题：

·单词回忆：要求受试者阅读含有 10 个单词的列表，然后受试者口头回忆尽可能多的单词并说出来。实验进行三次。得分是三次试验中未回忆起的单词数的平均值，得分范围是 0～10。

·命名物体和手指：请受试者说出他们惯用手的手指的名字以及十二个物体的名字：花（塑料花）、床（儿童玩具）、口哨、铅笔、拨浪鼓（花楞棒）、面具、剪刀、梳子、钱包、口琴、听诊器和钳子。根据正确命名的手指和物体的数量打分，范围是 0～5。

·跟随命令：要求受试者执行包含五个步骤的命令。例如，两步命令是"指向天花板，然后指向地板"。根据正确执行的最大步骤数从 0 到 5 打分（如果正确执行五步命令，则得分为 0）。

·构造实践：向受试者展示四种几何形状（圆形、两个重叠的矩形、菱形、立方体）并要求将它们复制在一张纸上。根据正确绘制的数量从 0 到 5 打分。

·概念实践：要求受试者假装给自己寄一封信，折叠信件、将信件放入信封、信封封口、信封上写地址、在信封上贴上邮票。根据执行五个部分的难度从 0 到 5 打分。

·定向：向受试者询问日期、月份、年份、星期几、季节、一天中的时间、地点和人物。根据正确回答的数量来评分，范围是 0～8。

·单词识别：让受试者大声朗读十二个单词，然后这十二个单词与十二个新单词随机混排，并询问受试者以前是否看过这二十四个单词中的每一个。进行三次试验，根据正确反应数的平均值评分，范围是 0～12。

·语言：在完成第一个任务（单词回忆任务）之后，测试人员和受试者之间会进行 10 分钟的开放式对话，然后再介绍剩余的任务。这 10 分钟的对话是用来考核语言能力的。受试者的语言质量由测试人员给出一个从 0 到 5 的整体评分。

·口语理解：这项任务也依赖于 10 分钟的开放式对话。测试人员对受试者的语音理解能力进行评估。给出从 0 到 5 的分数。

·找词难度：在前面提到的开放式对话中，测试人员评估受试者在找到所需词时的难度。给出从 0 到 5 的分数。

·对测试的记忆：测试人员根据需要提醒受试者有关单词识别任务的指令的次数进行评估。测试人员给出从 0 到 5 的分数。

可以用于阿尔茨海默病诊断的认知评估还有临床痴呆分级（clinical dementia rating，CDR）和马蒂斯痴呆量表（Mattis dementia rating scale，DRS）。1988 年发明的 CDR 旨在确定痴呆症的总体严重程度，包含六个组成部分：记忆力、定向力、判断力和解决问题、社区事务、家庭和爱好，以及个人护理。CDR 按 0～3 分制计分，有 5 个等级：0=不存在，0.5=非常轻微，1=轻微认知障，2=中度认知障，3=重度认知障。1976 年发明的马蒂斯痴呆量表（DRS）比 MMSE 和 CDR 更全面、更长，但也需提供更多信息。与 ADAS 类似，DRS 测试许多与痴呆相关的认知功能，分数范围从 0 到 144，正常表现的分界值为高于 140，严重痴呆的分界值为低于 100。

14.4 阿尔茨海默病的病情发展

如图 14-1 所示[①]，横轴从左至右是阿尔茨海默病的发展阶段，左侧是认知正常的临床前期，中间是轻度认知障碍（MCI），右侧是痴呆（失智症）。纵轴表示某个生物指标的值及功能。图中所示为几个生物指标的曲线：最左侧的曲线是 β 淀粉样蛋白（Aβ）累积；第二条是突触功能障碍；第三条曲线是 Tau 蛋白累积，Tau 蛋白和 β 淀粉样蛋白可以由脑脊液中的含量或 FDG-PET 影像来度量；第四条曲线是脑萎缩，主要是内侧颞叶部位，可以由结构性磁共振成像（MRI）来度量；第五条曲线是认知功能，由认知测验度量；第六条曲线是临床功能，由通用的认知能力下降程度来度量。前四条曲线表示这些指标或变化可以在患者出现认知能力异常的症状之前观察到，有一定的预测

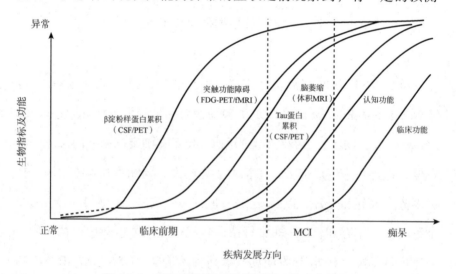

图 14-1 阿尔茨海默病发展过程中的生物指标

① Sperling RA, Aisen PS, Beckett LA, et al. Toward defining the preclinical stages of Alzheimer's disease: recommendations from the National Institute on Aging-Alzheimer's Association workgroups on diagnostic guidelines for Alzheimer's disease. Alzheimers Dement, 2011, 7 (3): 280-292.

性。在患者出现认知问题等临床症状前发现阿尔茨海默病能为治疗和干预赢得时间，是医学界解决阿尔茨海默病的重要方法。这也是机器学习算法发挥作用的重要空间，机器学习算法可以综合各种特征来做综合判断。

 背景知识

淀粉样蛋白

淀粉样蛋白（amyloid）是蛋白质的折叠堆积，粘在一起形成 10～100nm 直径的细小纤维。在人体内，淀粉样蛋白和多种疾病相关。淀粉样蛋白的形成过程使健康的蛋白质失去正常的生理功能，然后在细胞周围形成纤维状斑块，会影响组织和器官的健康功能。19 世纪中叶德国科学家鲁道夫·维尔肖误以为这些物质是淀粉。后来科学界一直在争论，到底是脂类还是糖类，最终发现是蛋白质，所以称为淀粉样蛋白。

轻度认知障碍

步入老年，认知能力会有下降。轻度认知障碍（mild cognitive impairment，MCI）是处于正常的认知能力下降和严重的痴呆症之间的阶段，包括记忆、语言、思维和判断能力的下降（比正常老化更严重）。这种认知能力的下降是可以注意到的，自身可以感觉到，身边的人也可以感觉到，这种下降也是可以测量的。患有轻度认知障碍的人罹患阿尔茨海默病或其他神经系统疾病的风险会增加。

轻度认知障碍给人们带来的影响比较轻微，不会影响日常生活或独立生活，15%～20%的 65 岁以上的老人患有轻度认知障碍。每年有10%～15%的轻度认知障碍患者会发展到痴呆。轻度认知障碍并不一定发展为痴呆，有一些人不发展，有一些人会逆转正常。有时药物会导致认知障碍，这时可能被误诊为轻度认知障碍，因此，发现认知障碍的人需要尽快确诊及治疗。

轻度认知障碍有两类症状。一类与记忆力相关，被称为"遗忘性轻度认知障碍"，这类患者会忘记重要的信息，这些信息在以前是可以轻易想起来的，例如预约、对话或最近发生的事情。另一类与思考能力相关，和记忆力无关，被称为"非遗忘性轻度认知障碍"，例如不能做合理的决定、不能判断完成复杂任务的时间或步骤，或视觉认知出现问题。二者相比较，遗忘性轻度认知障碍更容易发展为阿尔茨海默病或其他的神经疾病。

轻度认知障碍患者脑部会有一些变化，解剖学上看，大多数轻度认知障碍的大脑解剖表现类似于阿尔茨海默病大脑病变的轻度表现。在显微镜下，阿尔茨海默病患者的脑皮质可以看到明显的淀粉样斑块以及神经原纤维缠结。淀粉样斑块由致密且不溶于水的 β 淀粉样蛋白及细胞衍生物所构成，通常堆积于神经元周围。神经原纤维缠结则通常是由微管相关 Tau 蛋白所构成，Tau 蛋白过度磷酸化并聚集于细胞内。轻度认知障碍患者大脑变化还包括路易体的出现，这是一种在神经细胞内异常的蛋白质堆积，会导致帕金森病。脑血管血流减少也是轻度认知障碍患者的脑部变化的表现。

14.5　阿尔茨海默病数据资源简介

14.5.1　ADNI 数据

阿尔茨海默病神经影像学计划（The Alzheimer's Disease Neuroimaging Initiative，ADNI）是一项由加利福尼亚大学圣迭戈分校及美国国家老龄化研究所等多个机构一起参与的纵向研究，目的在于找到可以早期发现并追踪阿尔茨海默病的临床、影像、遗传及生化的生物标志物，从而在早期发现疾病并进行介入、预防和治疗。

第一段研究 ADNI-1 始于 2004 年，研究群体是 400 名已经被诊断为 MCI 的患者、200 名早期阿尔茨海默病患者和 200 名老年控制组。ADNI 延续的阶段叫 ADNI GO，增加了 200 名早期 MCI 的患者。ADNI-2 始于 2011 年，增加了 150 名老年控制组成员、100 名早期 MCI 患者、150 名晚期 MCI 患者和 150 名阿尔茨海默病患者。ADNI-3 始于 2016 年，在原有研究对象的基础上增加了 133 名老年控制组成员、151 名 MCI 患者和 87 名阿尔茨海默病患者。

临床数据：人口学信息、神经系统检查、生命体征数据、认知能力评估、生物学样本、药物治疗信息、诊断概要及腰穿检查。

神经学检查是评估感觉神经元和运动反应（特别是反射）以确定神经系统是否受损。这种检查通常包括体格检查和对患者病史的回顾，但不包括更深层次的医学影像的检查。临床中，神经学检查可以作为筛查工具，用于在没有预期神经缺陷的情况下对患者进行检查；也可以作为调查工具，用于在预期会发现异常的情况下对患者进行检查。如果在检查过程中发现了问题，则可以进行进一步的测试，重点放在神经系统的某个特定方面（如腰椎穿刺和血液测试）。神经学检查包括精神状态检查、脑神经检查、运动系统功能检查、腱反射检查、感觉检查、小脑功能相关检查等。

生命体征（vital sign）数据：4~6 个最重要的可以描述身体维持生命功能的体征。这些指标用于衡量人体最通用的身体健康状态，也是诊断疾病的线索，也可作为身体恢复情况的标志。生命体征与年龄、体重、性别及整体健康状况都有关。4 个最基本的生命体征是：体温、血压、脉搏（心率）和呼吸频率，其英文缩写为 BT、BP、HR 和 RR。根据临床需要，还有第五和第六生命体征。第五生命体征包括疼痛、经期、血氧饱和度和血糖值。和前面的生命体征比较，第六生命体征没有标准版本，不是正式定义的一个指标，一般包括呼气末二氧化碳浓度、气短、步速、谵妄（急性脑综合征、神志失常）。遗传数据包括就诊者的 DNA 测序数据和基因型分型数据。基因型分型数据包含两个晚发型阿尔茨海默病的易感基因的信息：*APOE* 和 *TOMM40*。

14.5.2　AIBL 数据[①]

AIBL 也是阿尔茨海默病的知名数据集，是"澳大利亚老龄化成像、生物标志物和生活方式旗舰研究（the Australian imaging, biomarker and lifestyle flagship study of ageing，AIBL）"的缩写。这些研究的目的是发现可以决定症状性阿尔茨海默病的生物标志物、认知特征以及生活方式因素。研究于 2006 年 11 月 14 日启动，是澳大利亚同类研究中规模最大的，包括 4.5 年以上的前瞻性认知纵向研究。大规模队列研究覆盖了 1000 多名参与者（最低年龄 60 岁），包括阿尔茨海默病患者、轻度认知障碍患者和健康志愿者。研究专注于早期检测及转向生活方式干预，所有数据均在两个中心收集，其中 40% 的受试者来自西澳大利亚的珀斯，60% 来自维多利亚州的墨尔本。

14.5.3　OASIS 数据

OASIS 是英文 Open Access Series of Imaging Studies（开放访问的成

---

① https://aibl.csiro.au/

像研究系列）的首字母缩写，OASIS-3 和 OASIS-4 是 OASIS 的最新版本。研究目的在于让科学界免费获得神经成像数据集。通过编译和免费分发这个由美国奈特阿尔茨海默病研究中心（Knight ADRC）及其附属研究生成的多模式的数据集，研究者希望促进基础和临床神经科学的未来发现。先前发布的 OASIS-横断面研究和 OASIS-纵向研究数据已用于假设驱动的数据分析、神经解剖图谱的开发和分割算法的开发。OASIS-3 是针对正常衰老和阿尔茨海默病的纵向多模态神经影像学、临床、认知和生物标志物数据集。OASIS-4 包含存在记忆问题的个体的磁共振、临床、认知和生物标志物数据。

OASIS 数据集为学术界提供了一个重要的神经影像数据库和经过处理的影像数据的开放访问权限，涵盖广泛的人口统计、认知和遗传谱系，是一个用于神经影像、临床和认知研究的易于访问的平台。关于正常衰老和认知能力下降，所有数据均可通过 www.oasis-brains.org 获得。

 背景知识

横断面研究 vs 纵向研究

横断面研究（cross-sectional study）和纵向研究（longitudinal study）都属于观察性研究。在观察性研究中，研究者只是观察并获取数据，不干涉受试者的行为。

以研究每日走路与胆固醇指标的关系为例，可以使用横断面研究，也可以使用纵向研究。如果选取每日走路的人和每日不走路的人来观察胆固醇指标差别，就属于横断面研究。如果比较一个人每日走路后的胆固醇指标和没有每日走路时的胆固醇指标的差异就是纵向研究。

横断面研究是指在时间轴上横断，获取某一时刻不同被研究者的数据，可以把被研究者分成每日走路的人和每日不走路的人，还可以进一步按年龄段、性别、职业及其他属性分成子类。横断面研究的优势在于可以同时研究很多变量（年龄、收入、教育程度等）与每日是否走路及胆固醇指标的关系，不需要增加额外成本。但是横断面研究不足以发现因果关系，因为只获取了某一时刻研究者的数据，不清楚之前或之后研究者的各种指标是什么样的。如果某个人的胆固醇指标很低，我们不知道是本身就很低（因为饮食），还是受试前每日走路导致胆固醇指标下降。

纵向研究可以在一段时间内观察受试者，获得不同时间点的数据。既可以观察一组人群的数据变化，也可以观察一个人的数据变化。例如，40 岁以上每日走路的女性 20 年间胆固醇指标的变化，可以通过观察一开始的胆固醇指标和坚持每日走路一定时间后的胆固醇指标。纵向研究比横断面研究更容易揭示因果关系。

14.6 使用机器学习算法诊断阿尔茨海默病

2010 年以来使用机器学习算法来诊断阿尔茨海默病的研究有很多，其中大部分研究是区分正常和阿尔茨海默病、正常和轻度认知障碍（MCI），区分 MCI 和阿尔茨海默病的研究比较少。下面介绍的这项研究较早使用深度学习来对上述三种情况进行区分。

这项研究[①]使用网上公开的 ADNI 数据，选取了 51 名阿尔茨海默病（简称 AD）患者，99 名轻度认知障碍（简称 MCI）患者和 52 名健康人。99 名 MCI 患者中，43 人在 18 个月内发展成为 AD 患者，56 人没有在 18 个月内发展成为 AD 患者。健康人的筛选标准为：MMSE 测试在 24～30 分，临床痴呆分数（clinical dementia rating，CDR）为 0，

---

① Suk HI, Lee SW, Shen D. Latent feature representation with stacked auto-encoder for AD/MCI diagnosis. Brain Structure and Function, 2013, 220（2）: 841-859.

无抑郁，无轻度认知障碍，无狂躁。MCI 患者筛选标准为 MMSE 分数 24～30，有记忆力减退的陈述，使用韦氏记忆量表（Wechsler memory scale）认定记忆力损失，CDR 为 0.5，其他认知方面没有明显障碍，没有痴呆。轻微 AD 患者：MMSE 分数 20～26，CDR 为 0.5 或 1，符合 NINCDS/AD-RDA（National Institute of Neurological and Communicative Disorders and Stroke and the Alzheimer's Disease and Related Disorders Association）对 AD 的认定标准。

　　研究使用了 1.5T 的磁共振成像，NIfTI（neuroimaging informatics technology initiative）格式的数据，并且做了对梯度非线性和 B1 场不均匀造成的空间畸变的消除。使用 MIPAV 软件做 AC-PC 修正，在磁共振图像中移除掉小脑和硬脑膜。使用牛津大学临床神经科学系开发的 FAST[①]工具来把大脑的 3D 影像按组织类型分成灰质、白质和脑脊液。使用 HAMMER 算法做图像的弹性配准，定义了 93 个感兴趣区（ROI）。因为轻度认知障碍和阿尔茨海默病都与灰质有关，所以只考虑了灰质，没有考虑白质和脑脊液。另外，还使用了 FDG-PET 成像，即将 FDG（氟代脱氧葡萄糖）作为显像剂，FDG 分子之中的氟选用的是属于正电子发射型放射性同位素的氟-18，在向病人体内注射 FDG 后，PET（正电子发射断层扫描）扫描仪可以构建出 FDG 体内分布的图像，用于评估心脏、肺及脑部的葡萄糖代谢情况。对于 FDG-PET 成像，先做了映射到磁共振图像的配准，对于每一个感兴趣区，使用从磁共振成像中计算出的灰质组织的体积和从 FGD-PET 图像中计算出的平均强度作为特征，这两个特征是轻度认知障碍和阿尔茨海默病

---

① Zhang Y，Brady M，Smith S. Segmentation of brain MR images through a hidden Markov random field model and the expectation-maximization algorithm. IEEE Trans Med Imag，2001，20（1）：45-57.

诊断中广泛使用的。虽然轻度认知障碍和阿尔茨海默病主要受颞叶和顶上小叶的影响，研究者仍然把 93 个区域都纳入考虑。另外，研究还使用了脑脊液的数据，将 β 淀粉样蛋白 42（Aβ42）、总 Tau（T-Tau）和磷酸化 Tau（P-Tau）水平作为特征，这些都是阿尔茨海默病诊断的主要生物标志物。

来自磁共振成像、FDG-PET 成像和脑脊液生物标志物三个来源的低级别特征确定后，研究者使用栈式自编码算法（stacked auto-encoder，SAE）来进行特征选择，先训练一个栈式自编码算法获得好的初始参数，再把深度网络细化来找到最佳参数。然后把来自磁共振成像、FDG-PET 成像和脑脊液生物标志物的低级别特征和 SAE 生成的特征放到一起，使用稀疏字典算法来降维。最后使用多核支持向量机来做分类。实验获得关于几种分类的准确率。第一类是区分轻度认知障碍与健康人群，多核支持向量机的准确率可以达到 98%，与三个来源的低级别特征比较，额外增加使用 SAE 生成的特征可以略提高准确率 0.9%～1.8%。第二类是区分阿尔茨海默病与轻度认知障碍，准确率约 83%。第三类是区分可以转化的轻度认知障碍与不可转化的轻度认知障碍，准确率可以达到 83%。

除了深度学习，支持向量机和神经网络也是广泛应用于阿尔茨海默病诊断的算法。印度印多尔理工学院研究者发表的综述[①]介绍了 2020 年以前的一些研究，综述总结发现，标准的支持向量机广泛使用，而且鲁棒性非常好。综述中的研究也体现了一些其他方面的共性，例

---

① Tanveer M, Richhariya B, Khan RU, et al. Machine learning techniques for the diagnosis of Alzheimer's disease: a review. ACM transactions on multimedia computing, Communications and Applications, 2020, 16（1）: 35.

如使用结构 MRI 图像的情况时，大多数研究人员使用 T_1 加权图像，少数人使用 T_2 图像，因为在 T_1 加权图像中由于萎缩引起的脑室表面轮廓会更清晰。很多研究表明，在图像信息之外，利用人口学信息、遗传信息、血液中生物标志物都有助于提升诊断性能。另外，使用集成学习来综合不同的机器学习算法，也可以普遍提高诊断性能。

14.7　小　　结

人工智能技术可在很多方面用于诊断阿尔茨海默病。在早期检测和诊断方面，人工智能算法可以分析医疗记录、遗传数据和脑成像扫描，以找到可能提示阿尔茨海默病的早期迹象。通过分析大型数据集，人工智能模型可以帮助预测个体患上这种疾病的可能性，并有助于早期干预。

认知评估对于阿尔茨海默病的诊断非常重要，人工智能工具可以通过管理在线测试或分析可穿戴设备的数据来评估认知功能。这些评估有助于跟踪记忆力、注意力和其他认知能力随时间的变化，从而能够及早发现认知能力的下降。同时，还可以通过分析来自可穿戴设备、智能手机和其他来源的数据监测阿尔茨海默病患者，并预测行为或健康状况的变化。护理人员和医疗保健专业人员可以使用此信息提供及时的干预措施。

和很多疾病的管理一样，人工智能可以协助制定针对阿尔茨海默病患者的个性化治疗和护理方案。通过分析患者的病史、遗传和生活方式因素，AI 模型可以推荐量身定制的干预措施，包括药物治疗、疗法和生活方式改变，以改善患者的生活质量。人工智能虚拟助手可以帮助阿尔茨海默病患者完成日常任务和提醒，例如提供用药提醒、帮助管理日程安排并为完成日常活动提供支持。

第三部分

机器学习简介及医疗健康领域中文本处理、图像分析、疾病预测和诊断的 Python 实现

第 15 章
机器学习简介

　　本章使用通俗易懂的语言来介绍机器学习。首先介绍回归分析，回归分析是寻找变量之间的关系，用于解决目标值是连续值的相关问题。例如，假设子女的身高只与父母身高有关，那么根据已知 100 个有独生子女的三口之家的三人身高，通过回归分析，即可以预测一对夫妇孩子未来的身高。最简单的回归分析是线性回归，当自变量只有一个时得出的回归函数在二维坐标系中是一条线。本章还会介绍目标值是离散值的分类问题，对某肿块的性质判断就是分类问题。二元分类问题最常见，最终结果有两种：良性或恶性。分类问题可以使用机器学习算法解决，算法先要学习，学习的对象就是一些已知确认是良性肿块和恶性肿块的相关信息，包括肿块形态信息和就诊者信息（如年龄、性别、心率、血糖、是否吸烟等）。这些已知结果的肿块就是实例，实例包含多个特征（相关信息）和一个类别标记（良性或恶性），类别标记就是分类问题的目标值。接下来介绍机器学习算法的训练和测试，以及评估机器学习算法性能的指标和方法。还会介绍几种最常见的机器学习算法。机器学习的学习对象可以是带标（类别标记）的，也可以是不带标的，学习带标实例的算法叫监督机器学习，对不带标实例做分类的算法叫无监督机器学习。朴素贝叶斯分类器将作为监督机器学习的示例，以聚类分析中的 K 均值算法将作为无监督机器学习的示例。最后介绍学习过程中的过拟合和欠拟合，以及用于降维的特征选择。

15.1 用于发现数据关系的回归分析

1886 年，达尔文的表弟、通才科学家弗朗西斯·高尔顿（Francis Galton）爵士在研究父母和子女身高之间的关系时发现了"回归到平均值"这一现象。简而言之，对于身高过高或过低的父母，子女的身高会更接近平均值，高尔顿称之为"回归（regression）"。但是"回归分析"中的"回归"表达的意思是找关系，而高尔顿第一次用这个词时想表达的意思是回归到平均值。回归分析是发现或估计因变量 y 和自变量 x 之间的关系，自变量可以是一个或多个。

如果和一个小朋友做一个数学游戏，"我说 1，你说 2；我说 3，你说 4；我说 5，你说 6；我说 7，你说 8；如果我说 10，你会说什么？"小朋友一定会说 11。不知不觉中，小朋友完成了一次回归分析，或一次机器学习。用初中数学的语言来说，我说的数字是自变量 x，小朋友说的数字就是因变量 y。一个 x 和一个 y 构成一组数据，根据前四组数据，我们可以知道 y 比 x 大 1，函数表示为 $y=x+1$。这是一个线性函数，因为在坐标系里这是一条直线，直线的斜率是 1，截距是 1，利用这个函数可以知道当 x 是 10 时，y 是 11，所以回答 11。

用回归分析的语言来描述上述过程是这样的：给出 4 组数字，每组包含 2 个数——自变量 x 和因变量 y，用一个函数描述这 4 对数字 x 和 y 之间的关系（做回归分析）。我们尝试用线性函数去拟合前 4 组数据。线性函数的通用表达式中参数数量比自变量数量多一个，即如果

有 n 个自变量，线性函数就会有 $n+1$ 个参数。因为每个自变量前面乘以的系数（就是加权）是一个参数，即 $\beta_1 \cdots \beta_n$。这些加权的自变量加在一起，然后再加上另一个参数数字 β_0 组成函数。线性函数的通用表达式如下：

$$y = \beta_0 + \beta_1 x_1 + \beta_2 x_2 \cdots + \beta_n x_n$$

通过给出的 4 组数据，我们发现使用线性函数可以得到一个完美的拟合，因为 $y=1+x$ 这个函数可以保证 4 组数据符合函数值。在坐标系上，这 4 个点都在 $y=1+x$ 这条直线上。自变量只有一个的线性函数其参数有两个，回归分析得到的线性函数的两个参数（β_0 和 β_1）都是 1，即得到的线性函数是 $y=1+x$。然后用这个函数来对未来的因变量做预测，得到当 x 为 10 时，y 的预测值是 11。

用机器学习的语言，训练集里有 4 对数据作为实例供我们学习，每个实例有一个特征值和一个目标值，我们使用的模型是线性函数。学习之前，我们已知模型是

$$y = \beta_0 + \beta_1 x_1$$

学习后，我们可以得到模型的两个参数（β_0 和 β_1）都是 1，即 $y=x+1$。用这个模型预测下一个数据，如果输入的是 10，模型的输出是 11。

线性函数是最简单的回归模型，也被视为最简单的机器学习模型。如果自变量只有 1 个，可以把训练集中的实例在二维坐标系上画出来。每个实例是一个点，如果这些训练集里面的点的分布接近一条线，即使不会数学，我们甚至可以凭感觉画出一条线来描绘这些点的趋势。这条人工画出的线就是凭感觉学习得到的模型。当然，如果这些点不在一条直线而是在先升后降的抛物线上，我们就不太可能凭感觉画出来，但是会发现这些点不能用线性函数很好地学习，需要换另

一种函数作为模型。当然，我们可以用数字方法（例如最小二乘法）来计算这条直线的两个参数。

很多指标可以用来评估回归分析的结果，例如平均绝对误差（mean absolute error，MAE）（见第 9 章 9.4 节的背景知识）、均方误差（mean squared error，MSE）、均方根误差（root mean square error，RMSE）（见第 9 章 9.5.1 节的背景知识）、决定系数 R^2。假设用 5 个数字作为例子来评估一个模型的预测能力，实际值和模型的预测值（注意，实际值和预测值都是针对于因变量 y）分别为：

实际值：10、15、12、18、20

预测值：11、14、13、17、18

我们首先找到每个预测值和实际值之差的绝对值，分别为 1、1、1、1、2，则平均绝对误差就是这 5 个数的平均值，为 1.2。每个预测值和实际值之差的平方分别为 1、1、1、1、4，均方误差是这 5 个数的平均值，也是 1.6。均方根误差是均方误差开平方，即 1.6 的平方根，为 1.26。显然，均方误差、均方根误差越低，模型在准确预测值方面的性能就越好。均分误差和均方根误差都可以评估线性回归。另一种可以评估线性回归的指标是决定系数 R^2（R 的平方），表示回归模型对数据集的拟合程度，介于 0 和 1 之间，R^2 越接近 1，表明拟合得越好。只有一个自变量的线性回归可以通过在 Excel 里面为散点图"添加趋势线"轻易地完成，得到线性函数及 R^2 值。

多变量的线性回归和确定线性叠加的权重很类似。例如，考试中重点科目满分是 150 分，一般科目满分是 100 分，这么设定是为了简单。实际上可以理解为，所有科目的满分是 100 分，而重点科目在累加总分时前面的权重（乘以的系数）是 1.5，一般科目的权重是 1。再举个例子，如果一个用户喜欢一篇博客文章，可能会发生点赞、评论、转发、收藏、关注博主等行为，不同的行为对于量化"喜欢"的贡献不同；我们可以认为评论的强度大于点赞，因为点赞只需要按一下点赞按钮，而评论需要输入一些文字。可以用这些行为的数量作为变量，根据不同行为对量化"喜欢"的贡献或强度作为系数乘以变量，然后用这些变量线性叠加的和来定量衡量对这篇博客文章的喜欢程度。我们可以做个回归分析来确定不同行为的权重以得到最优结果。学习的数据包括用户的行为数量和他们喜欢的量化值（目标值）。

15.2　线性回归的进阶：logistic 回归

二元分类问题是指分类问题的结果有两个，例如顾客是否会购买产品（是或否），学生是否会通过考试（是或否），或者就诊者是否诊断某疾病（是或否）。遇到了自变量是连续的、但因变量是二元的问题，这时如何做回归分析？

我们需要这样一个函数，能把任意一个实数映射到 0~1 之间，而且如果这个实数特别小，函数值则无限接近于 0；非常大时无限接近于 1。这样，如果分类结果是 0（如无病），我们可以让自变量的线性叠加之和尽可能变小；如果分类结果是 1（如有病），我们可以让自变量的线性叠加之和尽可能大。这个函数把连续值变成了二元离散值。这个函数就是 logistic 函数，使用这个函数的回归叫 logistic 回归。

logistic 函数是一个 S 型函数，可以把一个实数 x 映射到 0 至 1 之间，这个实数越小，函数值越接近 0；实数值越大函数值越接近于 1。标准 logistic 函数的图像见图 15-1，其表达式如下：

$$f(x) = \frac{1}{1+e^{-x}}$$

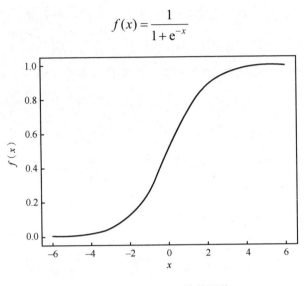

图 15-1　logistic 函数的图像

1838 年，比利时数学家皮埃尔·弗朗索瓦·韦尔赫斯特（Pierre François Verhulst）用 logistic 函数描述人口增长的模型：一开始的增长是指数增长，当时称为几何增长；后来的增长是线性增长，当时称为算术增长。另外，胎儿在子宫内的成长、肿瘤的增长、疫情的传播（包括 COVID-19）也是如此，开始是指数增长（从 $x=0$ 开始），后来是缓慢增长。韦尔赫斯特并没有解释他使用 logistic 的原因，据推测是为了与对数（logarithmic）曲线形成对比，并和几何、算术两个词汇靠近。logistic 的原意是军队后勤或物流，与逻辑推理没有任何关系。

举一个 logistic 回归的例子。用年龄和血糖值两个变量来预测就诊者是否患糖尿病。标准 logistic 函数的自变量 x 是一系列数据的线性叠加，下面用 t 表示，函数值 $f(x)$ 表示得病概率，用 p 表示。

从训练集得 t 的线性函数的三个系数 β_0、β_1、β_2 分别是 –2.5、0.03、0.36。一个人的年龄是 50 岁，血糖是 6.7mmol/L，这三个系数连同病人的具体变量值线性叠加，得到：

$$t = \beta_0 + \beta_1 x_1 + \beta_2 x_2 = -2.5 + 0.03 \times 50 + 0.36 \times 6.7 = 1.4$$

把 t 代入到标准 logistic 函数，得到：

$$p = \frac{1}{1+e^{-t}} = \frac{1}{1+e^{-1.4}} = 0.8$$

所以，我们从上述公式得到这个人患糖尿病的概率是 0.8，如果是二元分类，可以判定这个人有糖尿病。

我们在第 11 章 11.5.3 节"基于女性健康研究项目（WHS）数据的高血压预测"中也解释并展示了使用 logistic 回归得到的预测高血压的公式。

logistic 回归的主要优点之一是其实施和解释相对简单。与其他需要大量数据和复杂模型的机器学习算法不同，logistic 回归可以用于小型数据集，并且不需要广泛的高级数学概念知识。另一个优点是稳健，可以处理异常值和有缺失的数据，是数据不完整或有噪声的应用的理想选择。

15.3　机器学习的基本概念及分类问题

我们遇到的很多问题都是分类问题，如果最终分类是已知的而且有两种，则为二元分类问题。例如判断一封邮件是否是垃圾邮件、判断一个患者是否是心脏病的高危人群（未来 3 年是否罹患冠心病）、判断一个用户是否会在未来一年内成为付费用户等都是二元分类问题。预测一个人的出生星座或十二生肖属相等是多元分类问题，因为目标值都是 12 个。对于这种分类问题，机器学习算法学习的对象叫实例，实例包含最终分类值，这些机器学习算法称为"监督（supervised）机器学习"，supervisor 是指硕士、博士研究生的导师，这些带类别标记的实例就是机器学习算法的导师。实例中提供的各种信息，例如判断心脏病风险可基于就诊者的性别、年龄、是否吸烟、是否有高血压等，这些都是实例的特征，而实例的类别一般叫类别标记或标签（label）。

举一个二元分类的例子。例如，判断未来收到的邮件是垃圾邮件还是非垃圾邮件。我们可以先准备 500 封经人工判断为垃圾邮件的邮件，以及 500 封人工判断的非垃圾邮件，然后选择一个叫"支持向量机"的机器学习算法来解决这个分类问题。随机选出 400 封垃圾邮件和 400 封非垃圾邮件构成训练集，用于训练支持向量机。训练后的支持向量机就像一个带参数的线性方程学到了每一个参数，可以用于判断未来输入的任何邮件的类别。为了判断训练后的支持向量机是否好用，我们利用它对剩余的已知类别的 100 封垃圾邮件和 100 封非垃圾邮件做分类，这 200 封邮件构成测试集。因为训练集和测试集中的邮件实例都有分类结果（垃圾或非垃圾），我们可以统计这个算法有多少个判断正确，多少个判断不准确，从而了解该算法做分类的性能。

带标实例一般需要人工标记或人工审核，比较昂贵，所以往往数量不多。训练集和测试集一般不能有重叠，就像考题一定是学生之前没有见过的才能保证测试的客观和公平。当然，复习阶段如果学生做过很多练习题，有一些练习题恰好和考题相同或相似，说明训练集充足，可以保证或提升分类器的性能。如果老师押中题目，说明老师和学生加在一起组成的这个分类器的性能本身很强。当带标实例不足时可以用交叉验证（cross validation）的办法充分利用数据。例如，可以把带标数据随机等分成甲乙丙丁戊五个部分，第一次用甲乙丙丁训练，用戊测试；第二次用甲丙丁戊训练，用乙测试；以此类推，最后一次用乙丙丁戊训练，用甲测试。然后综合考虑五次的测试结果，作为最终测试结果，如求均值。这样保证了每个实例都参与过训练或测试。

有时也使用验证集（validation set）。和训练集相比，验证集是一个较小的集合，用于在训练过程中评估模型的性能，目的是评估模型对未见数据的泛化能力。在训练集上训练模型后，将在验证集上对其进行评估以衡量其性能并进行必要的调整或改进。

对于二元分类，训练集里面尽可能包含等量的正例或反例，叫平衡训练（balanced training）。如果是找相关的图书，则符合要求的图书是正例。如果是识别垃圾邮件，则垃圾邮件是正例。如果有的训练集里面的正例和反例数量相差较大，例如，大众群体中得某种疾病的人远少于没有疾病的人。有一些办法可以让正反例数量平衡，如重采样。重采样（resampling）是对多数类实例减少采样，而对少数类实例适当增加采样，最终生成新的训练集。也可以通过设定不同权重的方式，为少数类实例分配一个高的权重，为多数类实例分配一个低的权重。

上述关于邮件的分类问题可以根据邮件的内容构建不同的特征。在这个文本分类的应用中构建特征有一点复杂。我们先看一个比较直观的实例的特征。

如对一个人罹患心脏病的风险做分类，可以使用这个人的年龄、性别、收缩压、是否吸烟等特征，上述四个特征的具体值可能分别是"65，男，160，是"，其中第一个特征的单位是"岁"，第三个特征单位是"毫米汞柱"。如果用表格呈现这个训练集数据，则每一行是一个病人（一个实例），每一列是一个特征，在最后增加一列是病人的类别标记：有风险或无风险。

对于邮件分类问题的特征的构建，一种简单的方法是选出一些可能与垃圾邮件相关的词语，例如"爆款""大促""限时 5 折""早买早用""买贵退差"等，再选出一些与工作有关的词语。然后通过一封邮件中是否含这个词语（这个值是二元的，有或无）或含有这个词语的频次（这个值是一个整数）来构建特征。当然，一些从事零售、电商的人的办公邮件也可能包含促销的词汇，而垃圾邮件也可能有商务邮件的内容，所以选择特征是个复杂的问题，而且决定着分类的效果。

15.4 朴素贝叶斯分类器

朴素贝叶斯是一种基于贝叶斯定理的概率分类算法。贝叶斯定理通过将给定类别标签（如阳性或阴性）的某个特征条件下（如某个验血测试的结果）的概率与类标签的先验概率相乘来计算给定一组特征条件下类别标签的概率。我们用一个实例来描述贝叶斯定理的应用。

假设有一种疾病影响 1% 的人口，疾病的测试盒真阳率（正确识别疾病存在）是 95%，真阴率（正确识别没有疾病）是 90%。某人使用测试盒发现为阳，那么实际患病的概率根据贝叶斯定理计算如下：

$$P（有病|阳）=P（阳|有病）\cdot P（有病）/P（阳）$$

其中 P（阳|有病）是有病的人检测出阳性的概率，即真阳率 0.95。因为这个病影响 1% 的人口，所以 P（有病）是一个人有病的概率，为 0.01。P（阳）是一个人出现阳性的概率，是真阳和假阳之和。

真阳的概率是得病概率和真阳率乘积，即 0.01×0.95=0.0095。

因为假阳相当于没有得病但是没有被正确识别，所以假阳的概率是未得病的概率 0.99 和（1−真阴率）的乘积，即 0.99×0.1=0.099。真阳（0.0095）和假阳（0.099）之和为 0.1085，是 P（阳）。所以测试为阳的实际患病概率为 8.76%，计算如下：

$$P（有病|阳）= 0.0095/0.1085 = 0.0876$$

一般说来，分类问题中的特征会有很多，如果使用贝叶斯定理来解决分类问题，需要假定这些特征是彼此独立的。这个假定在现实世界的应用往往不成立，比如某人的血压可能和体重是相关的，文章中的两个词也可能经常一起出现，所以这个假定听起来很幼稚（naive），所以称为"朴素贝叶斯分类"，原意是"幼稚的贝叶斯分类"。

用贝叶斯分类器解决文本分类问题的例子如下。想识别出垃圾邮件，实际上相当于一个对邮件内容进行分类的问题。我们的资源是1000 封邮件，其中 500 封是垃圾邮件，500 封不是。我们发现"优惠"和"秒杀"两个词可能和垃圾邮件相关，为简化问题，我们只使用这两个词是否出现作为特征。贝叶斯分类器的学习过程如下：发现"优惠"这个词出现在 10%的垃圾邮件和 1%的非垃圾邮件中，而"秒杀"这个词出现在 20%的垃圾邮件和 5%的非垃圾邮件中。得到上述数据后学习就结束了，可以用学习得到的结果预测新邮件的状态了。例如，现在来了一封新邮件，里面同时出现了"优惠"和"秒杀"这两个词，可以用朴素贝叶斯分类算法作如下的计算：

$$P（垃圾|邮件）=[P（邮件|垃圾）\cdot P（垃圾）]/P（邮件）$$

$$P（非垃圾|邮件）=[P（邮件|非垃圾）\cdot P（非垃圾）]/P（邮件）$$

以上两个公式的分母相同，我们只需要比较分子。

$$P（邮件|垃圾）\cdot P（垃圾）$$

$$=P（优惠|垃圾）\cdot P（秒杀|垃圾）\cdot P（垃圾）=0.1×0.2×0.5=0.01$$

$$P（邮件|非垃圾）\cdot P（非垃圾）$$

$$=P（优惠|非垃圾）\cdot P（秒杀|非垃圾）\cdot P（非垃圾）=0.01×0.05×0.5=0.00025$$

所以此邮件是垃圾邮件的概率（0.01）远远大于是非垃圾邮件的概率（0.00025），因此将此邮件判定为垃圾邮件。

15.5　聚类分析和 *K* 均值算法

如果一个分类问题我们事先不知道有多少类别，或是我们没有带有类别标记的实例，这时可以考虑使用无监督（unsupervised）学习算法，如聚类分析。例如，我们有 1000 个客户的信息，包括人口属性、在某个网站或 App 的浏览、点赞、评论、收藏等信息，这些信息可以作为聚类分析的特征。我们想给这些客户做分层，即找到相似的一群用户。聚类分析的结果是找到几个聚类，每个聚类里面是一些客户。聚类完成后，经过人工检查，可能发现某个聚类是"喜欢保健器械的老奶奶"，某个聚类是"购买了直播器材的年轻网红小姐姐"。聚类的结果需要聚类内部尽可能紧凑，即内部的点尽可能很近，而聚类间尽可能很远。

k 均值算法（k-means）是一种非常简单的用于聚类分析的算法。按如下步骤计算出 k 个聚类：

1）初始化。使用者预先定义一个自然数 k，表示最终生成的聚类有 k 个，然后从实例中随机找到 k 个作为最开始 k 个聚类的中心。为了描述方便，我们假设每个实例是空间内的一个点。

2）分配。对于每个点，分别计算这个点与 k 个中心的距离，然后把它归到最近的中心所在的聚类。

3）更新。重新计算每个聚类的中心。

4）重复步骤 2）和 3），直到满足停止的条件，例如中心的变化小于某个预设值或迭代次数大于某个预设值。

使用 k 均值算法需要确定两个数据点之间的距离度量方法。最常用的是欧氏距离，但也可以使用其他距离度量，如曼哈顿距离和余弦相似性。在二维坐标系中，两个点之间的欧氏距离就是连接它们线段的长度。曼哈顿距离是两个点横坐标的差的绝对值和纵坐标差的绝对值之和，即一台只能沿着 x 轴、y 轴方向驾驶的出租车从一点到另一点的行驶距离，它只能在方形区块城市的相互垂直的道路上行走，如曼哈顿。余弦相似性是通过测量两个向量夹角的余弦来度量它们之间的相似性。如果夹角为 0，则说明两个向量指向相同，距离为 1；如果夹角为 180°，说明两个向量反向，距离为 –1。每个点可以视为空间的一个向量进行相似度的计算。

k 均值算法有一些优点，例如它的简单性以及它可以很好地解决多类分类问题的事实。它也有一些局限性，包括它对距离度量的选择敏感、维数灾难以及随着训练集规模增长的高计算成本。另外，预先指定的聚类数量 k 对于整个过程非常重要，k 太小，生成的聚类太少，不足以对实例分类，例如，如果用户只分成两类 "男性" 和 "女性" 是不够的。聚类太多没有意义，我们可能会得到一个类似于 "购买了直播器材的住在商务区的喜欢给负面评论的家里养猫的年轻网红小姐姐" 的聚类，然后发现这个聚类里面只有两位客户，这种分类过细也不实用。

15.6　机器学习算法性能评估

以信息检索为例介绍一下机器学习算法的性能评估。信息检索的目的是通过检索词找到需要的一篇文章，也可能延伸为找一本书或一个商品，实际上这也是二元分类问题，要为候选集中的每个候选者做个分类：相关（relevant）或不相关（irrelevant）。信息检索一般用两个指标衡量算法的性能。精确率（precision）是找到的文章中真正相关文章的比例，召回率（recall）是找到的文章中相关文章占候选集中所有相关文章的比例。例如，候选集中有10篇相关文章，某个信息检索算法（又叫搜索引擎）找到了100篇文章，即算法认为这100篇文章是相关的，但实际上这100篇文章中只有5篇是真正相关的，则精确率为5%，召回率为50%。当然，如果算法把候选集内的所有文章都作为结果返回，则召回率为100%；但这毫无意义，因为根本没有解决任何问题。因此，精确率和召回率两个指标应同时用来做性能评估。

有时，我们无法估计候选集中相关文章的数量，例如，整个互联网作为候选集时，这时没办法使用召回率。但我们希望相关文章尽可能在靠前的位置出现，所以会有一些其他的衡量办法，主要是针对于信息检索这个特殊应用的，这里不再展开说明。精确率和召回率很难同时提高，需要用一个指标来综合精确率和召回率，例如 F1 分数，F1 分数是精确率和召回率的调和平均数，即二者分别取倒数然后求算术平均数，然后再求倒数。例如 1/2 和 1/4 的调和平均数就是 2 和 4 的平均数的倒数，为 1/3。和算术平均数相比，调和平均数更适合用于比值的均值，另外，因为求了倒数，所以在对比较大的异常值时容忍度比较高。

 背景知识

三种平均数及大小关系

算术平均数、几何平均数和调和平均数这三种平均数有时也被称为毕达哥拉斯平均。对于两个实数 a 和 b，算术平均数是二者的和除以 2，集合平均数是二者的乘积的平方根，调和平均数是二者倒数的算术平均数的倒数，三个平均数分别为：

$$\frac{a+b}{2}, \quad \sqrt{ab}, \quad \frac{1}{\frac{1}{2}\left(\frac{1}{a}+\frac{1}{b}\right)} = \frac{2ab}{a+b}$$

用初中数学可以轻易证明给定数字的算数平均数大于几何平均数，几何平均数大于调和平均数。同时，初中几何可以不用文字巧妙地证明上述结论。图 15-2 中假设 AC 长度为 a，BC 长度为 b，CG 是圆的切线，$GH \perp OC$，则 OC、CG、CH 分别是 a 和 b 的算术平均数、几何平均数和调和平均数。

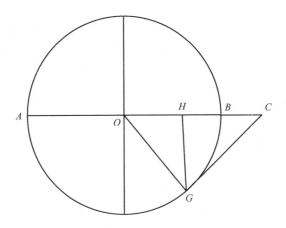

图 15-2　用于证明三种平均数大小关系的几何图形

用语言解释一下，圆的直径 AB 长度是 $a–b$，半径是 $(a–b)/2$，OC 长就是半径加 b，即 $(a+b)/2$，这是 a 和 b 的算术平均数。从 C 点做圆的切线 CG，所以 $\triangle OGC$ 是直角三角形，斜边 OC 长 $(a+b)/2$，一条直角边 OG 长 $(a–b)/2$，即半径，则根据勾股定理，另一条直角边 CG 长是 $\sqrt{ab}$，即 a 和 b 的几何平均数。直角三角形斜边比直角边长，所以 OC 比 CG 长，所以算术平均数大于几何平均数。直角三角形 CHG 和直角三角形 CGO 有一个锐角相等，二者是相似三角形，所

以$|CH|∶|CG|=|CG|∶|CO|$，所以 CH 长 $2ab/(a+b)$，即 a 和 b 的调和平均数。直角三角形 CHO 中 CH 显然比斜边 CG 短，所以几何平均数大于调和平均数。AC 大于 BC，所以 a 大于 b。AC 大于 OC，所以算术平均数小于两个数中间比较大的数 a；CH 大于 BC，所以调和平均数大于两个数中间比较小的数 b。

一个用于诊断某疾病的二元分类算法给一个受试者的分类结果有两种：阳性或阴性。而受试者的真实状态也有两种：有病或无病。二者交叉可以画出一个 2×2 的表格，被称为混淆矩阵（confusion matrix）。表格中有两个格子是正确的分类：测试结果为阳性的病人和测试结果为阴性的非病人。有两个是错误的分类：测试结果为阳性的非病人（简称为假阳）和测试结果为阴性的病人（简称为假阴）。

假阳在统计学中又称为第一类错误，假阴称为第二类错误。我们在"4.1 诊断性实验中常用的指标"中介绍了敏感度（真阳率，即发现的真阳除以真正的病人数量）和特异度（真阴率，发现的真阴除以真正的非病人数量），这两个指标用于衡量二元分类性能。高敏感度是为了减少假阴，例如机场安检、家用防盗系统或某些办公楼的火警。机场安检为了检出刀具等危险物品，当皮带扣、钥匙环、内衣铁环靠近时也都产生报警，这样不容易漏掉任何金属，不容易出现假阴。高特异度是为了减少假阳，如果阳性对应严重的后果，例如截肢，则一定要减少假阳，否则可能是白丢了一条腿。因此，敏感度和特异度二者要综合考虑。例如，有个试剂盒坏了，给出的任何结果都是阴性，则其特异度为 100%，因为测出的结果没有阳，也就没有假阳，但这个试剂盒没有用。

ROC 曲线是可以综合敏感度和特异度两个指标的一个综合考量，ROC 是 "receiver operating characteristic" 的缩写，ROC 曲线即操作特征曲线，最早用于第二次世界大战珍珠港事件后的雷达探测。ROC 曲线的纵轴为真阳率，范围是 0～1，横轴是假阳率，范围也是 0～1。该曲线是在不同分类阈值下真阳率（TPR，定义为真阳除以所有病人，就是敏感度）与假阳率（FPR，定义为假阳人数除以无病人数）的关系图。用曲线下的面积 AUC（area under the curve）衡量分类算法的性能。理想的 ROC 曲线是从（0，0）到（0，1）再到（1，1），即真阳率 100%，假阳率为 0，这时曲线下的面积为 1，表示完美分类。如果一个分类算法是完全随机判断的，则真阳率为 50%，假阳率为 50%，此时 ROC 曲线是从（0，0）到（1，1）的一条线段，ROC 曲线下面是一个等腰直角三角形，直角边长为 1，所以面积为 0.5。

一般来说，一个好的二元分类模型应该有高真阳率和低的假阳率。然而，在不改变底层分类模型或不改变分类的决策阈值的情况下，不可能同时增加真阳率和减少假阳率。因此，需要找到一个平衡点，根据应用的具体需求来优化模型性能。在某些情况下，较高的真阳率可能比低假阳率更重要，例如致命疾病的诊断测试，假阴比假阳的危害大得多。有时低的假阳率更重要，例如在欺诈检测系统中，最小化误报率（即假阳率）通常比最小化漏报率（即假阴率）更重要。这是因为欺诈检测系统中的误报可能会对正常交易造成不必要的中断或导致不必要的调查，从而损害客户体验并增加运营成本。

15.7　过拟合和欠拟合

通俗地讲，过拟合就是"整复杂了"，即得到的模型太复杂，以至于在训练集上表现非常好，可以完美拟合，但是没有泛化能力（有效应用到其他案例的能力），在测试集效果不好。例如，喝水的过程本来是将水倒入杯子喝一口，但有一个过分讲究并重视仪式感的人推出的喝水模型如下：拿来一瓶矿泉水，通过触摸瓶体保证温度介于 25～30℃，透过光源审视矿泉水瓶底，确定没有沉淀物及杂质；取干净的湿布擦拭瓶盖，再以餐巾纸拭干；用一块洁净干布握住矿泉水瓶盖并轻轻旋转，打开瓶盖，把水通过带滤布的漏斗缓缓注入到一个长颈大肚醒酒壶里，倾注时需先点燃一支蜡烛，置于矿泉水瓶下方 15cm 处，持瓶者的目光需要盯住矿泉水瓶，谨慎地控制倾倒角度；放置醒酒壶 30 分钟后，再把水从醒酒壶倒入一个印有红色"先进生产者"字样的白色带把搪瓷杯中；握住搪瓷杯的把，不可让手的温度传递给杯体，稍稍倾斜搪瓷杯，观察水的颜色和清澈度，然后轻轻摇晃，让水和空气充分接触后在杯口处深深吸气，然后喝一大口，同时吸入一些空气。这可以类比为过拟合，这个模型不会得到太多饮水者的认可和遵从，模型过于复杂，难以复制，过滤、闻气味等步骤是无用的，整个过程缺少泛化能力。

再以鞋为例，鞋就是鞋厂制造出来用来拟合脚的外包装。随着历史的发展，目前大量的鞋或鞋底的样子是类似的。如果把鞋做得和某个人的脚一模一样就是过拟合，这种鞋仅仅用目前表示长度的鞋码来描述是远远不够的。具体而言，如果鞋考虑了脚的长度之外的特征，如宽度、厚度、脚趾长等，这种类型的鞋没有办法适合很多的人，即缺少泛化能力，因为这样的鞋和大多数的人的脚是不匹配的。但如果把鞋底做成矩形或圆形，就是欠拟合，这两个图形与人类脚底的形状相差太大，这也不适合大多数人。矩形鞋底可以用长和宽两个参数描述，圆形鞋底用半径一个参数就可以描述，但是这两个形状太简单不足以捕捉脚的特征。脚前宽后窄，中间最窄；这些特点是矩形和圆形无法体现的。

对于一些先升后降的散点，用二次函数（抛物线）来拟合是合适的，但是如果画出一条可以通过每个点的蜿蜒的曲线，就是过拟合；如果用线性函数来拟合这些散点，就是欠拟合。对于 k 均值算法，聚类个数 k 选得过大，容易造成过拟合，如产生了"购买了直播器材的住在商务区的喜欢给负面评论的家里养猫的年轻网红小姐姐"这种过于精细的聚类；k 选得过小，容易造成欠拟合，如"老年人"聚类。决策树是容易产生过拟合的算法；如果发生了过拟合，树上从根结点到叶结点的路径用了几乎所有的特征做判断，这种路径因为太具体也没有泛化能力。

15.8 特征选择

在一个机器学习的应用中，如果实例的特征数量特别大，这种实例属于高维数据（特征数量又称为维度）。高维数据有很多优点和问题。优点是信息充足，每个特征都是捕捉实例信息的一个方面，例如年龄、性别、体重、血压。信息充足让得到的机器学习模型有更高的预测能力。特征数量大可以帮助区分详细的实例，完成更细粒度的分析和决策。特征数量大可以帮助发现新的模式和相关关系，这在医学发现新知识上有非常好的前景。传统医学中，肝阳上亢证以头昏胀痛，两侧为重，心烦易怒，夜寐不宁，口苦面红为表现，可以通过针灸太冲穴来治疗，太冲穴位于足背第一、二跖骨结合部前方凹陷处，是足厥阴肝经的原穴。"原"字是会意字，就是流出水的地方，是"源"的古字。笔者常爬北京西北旺的百望山，北门入园有天澄湖，雨水充足时山谷内会有小溪注入湖中，而小溪的源头不是在山脚，也不在山顶，是在山腰的某一点，即"原"点。脚踏地面，足背第一、二跖骨如同两道山脊，之间的凹陷处如山谷，而太冲穴就像流出小溪的源头。用太冲治头痛看起来就是"头痛医脚"，实际上这是中国人丰富经验的总结和伟大智慧的体现，并用经络学说来解释这一现象。类似地，"面口合谷收"是用手上的合谷穴治疗牙痛。期待以后的机器学习也能找到类似头和脚、牙和手这种可以产生治疗效果的新的关联和模式。

高维数据也会带来大量问题。"维度诅咒"（curse of dimensionality）指的就是这些问题。特征数量大会造成数据稀疏，即大量特征的值是0，例如，如果用所有英文词汇当成维度，为简单起见，不排除停用词（stop words，如"of""the"等缺乏实际意义的单词），4000个单词范围内的大学英语四级阅读文章的维度就是4000维，以一篇200词的文章作为实例，假设200词没有重复出现的，则有200维特征是有特征值的。如果以词频为特征值，200维均为1；有3800维特征都是0，因为这些词没有出现。高维数据显然造成学习算法的计算复杂度增加，包括训练过程。当维数大于实例数，例如文章的特征定义为4000维，但是分类问题中的文章只有1000篇，维数大于实例数，这时容易发生过拟合。高维数据还会造成解释和可视化处理非常困难，同时增加数据收集、存储和管理的成本。

特征选择（feature selection）是选出或生成一部分最有价值的特征，既可以涵盖足够信息，又可以有好的区分度，这样可以避免高维数据的各种问题。就像从10份试卷中总结出一份好的试卷，需要长度合适，内容上既覆盖了要测试的所有的章节，又让考生的分数有高有低。同时，找到有价值的特征本身就非常有意义，可以回答例如"客户的哪些特征能决定其购买商品""病人的哪些症状和体征才是诊断某疾病的可靠依据"等问题。尤其是对于广大机器学习算法的爱好者和入门者来说，很少有机会在算法上做文章，只能通过对应用场景的了解做好特征选择。就像使用一台不能编程的豆浆机，制作过程如果改变不了，只能通过调整好原料来做出美味的豆浆或米糊。

用过滤的方法筛选特征就是定义一个特征质量标准，然后用这个标准评估每个特征，选取排名靠前的特征。例如，如果目标变量是数值型，可以使用皮尔逊相关系数（参见 16.2.2 节中的例子）或互信息，用来衡量每个特征与目标变量之间的相关关系。与目标变量高度相关或互信息大的特征更有可能包含有价值的预测信息，最后选取排名靠前的一些特征。皮尔逊相关系数定义为两个变量的协方差除以标准差的商，它的范围从–1 到 1，其中值 1 表示完全正线性关系，–1 表示完全负线性关系，0 表示没有线性关系。皮尔逊相关系数只捕获线性关系，会遗漏很强的非线性依赖关系。互信息可以衡量两个变量之间的依赖性，包括线性和非线性，互信息的值可以由 0 到无穷大。

如果目标变量是类别型，可以使用卡方检验（Chi square test），判断某个特征对目标变量的影响是否足够显著。例如想判断男性和女性在左利手（左撇子，即习惯和经常用左手的人）和右利手方面有没有差别，收集到的实验对象里有 100 名男性，其中 90 人是右利手，10人左利手；有 200 名女性，171 人右利手，29 人左利手。100 名男性和 200 名女性的实验人群中，男性占比为三分之一，右利手一共有 261人，那么如果利手和性别无关，则按比例应有 87 个男人为左利手，这就是理论推断值（expected frequency），而实际上实验中男性左利手为

90 人，这是实际观测值（observed frequency）。卡方值定义为理论值和观测值的差的平方除以理论值，二者的偏离程度决定卡方值的大小，如果二者相等，卡方值为 0。性别和利手的组合可以用 2×2 的表格表示，统计学中叫列联表（contigency table）或交叉表（cross table），共有四个格子，计算出每个格子的卡方值然后求和作为总体卡方值。自由度定义为表格行数和列数分别减 1 后的乘积，本题目的自由度为 1。根据卡方值和自由度，可以算出利手和性别之间的关系，用 p 表示。如果 p 小于 0.05（有时也选择 0.01 作为阈值），表示利手和性别是有关联的。因此，对于每个特征都可以用卡方检验来判断其是否与目标值有关联，最后选出有关联的特征。

主成分分析（principal component analysis，PCA）是一种降维技术，把原始的高维数据集转换为低维数据集。与上述过滤的特征选择不同，PCA 并非选出高维特征的子集，而是构建出新的特征。过滤的特征选择是从 10 份试卷中选出一些题目，构成新的试卷。PCA 是基于 10 份试卷的题目重编一份新试卷。PCA 构建的新特征称为主成分（或主元），每个主成分通过原始特征的线性组合来构建，尽可能地捕捉到原始特征的信息。同时，通过线性代数特征向量和特征值的方法保证主成分互相正交，就像平面坐标系的 x 轴和 y 轴，彼此不相关。使用正交的新特征（主成分）来表示数据，会最大程度地减少维度。

第 16 章
Python 语言精髓

　　机器学习算法是运行在计算机上的程序，最方便的使用方式是利用一个工具，把数据载入，然后点选算法及参数，最终产生结果。这种工具很难满足所有人的所有需求，仅仅是数据初步处理的需求就难以满足。因为如果这个工具支持的功能众多，有点类似过拟合，用起来十分复杂；如果功能少，则不足以支持所有应用。真实世界中的场景非常复杂，读者在学习完本章中的《医方集解》例子即可理解。即使有这样一个工具，工具在使用前需要复杂的配置，这种配置的难度和复杂度可能与直接写程序相当。

　　我们推荐使用 Python 程序来处理数据并运行机器学习算法。1991年，荷兰的程序员吉多·范罗苏姆设计出 Python 语言。Python 的名字来自于一个电视喜剧，原意是大蟒蛇，笔者曾设计并主讲了一个收费的 Python 课程，名字是《斩蛇奇艺》，就是因为 Python 的原意是蛇。Python 语法特别简单而且接近于自然语言，受东北大学计算机系教师吴宏林博士"教语文"思路的启发，我采用的是直接教代码、从代码改代码的方式，而不是从语法开始讲述，这样特别容易上手而让学员产生成就感。另外，Python 是免费的，但安装并不是特别容易，一个适合初学者的集成开发环境（IDE）可以避免安装 Python 的麻烦。我们推荐 Thonny，学生只要使用这个 IDE，下载样例代码和要处理的数据，比如《医方集解》的文本文件，点一个运行按钮，程序就可以跑起来并输出结果。在理解程序大意之后，就可以修改代码里面的参数；了解一点语法后，就可以填补新的语句。Python 的简洁性和易学性，使其可以作为学习编程尤其是非 IT 行业人士的第一选择。

几乎所有的机器学习算法都有 Python 语言版本的程序包，绝大多数都可以免费使用，而且会定期更新。Python 是人工智能领域的通用术语和交流语言，会使用 Python 才能享受和体验到最新的、最多的算法和领域内众多专家的智慧。小爱音箱和蔚来汽车的智能助理可以帮我们做很多事情，但需要先说"小爱同学"或"嗨，Nomi"才能将它们唤醒。Python 就是人工智能、机器学习世界的唤醒词。会使用 Python，我们就站到了这些算法发明者和开发者等众多巨人的肩膀上，不必了解汽车的内部的构造，也能开车去我们想去的远方。

本章首先教大家用"学语文"的方式学会 Python 编程。学习语言的同时，16.1 节通过一个数据预处理及文本处理的例子，教大家实现半结构化的中医典籍文本处理和计算。接下来的 16.2～16.5 四节，教大家用 Python 实现线性回归、支持训练集、决策树、多种集成学习算法（包括随机森林、AdaBoost、梯度提升算法）和深度学习的算法，并用算法解决业界真实数据的问题，包括糖尿病预测、乳腺癌影像诊断、心脏病风险评估及阿尔茨海默病的 MRI 图像识别。

为了方便学习和使用，读者可自行下载本章使用的代码及数据文件。获取方式为向邮箱 lylq2024@163.com 发送邮件。该邮箱账号由"良医利器"的拼音首字母组成，便于记忆与查找。

在运行代码之前，读者需要预先安装一些开源的程序库，如

pandas、sklearn 等，在代码中通过 import 语句引入。观察代码中 import
语句所在的行，读者可识别需要安装的库。如果尚未安装这些库，代
码运行时将会出现错误。通过错误信息，读者也可以找到未安装的库
的名称。如果您使用的是 Thonny，可以点击"Tools"菜单下的"Manage
Packages"选项安装所需的库。

16.1　案例：在清代方书和国家药物基本目录间架一座桥梁

《医方集解》是明末清初医学家汪昂所著，全书把方剂按功能分成
21 个类别，共收入正方三百余方，附方四百余方。为了方便大家学习，
我们不直接处理原文，而是处理《医方集解》被人工分析、标注过的
一种格式内容，见表 16-1。我们要处理的文件 yfjju8.txt 包含《医方集
解》中几百个方剂的内容总结，Python 语言可以让这个文件结构化而
且可计算。可计算是指可以通过查询做一系列统计，例如，通过查询
方剂总数、某一类方剂（如"补养之剂"）的个数，统计有多少个方剂
里面含"熟地黄"；可以按照给定条件统计符合条件的方剂的个数，例
如，同时含有茯苓和丹皮的方剂有哪些。

Python 语言的学习就从处理这个文本文件开始。存在表格里的
实例是典型的结构化数据，一般每一行是一个实例，每一列是一个
特征（如编号、年龄、性别等），最后（或第一）列是类别标记。结
构化数据可以直接导入到各种表格、数据库或数据框架来处理或计
算，也可以使用 Excel 等工具进行排序和过滤。非结构化数据没有
上述的结构，如一个人对于自己疾病发展历史、症状和体验的描述；
其内容和形式可能是因人而异的，需要自然语言处理技术来将其结
构化，然后再处理。常用的纸质或电子版的表格就是尽可能提供一

表 16-1　《医方集解》文件示例

行数	内容
1	◎方　名：六味地黄丸（补养之剂）
2	总　结：补真阴，除百病
3	编　号：001
4	组　成：熟地黄 茯苓 丹皮 山茱肉 山药 泽泻
5	主　治：1. 治肝肾不足、真阴亏损、精血枯竭、憔悴羸弱。
6	2. 腰痛足酸、自汗盗汗、水泛为痰、发热咳嗽。
7	3. 头晕目眩、耳鸣耳聋、遗精便血、消渴淋沥。
8	4. 失血失音、舌燥喉痛、虚火牙痛。
9	5. 足跟作痛、下部疮疡等证。
……	……
86	◎方　名：七宝美髯丹（补养之剂）
87	总　结：补肝肾
88	编　号：002
89	组　成：何首乌、破故纸、白茯苓、菟丝子、枸杞、牛膝、当归
90	主　治：1. 治气血不足、羸弱周痹、肾虚无子。
91	2. 消渴淋沥、遗精崩带、痈疮痔肿等证。

注：第 4 行中的药物应为"山萸肉"，但是原始文件有错误，为了不让大家产生误解，我们保持原状写"山茱肉"。

种结构化数据。

半结构化数据指有一部分是结构化的数据，例如个人按自己的喜好写的简历。有经验的求职者如果是名校毕业会把教育背景写到最前面，如果是名企出身会把工作经历写到前面，而未受训练的求职者可能会无侧重地放置不同的内容。我们处理的内容相当于半结构化数据，里面虽有"方名""总结"等成分，但缺少统一的格式，例如药物组成中，有的用空格分隔，有的用"、"分隔。

16.1 节涉及样例代码有 8 类、11 段，数据文件有一个（yfjju8.txt）。

16.1.1　入门知识：Python 中的列表和字符串

列表是一个有序的序列，序列中元素的排名固定，在 Python 中使用 [] 来呈现或定义一个序列，同时也用 [] 来对序列中的元素进行操作。例如：

```
mylist=[0,1,2,3,4,5,6]
```

上面的代码表示对一个序列进行初始化定义，运行完上面语句，列表 mylist 就有了 7 个元素，每个元素是一个整数。可以按照顺序号来读取一个序列中的某个元素，按照计算机科学中的惯例，第一个元素的序号是 0，第二个元素的序号是 1，以后的元素序号顺序增 1。为了方便操作，Python 有一个和自然语言非常贴近的功能，可以直接取倒数第几个元素。例如，可以用 "-1" 作为序号来获取列表最后一个元素，用 "-2" 作为序号获取列表倒数第二个元素。否则，先要获得 len (mylist) 列表的长度，再用这个长度减 1 作为序号来获取最后一个元素，如上例所示，列表长度是 7，最后一个元素是第 6 个元素。

```
a=mylist[0]      # 运行完此条语句后 a 的值是 0
a=mylist[1]      # 运行完此条语句后 a 的值是 1
a=mylist[-1]     # 运行完此条语句后 a 的值是 6
a=mylist[-2]     # 运行完此条语句后 a 的值是 5
```

我们还可以完整地取出一个列表的一部分子列表，"完整"意味着子列表里面元素的顺序保持不变。如果我们在一根一头粗一头细的胡萝卜上任意切一刀，则胡萝卜被截成 2 部分：前面的头部和后面的尾部。前面一部分有两种度量方式：取头部 5cm 或去掉尾部 1cm；截取尾部一部分有两种度量方式：从离头部 5cm 处到结尾或取尾部 3cm。

Python 中对列表的截取也是上述三种方式。因为是截取，需要给出两边的边界，边界用序号表示，这两个序号之间用冒号分割，在前面的序号前切一刀，在后面的序号前也切一刀，中间就是截取的元素。仔细想想，就是前面的序号对应元素是截取列表的第一个元素，而后面的序号对应元素没有进入截取的子列表。例如：mylist[1: 4]是截取第 2 个元素到第 4 个元素，属于中间截取。[:3]表示截取前 3 个元素，[:-2]表示截取到倒数第三个元素（倒数第一、第二不要），这两种属于截取头部。[4:]表示从第 4 个元素（包括）向后截取到末尾，[-3:]表示截取后 3 个元素，这两种属于截取尾部。

```
list2=mylist[1:4]    # 运行完此条语句后 list2 的值是
[1,2,3]
list2=mylist[:3]    # 运行完此条语句后 list2 的值是
[0,1,2]
list2=mylist[:-2]    # 运行完此条语句后 list2 的值是
[0,1,2,3,4]
list2=mylist[4:]    # 运行完此条语句后 list2 的值是
[4,5,6]
list2=mylist[-3:]    # 运行完此条语句后 list2 的值是
[4,5,6]
```

说完读，再说说写，即修改。可以直接对列表中的元素进行新的赋值，这样列表就发生了修改。例如：

```
mylist=[0,1,2,3,4,5,6]
mylist[0]=100
```

执行后 mylist 变为[100,1,2,3,4,5,6]。另外，还可以把一个新的元素添加在原列表后面：

```
mylist=[0,1,2,3,4,5,6]
mylist.append（20）
```

执行后 mylist 变为[0,1,2,3,4,5,6,20]

Python 中对字符串的操作与列表很像，下面的语句可以把一个字符串 "不为良相，愿为良医" 赋值给 quote，quote='不为良相，愿为良医'，注意到字符串需要写到英文单引号之间。赋值后，可以对 quote 进行读取，例如 quote[0] 的值就是 '不'，quote[:4] 就是 '不为良相'；运行 quote.append（'。'）之后，相当于在末尾添加了一个句号，quote 的值变为 '不为良相，愿为良医。'

 拓展阅读

不为良相，愿为良医

南宋吴曾所撰《能改斋漫录》第十三卷中有《文正公愿为良医》[①]，抄录如下："范文正公微时，尝诣灵祠求祷，曰："他时得位相乎？"不许。复祷之曰："不然，愿为良医。"亦不许。既而叹曰："夫不能利泽生民，非大丈夫平生之志。"他日，有人谓公曰："大丈夫之志于相，理则当然。良医之技，君何愿焉？无乃失于卑耶？"公曰："嗟乎，岂为是哉。古人有云：'常善救人，故无弃人；常善救物，故无弃物。'且大丈夫之于学也，固欲遇神圣之君，得行其道。思天下匹夫匹妇有不被其泽者，若己推而内之沟中。能及小大生民者，固惟相为然。既不可得矣，夫能行救人利物之心者，莫如良医。果能为良医也，上以疗君亲之疾，下以救贫民之厄，中以保身长年。在下而能及小大生民者，舍夫良医，则未之有也。"

笔者尝试用白话文翻译一下。范仲淹还未显达时，曾去非常灵验的神祠求签祈祷，问："将来我能当丞相吗？"然后抽签，发现不行。再求："要不就当个好医生吧。"还是不行。他长叹道："不能利泽生民，就不是大丈夫的终生目标。"后来，有人问他："大丈夫立志当宰相，

---

① 中国哲学书电子化计划网站 https://ctext.org/wiki.pl?if=gb&chapter=433847&remap=gb

理所当然，您为什么又要当良医呢？是不是太卑微了？"范仲淹答道：
"怎么会呢？古人说，'圣人善于做到人尽其才，所以没有被遗弃；总
是做到物尽其用，所以物品没有被废弃'（笔者注：源于《道德经》第
27 章）。有才学的大丈夫，固然想遇到明君而施展才华，哪怕有一个
百姓未能受惠，也好像把他推入沟中一样（源于《孟子》）。要普济万
民，只有宰相能做到。现在签词说我当不了宰相，要实现救人和充分
利于各种物品的心愿，莫过于当良医。如果真成为技艺高超的好医
生，上可以给领导、长辈看病，下可以解救最底层人民的病痛，中
能保证自己的健康长寿。身在民间而依旧能利泽众生的，除了良医，
再也没有别的了。"

16.1.2　把文本文件转变成一个列表

列表在 Python 中是有序的元素的集合，支持根据顺序号（如第 0
个、第 1 个等）获取元素，这个顺序号叫索引，列表的索引只能是 0、
1、2 等整数。我们的文本文件有很多行，将这个文本文件读取到一个
列表中，按照顺序让每行对应列表的一个元素。

代码：1-1.py

```
1.import codecs
2.fi=codecs.open('yfjju8.txt',encoding='UTF-8')
3.lines=fi.readlines()
4.print(len(lines))
```

以上第 1～3 行 Python 代码即可把文本文件变成一个列表。第 1
行的目的是引入（import）外部的 Python 文件，Python 程序中的一个
叫 Lib 的文件夹下面有一个文件 codecs.py，第 1 行代码就是引入这个

文件。使用 import 引入时只写名字就可以，不写扩展名（py）。
codecs.open 是一个用某种编码打开文件的函数（或功能）。第 2 行
的目的是把文本文件 yfjju8.txt 用 UTF-8 这种编码打开，这是处理中文
文本文件往往要考虑的一个问题，中文的编码有不同。UTF-8 是互联
网网页最常用的编码。注意，为简单起见，这里的文件名前面没有任
何文件路径（文件夹名），所以这个文本文件 yfjju8.txt 要放到和 1-1.py
相同的目录下，这个目录的术语叫当前工作目录（current working
directory，CWD）。16.2～16.4 节都处理一个文件，代码中都没有给出
文件路径，需要把处理的文件放到当前工作目录下。16.5 节要处理的
文件众多，也需要把文件夹放到当前工作目录下。

第 3 行的目的是把这个文本文件导入或读入到一个叫 lines 的列
表里，这个列表的第一个元素就是文本文件的第一行，第二个元素是
文本文件的第二行。列表中的元素从 0 开始记录位置，所以第一个元
素用 lines[0] 来获得，第二个元素用 lines[1] 来获得。上述 3 行
代码执行完毕，输出列表中的元素如表 16-2 所示。

表 16-2　读文件后的列表内容

lines[0]	'◎方　名：六味地黄丸（补养之剂）'
lines[1]	'总　结：补真阴，除百病'
lines[2]	'编　号：001　'
lines[3]	'组　成：熟地黄 茯苓 丹皮 山茱肉 山药 泽泻'
…	…
lines[8]	'　　　　5.足跟作痛、下部疮疡等证。'
…	…

第 4 行中 len() 是获得一个列表的长度，这一行代码是计算文本
文件共有多少行。我们这个文本文件有 13 154 行，这 4 行代码的输出

就是 "13 154"。不知道读者是否很惊讶或感叹，仅仅 3 行代码，让我
们站在了巨人的肩膀上，我们可以很轻易地来继续操作这个文本文件
了，因为我们可以根据行号任意获取这个文件的某一行，或用一个循
环语句从文本文件的第一行处理到最末行。另外，请注意每行代码前
面的 1～4 的行号在实际的代码中由代码编辑器在左侧显示，不属于代
码的内容。如图 16-1 所示，左侧灰色部分就是代码编辑器显示的行号。
我们本文里加上行号是为了讲述方便。

```
1  import codecs
2  fi = codecs.open('yfjju8.txt', encoding='UTF-8')
3  lines = fi.readlines()
4  print(len(lines))
```

图 16-1　Python 代码行号的意义

16.1.3　判断每一行的内容

假设我们目前只对方剂名称（如 "六味地黄丸""七宝美髯丹"）、
方剂类别（如 "补养之剂"）和方剂组成（如 "六味地黄丸" 的组成是
"熟地黄、茯苓、丹皮、山茱肉、山药、泽泻"）感兴趣，我们就可以
把这些内容从文本中抽取出来，并形成新的数据结构（Python 列表或
Python 字典），让某个方剂的方名、类别和这个方剂的组成作为一个
新的元素。

经过观察，我们发现这个文本文件中方剂名的前面总有 "方　名"
这几个字符，因此，我们可根据这个作为线索来找到方剂名称。具体
做法是从文本文件的第一行到最末行，挑选包含 "方　名" 这几个字
符的行。

代码 1-2.py

```
1.import codecs
2.fi=codecs.open('yfjju8.txt',encoding='UTF-8')
3.lines=fi.readlines()
4.print(len(lines))
5.i=0
6.while i<len(lines):
7.    line=lines[i]
8.    if '方    名' in line:
9.        print(line)
10.    i+=1
```

代码 1-2 中的前 4 行和代码 1-1 相同，把文本文件读到一个列表中，列表的名称是 lines。第 5、6、10 行构成一个常见的循环结构，让 i 分别等于从 0 到 13 153 的每一个数字，因此 lines[i] 就是从第一行到最末行，注意因为从 0 开始计算行的序号，最末行是 13 153 行。第 7 行是获得当前 i 对应的那一行，并起名字叫 line。第 8、9 行是条件语句，看 line 里面是否包含"方　名"这个字符串；如果包含，就把这一行打印出来。注意到 7～10 行有缩进，这种缩进是语法的一部分，表示 7～10 行属于第 6 行 while 循环的内容。代码 1-2 运行完的执行结果输出如下：

13 154

◎方　名：六味地黄丸（补养之剂）

◎方　名：七宝美髯丹（补养之剂）

◎方　名：还少丹（补养之剂）

…

可见我们已经把包含方名的每一行进行了输出，发现每行之间多了一个空行，这是因为每一行后面本身带有换行符，即 line 最后第一个字符是'\n'。同时，print 也会在输出内容后面加上一个换行符。如果不希望有空行，可以把第 9 行替换为"print(line[:-1])"，[:-1]表示从第 0 个字符截取到倒数第二个字符，即去掉了最后一个字符（换行符）。

如果我们想进一步统计某一个方剂类别有多少个方剂、有哪些方剂，就要对这些包含"方 名"的每一行进行处理。

代码 1-3.py

```
1.import codecs
2.fi=codecs.open('yfjju8.txt',encoding='UTF-8')
3.lines=fi.readlines()
4.print(len(lines))
5.i=0
6.while i<len(lines):
7.    line=lines[i]
8.    if '方  名' in line:
9.        b1=line.find(':')
10.        b2=line.find('(')
11.        b3=line.find(')')
12.        fangming=line[b1+1: b2]
13.        leibie=line[b2+1: b3]
14.        print(fangming, leibie)
15.    i+=1
```

输出：

13 154

六味地黄丸 补养之剂

七宝美髯丹 补养之剂

还少丹 补养之剂

黑地黄丸 补养之剂

虎潜丸 补养之剂

...

代码 1-3 中使用了在字符串里定位某个字符及按照位置截取子字符串的操作。我们发现方名都在冒号后面，在左括号的前面；而方剂类别在左右括号之间。第 8 行判断某一行里包含"方　名"这个字符串后，运行 9 至 14 行的代码，9 至 14 行的代码是有相同缩进格式的，是在这个 if 条件语句判断为真后执行的内容。第 9 行 find 是找某个字符串中某个字符第一次出现的位置。line.find(':') 就是找 line 这个字符串中":"的位置，并把这个位置命名为 b1。同理，b2 和 b3 分别是找到左右括号的位置。第 12、13 行是截取字符串。第 12 行 line[b1+1:b2] 是获取字符串 line 中第 b1+1 位置到 b2 位置（不包括 b2）的子字符串，这个刚好是方名，然后把这个字符串命名为 fangming。第 13 行是获取两个括号之间的子字符串，起名叫 leibie。然后第 14 行把这两个子字符串前后输出。通过查看输出结果，我们可以检查我们的程序。如果 find 没有找到这个字符，则返回 –1；此时截取不了任何子字符串。为简化代码，我们假设文本中所有包含"方　名"这个字符串的行都具有引号和左右括号，因此没有做检测。

16.1.4 用字典统计类别个数及每个类别的个数

下面我们来统计这个文本文件中所示方剂一共有多少个类别，每个类别有多少个方剂，都是哪些方剂。我们使用 Python 中字典这个数据类型来实现。字典非常实用且功能强大，字典里面的每个元素是一对，字典用 Python 呈现时这一对用冒号分割。冒号前面的是索引

（key），如同查字典时的单词或酒店门牌号；冒号后面的是索引可以找到的内容，如同字典中对这个词的一大串解释。这个内容在 Python 中的术语是"值（value）"，这个"值"有歧义，可能会与索引混淆。因此我们说"索引"和"内容"，具体呈现是"索引：内容"。在目前问题上，我们新建一个字典，让方剂的类别名作为索引，属于该类别的方剂的列表作为内容。新建字典用"{ }"；字典中的元素可以增加，也可以读取和改动。这两种方式都用"[ ]"。

例如，dic={}是新建一个字典叫 dic，里面目前没有元素。运行 dic[1]='甲' 之后，相当于给字典增加一个元素，这个元素的索引是 1，内容是'甲'，因此字典变成{1:'甲'}；再运行 dic[2]='乙'相当于再增加一个元素，索引是 2，内容是'乙'，二者均为字符串，此时字典变成{1:'甲',2:'乙'}。这相当于建了一个酒店，酒店有两个房间，1 号房间住了客人甲，2 号住了客人乙。此时运行 dic[1]会得到'甲'，相当于从字典中根据索引取得内容。也可以对字典中一个索引对应的内容做修改，例如运行 dic[2]='仲'之后，字典变成{1:'甲',2:'仲'}，相当于 2 号房间换了客人。再运行 dic[2]会得到'仲'。目前酒店没有 6 号房间，因此如果找 6 号房间的人会出错，即如果运行 dic[6]会有错误提示，因为字典中任何元素的索引都不是 6。Python 中关于字典的读和写的操作就是如此方便。

代码 1-4.py

```
1.import codecs
2.fi=codecs.open('yfjju8.txt',encoding='UTF-8')
3.lines=fi.readlines()
4.print(len (lines))
5.dic={ }
```

```
6.i=0
7.while i<len(lines):
8.    line=lines[i]
9.    if '方 名' in line:
10.        b1=line.index(':')
11.        b2=line.index('(')
12.        b3=line.index(')')
13.        fangming=line[b1+1:b2]
14.        leibie=line[b2+1:b3]
15.        if leibie not in dic:
16.            dic[leibie]=[fangming]
17.        else:
18.            dic[leibie].append(fangming)
19.    i+=1
20.
21.for i in dic:
22.    print(i,len(dic[i]),dic[i])
```

代码 1-4 可以帮我们把方剂名称和列表存入字典，稍后读取。我们把代码 1-3 做一些修改，在第 15 至 18 行填一些内容，就可以把方剂名称和类别巧妙地写到一个字典里面。首先第 5 行新建了一个字典，名称为 dic，内容为空。第 15 至 18 行就是把方剂名称及其类别信息写到字典 dic 里。这里有一点点小技巧，第 15 行首先判断一个类别（如"补养之剂"）是否在字典里，确切地说，是否是字典中某元素的索引。因为字典为空，第一次这个类别一定不在，这时运行第 16 行的代码：构建一个新的列表，让这个列表里有唯一的元素 fangming，就是第一个这个类别的方名。所以第一次给 dic 添加元素后，dic 的内容将是{'补养之剂'：['六味地黄丸']}。这里还有一点便捷之处，如果一个变量 a 的值是 2，把 a 写到中括号里，则变成一个列表，里面的元素是 2。举例如下：

```
>>> a=2
>>> print(a)
2
>>> print([a])
[2]
```

在第 16 行后面把 fangming 放到了两个中括号之间，表示的是把 fangming 作为一个元素放到一个列表里，然后把这个列表再存入字典。回到代码，如果以后某个方名在字典的索引中，则运行第 17～18 行，这时会使用 append() 把这个方剂填到这个类别对应的列表的后面。例如，第二次进入这个条件语句判断时，字典中已经有一个元素，这时"补养之剂"已经在字典中，此时运行第 17 和 18 行，把方名"七宝美髯丹"填入到列表后面，运行完之后，dic 的内容将是{'补养之剂'：['六味地黄丸'，'七宝美髯丹']}。如果某一次的方剂属于新的类别，例如类别是"发表之剂"的方剂"麻黄汤"，此时又会运行第 16 行，新建列表，内容是"麻黄汤"，前面的索引是"发表之剂"，运行后 dic 的内容如下，其中"…"表示补养之剂中除了前两个之外的其他方名：

{'补养之剂'：['六味地黄丸'，'七宝美髯丹'…]，'发表之剂'：['麻黄汤']}

上述 1～19 行代码运行完之后，会把文本文件中的所有的方名及类别写入到字典。第 22～23 行是针对 dic 内的每一个索引 i（即类别名），输出这个索引 i，及索引对应的列表的长度 len(dic[i])（即这个类别下方剂的数量）及内容 dic[i]（即这个类别下方剂的列表）。具体结果如下：

13 154

补养之剂　39 ['六味地黄丸', '七宝美髯丹', '还少丹', '黑地黄丸', '虎潜丸', '天真丸', '三才封髓丸', '大造丸', '补天丸', '人参固本丸', '参乳丸', '天王补心丹', '孔圣枕中丹', '大补阴丸', '滋肾丸', '斑龙丸', '龟鹿二仙膏', '补火丸', '唐郑相国方', '二至丸', '扶桑丸', '参苓白术散', '妙香散', '玉屏风散', '四君子汤', '四物汤', '补中益气汤', '升阳益胃汤', '补脾胃泻阴火升阳汤', '归脾汤', '补肺汤', '补肺阿胶散', '百合固金汤', '紫菀汤', '秦艽扶羸汤', '黄耆鳖甲散', '秦艽鳖甲散', '益气聪明汤', '羊肉汤']

发表之剂　18 ['麻黄汤', '桂枝汤', '大青龙汤', '小青龙汤', '葛根汤', '麻黄附子细辛汤', '升麻葛根汤', '柴葛解肌汤', '柴胡升麻汤', '九味羌活汤', '十神汤', '神术散', '葱豉汤', '人参败毒散', '川芎茶调散', '再造散', '大羌活汤', '桂枝羌活汤']

涌吐之剂　5 ['瓜蒂散', '参芦散', '栀子豉汤', '稀涎散', '干霍乱吐方']

攻里之剂　14 ['大承气汤', '小承气汤', '谓胃承气汤', '大陷胸汤', '小陷胸汤', '大陷胸丸', '十枣汤', '三物备急丸', '硇砂丸', '木香槟榔丸', '枳实导滞丸', '倒仓法', '蜜煎导法', '猪胆导法']

　　…

如果把第 22 行替换为 `print(I,'\t',len(dic[i]))`, 可以得到每个类别的方剂个数，中间用 `'\t'` 分隔，这样可以将其直接粘贴到 `Excel` 等表格处理的文件中:

13154

补养之剂　　　39

见血门　　2

发表之剂　　18

涌吐之剂　　5

攻里之剂　　14

……

　　我们可以按照数量进行倒序排序，并且计算出总和，因此我们很容易得到如下的一个统计表格，见表 16-3。可见类别有 22 个，而《医方集解》中有 22 章，最后两章"救急良方"和"勿药元诠"不是按类别定义的方剂，因此方剂类别应有 20 个，我们的统计多了 2 个，原因详见下文。

表 16-3　方剂类别分类

	类别	数量
1	补养之剂	39
2	泻火之剂	36
3	经产之剂	33
4	利湿之剂	25
5	祛风之剂	24
6	除痰之剂	22
7	理血之剂	20
8	发表之剂	18
9	润燥之剂	18
10	明目之剂	18
11	和解之剂	17
12	祛寒之剂	17
13	痈疡之剂	16
14	攻里之剂	14
15	收涩之剂	13
16	表里之剂	12
17	理气之剂	12

	类别	数量
18	清暑之剂	10
19	消导之剂	8
20	杀虫之剂	7
21	涌吐之剂	5
22	见血门	2
	总计	386

16.1.5　查找某个个体的类别：国家基本药物类别归属

我们还可以利用 Python 查询一个方剂的类别，即输入方名如"六味地黄丸"，输出类别名如"补养之剂"。如果使用字典来完成这个操作，需要构建一个新的字典，这个新字典的索引和值与代码 1-4 里面的字典相比，位置互换：索引是方名，而元素的值是类别。如果某个方剂存在多个类别，我们只要交换上述代码 1-4 中第 15～18 行中 `fangming` 和 `leilie` 两个变量的名称，这样新建字典中，方名是索引，类别列表是内容。代码 1-5 中的第 15～18 行是互换后的结果。另外，代码 1-5 的第 22 行增加了一个条件语句，只有字典元素的内容大于 1 才进行输出，这么做是检查是否有方剂存在于多个类别中。

代码 1-5.py

```
1.import codecs
2.fi=codecs.open('yfjju8.txt',encoding='UTF-8')
3.lines=fi.readlines()
4.print(len(lines))
5.dic={ }
6.i=0
7.while i<len(lines):
```

```
8.    line=lines[i]
9.    if '方名' in line:
10.        b1=line.index(':')
11.        b2=line.index('(')
12.        b3=line.index(')')
13.        fangming=line[b1+1:b2]
14.        leibie=line[b2+1:b3]
15.        if fangming not in dic:
16.            dic[fangming]=[leibie]
17.        else:
18.            dic[fangming].append(leibie)
19.    i+=1
20.
21.for i in dic:
22.    if len(dic[i])>1:
23.        print(i,len(dic[i]),dic[i])
```

输出:

13 154

四物汤 2 ['补养之剂', '理血之剂']

补中益气汤 2 ['补养之剂', '理气之剂']

归脾汤 2 ['补养之剂', '理血之剂']

养心汤 2 ['见血门', '理血之剂']

人参养荣汤 2 ['见血门', '理血之剂']

紫菀汤 2 ['补养之剂', '经产之剂']

地黄饮子 2 ['祛风之剂', '润燥之剂']

五苓散 2 ['清暑之剂', '利湿之剂']

竹叶石膏汤 2 ['清暑之剂', '泻火之剂']

麦门冬汤　2 ['利湿之剂', '润燥之剂']

柏子仁丸　2 ['收濇之剂', '经产之剂']

　　我们发现输出了 11 个方剂，都存在于两个类别中。注意到我们的文本文件并不是《医方集解》的原文，而是根据《医方集解》整理的 386 个方剂。如果我们查阅原书，会发现这 11 个方剂在两个类别中被提及。例如，书中①第一章"补养之剂"第 57 段是"四物汤（补阴益血见血门）、补中益气汤（补中升阳见气门）"，只有名称，并无详细介绍；详细介绍在第七章和第八章。第七章"理气之剂"中第一个方剂就是补中益气汤，第八章"理血之剂"中的第一个方剂就是四物汤。原书第一章"补养之剂"中还有："归脾汤（引血归脾见血门）、养心汤（补心见血门）、人参养荣汤（补血见血门）"，然后这三个方剂都在第八章"理血之剂"中有具体介绍。

　　写到这里，大家已经发现了一些问题。如果按照出现在哪个章来定义《医方集解》中一个方剂的类别，四物汤、补中益气汤和归脾汤是没有问题的，而养心汤和人参养荣汤的类别应该是"补养之剂"和"理血之剂"。因此不存在"见血门"这个类别，属于文本文件整理时发生的问题，我们可以人为地在字典中把这两个"见血门"改成"补养之剂"。另外，统计表格中的 7 个杀虫之剂在原书中出现在第 17 章"收濇之剂"（"濇"同"涩"）。

　　举个例子来看看这个方剂字典的应用。按照《国家基本药物目录》（2012 年版）第二部分是中成药，共 203 个。其中安神剂有三个（第 77、78、79 个），分别是：天王补心丸（片）、柏子养心丸和枣仁安神

---

① https://ctext.org/wiki.pl?if=gb&res=244407&remap=gb

颗粒（胶囊）。如果我们想看看这三个中成药是否出现在《医方集解》中，就可以利用上面的字典来查询。首先，我们把代码 1-5 的第 21～23 行改成输出字典：print(dic)，将这个字典的内容粘贴到新的代码里面直接使用。但是这个.py 文件的长度可能有点大，我们也可以把这个字典的内容单独放到一个代码中，新建一个 py 文件叫 yfjj.py，里面只写如下两行：

```
#coding=utf-8
dic={'六味地黄丸':['补养之剂'],'七宝美髯丹':['补养之剂'],'还少丹':['补养之剂'],…}
```

然后就可以在后面用 import 的方式来使用这个字典，如代码 1-6 所示，

代码 1-6.py

```
1.from yfjj import dic
2.def stemmer(s):
3.    for i in ['胶囊','颗粒','口服液','合剂','滴丸','片','丸','散','水','膏','饮','浆']:
4.        if i in s:
5.            b=s.find(i)
6.            return(s[:b])
7.            break
8.    return(s)
9.ywlist=['天王补心丸','柏子养心丸','枣仁安神颗粒']
10.for i in ywlist:
11.    med_name=stemmer(i)
12.    for j in dic:
13.        if med_name in j:
14.            print(i,j,dic[j])
```

输出：

天王补心丸　天王补心丹　['补养之剂']

代码 1-6 中的第 2～8 行定义了一个函数，这个函数帮我们把一个药物名称后面的剂型去掉，例如"胶囊""颗粒"等，去掉剂型是为了更好地匹配。例如，《医方集解》中方剂的名字是"天王补心丹"，药品目录中所示的现代药名是"天王补心丸"和"天王补心片"，我们把"丸"和"片"去掉后变成"天王补心"，就可以匹配"天王补心丹"了。这属于为了增加召回能力而牺牲准确性的一种办法。第 9 行是我们要查找的药品目录中的三个安神剂名称，第 10 行是 for 循环，要对第 9 行中的列表里的每一个药品名做下面的处理。第 11 行是去掉后面的剂型后再看是否出现在字典 dic 中的任何一个元素的索引中；如果出现，就把药品目录药名、匹配到的《医方集解》方剂名和类别打印输出。运行之后，发现药品目录中这三个中成药只有一个能匹配到《医方集解》中的方剂名，即"天王补心丸"匹配到了"天王补心丹"。

新问题出现了。没有匹配上的两个中成药"柏子养心丸"和"枣仁安神颗粒"是否被《医方集解》收录过？还是因方剂名字不同未显示？这显然需要通过方剂的药物组成来给我们一些提示。

16.1.6　用 Python 字典存储方剂及药物组成

本节一开始呈现了要处理的文本文件内容。我们发现，第 1 行是方名"六味地黄丸"，第 4 行是六味地黄丸的组成，由六个药物组成，所以叫"六味"。了解了 Python 的列表，我们也很自然地想到把这六个药物存到一个列表中：

['熟地黄','茯苓','丹皮','山茱肉','山药','泽泻']

我们可以把文本文件中的所有方剂的药物组成连同方剂的类别都存入到一个更大的字典里，以支持更复杂的检索及对比操作。

代码 1-7

```
1.import codecs
2.fi=codecs.open('yfjju8.txt',encoding='UTF-8')
3.lines=fi.readlines()
4.print(len(lines))
5.
6.dic={ }
7.i=0
8.while i<len(lines):
9.    line=lines[i]
10.    if '方 名' in line:
11.        b1=line.index(':')
12.        b2=line.index('(')
13.        b3=line.index(')')
14.        fangming=line[b1+1:b2]
15.        leibie=line[b2+1:b3]
16.    if '组 成' in line:
17.        b4=line.index(':')
18.        newl=line[b4+1:]
19.        zucheng=newl.split()
20.        dic[fangming]=[leibie,zucheng]
21.    i+=1
22.
23.for i in dic:
24.    print(i,dic[i])
```

以上代码 1-7 中的前 15 行与把方名作为字典索引的代码 1-5 是相同的。第 16 行判断当前行是否是包含"组　成";如果包含,我们发现文本中"组　成"所在行中"组　成"的后面有一个冒号。第 17 行是获得冒号的位置,第 18 行是获取这一行的后半部药物组成的内容,即从冒号下一个位置开始到字符串末尾的子字符串。第 19 行使用了 split(),这是一个非常实用的方法,把一个字符串按照空格转换成一个列表:

```
>>> s='茄子 土豆 青椒'
>>> print(s)
茄子 土豆 青椒
>>> newlist=s.split()
>>> print(newlist)
['茄子','土豆','青椒']
```

我们可以把用空格分开的每一个药物变成一个名为 zucheng 列表,每个药物是列表中的一个元素。第 20 行把当前方剂的类别 leibie 和所含的药物(列表 zucheng)作为两个元素存到一个列表中,然后把这个列表存入字典 dic,这个方剂的名字 fangming 是字典元素的索引,类别和组成是字典元素的内容。这段代码 1-7 的运行结果是:

13 154
六味地黄丸 ['补养之剂', ['熟地黄', '茯苓', '丹皮', '山萸肉', '山药', '泽泻']]

七宝美髯丹 ['补养之剂', ['何首乌、破故纸、白茯苓、菟丝子、枸杞、牛膝、当归']]

还少丹 ['补养之剂', ['大枣、杜仲、牛膝、远志、石菖蒲、肉苁

蓉、巴戟天、小茴香、山茱肉、']]

 …

 这时我们发现了新的问题，上述输出的第二个、第三个方剂里面的药物组成都是用顿号"、"分开的，而不是空格分开。这导致七宝美髯丹中的药物组成并没有被分开。我们要多做一些工作。在代码 1-7中第 19 行之前加入下面几行代码，形成了代码 1-7-2.py：

```
newl=newl.replace（'、',' '）
newl=newl.replace（'、',' '）
newl=newl.replace（'。',' '）
```

 这三行代码分别把文本文件中用于分割药物的两种顿号和句号替换成空格，然后用 split()就可以分隔成独立的列表元素了。替换后的输出是：

13 154

 六味地黄丸 ['补养之剂', ['熟地黄', '茯苓', '丹皮', '山茱肉', '山药', '泽泻']]

 七宝美髯丹 ['补养之剂', ['何首乌', '破故纸', '白茯苓', '菟丝子', '枸杞', '牛膝', '当归']]

 还少丹 ['补养之剂', ['大枣', '杜仲', '牛膝', '远志', '石菖蒲', '肉苁蓉', '巴戟天', '小茴香', '山茱肉']]

 …

 上面的每一行就是新建的字典中每一个元素：索引是方剂名称，内容是一个列表；列表的第一个元素是类别名称，列表的第二个元素是另一个列表，内容是组成方剂的每个药物。上述带有方剂组成的字典建立后，我们要解决第一个问题是，《医方集解》所有收录的方剂中，哪些中药使用得最多？使用字典我们可以很容易得到这个统计。

代码 1-8.py

```
1.import codecs
2.fi=codecs.open('yfjju8.txt',encoding='UTF-8')
3.lines=fi.readlines()
4.print(len(lines))
5.
6.dic={ }
7.i=0
8.while i<len(lines):
9.    line=lines[i]
10.    if '方  名' in line:
11.        b1=line.index(':')
12.        b2=line.index('(')
13.        b3=line.index(')')
14.        fangming=line[b1+1:b2]
15.        leibie=line[b2+1:b3]
16.
17.    if '组  成' in line:
18.        tmp=[]
19.        b4=line.index(':')
20.        newl=line[b4+1:]
21.        newl=newl.replace('、',' ')
22.        newl=newl.replace('，',' ')
23.        newl=newl.replace('。',' ')
24.        zucheng=newl.split()
25.        dic[fangming]=[leibie,zucheng]
26.    i+=1
27.
28.counter={}
```

```
29.for i in dic:
30.    for j in dic[i][1]:
31.        if j in counter:
32.            counter[j]+=1
33.        else:
34.            counter[j]=1
35.
36.sorted_dict={}
37.sorted_keys=sorted(counter,key=counter.get,
reverse=True)
38.for i in sorted_keys:
39.    sorted_dict[i]=counter[i]
40.for i in sorted_dict:
41.    print(i,sorted_dict[i])
```

输出：

13 154

甘草 122

人参 94

当归 74

茯苓 63

白术 53

黄连 44

黄芩 44

半夏 43

……

代码 1-8 用于统计所有方剂中药物出现的频次。前 26 行相当于对代码 1-7 做了一些补充，增加的代码是第 21～23 行的把不同药物之间分隔的顿号和句号替换成空格。第 26 行执行完已经生成了一个字典，这个字典中的每个元素就是前面输出的每一行。第 28 行新建了一个字典叫 counter，用于统计药物出现的次数。第 29 行中的 i 是字典中的索引，相当于方剂名称。第 30 行中的 j 相当于上面的方剂组成中的每一个药物。第 31～34 行是经典的计数方法，如果在字典中则数量加 1，如果不在字典中则数量设置为 1。第 36～41 行是常用的把字典中的元素按照内容（value）的大小倒序输出的方法。Sorted() 是一个排序函数，输出一个排序后的列表 sorted_key，列表的元素是字典 counter 的索引（即药物），排序的依据是字典 counter 中元素的内容（即药物出现次数），而索引 reverse=Ture 表示倒序。Sorted_dict 是一个新建的字典，按照 sorted_key 里面的索引顺序建立。第 40～41 行，则把新建的这个字典的内容输出，相当于已经按照药物数量来排序。可见"甘草"这味药物出现最多，出现在 122 个方剂中。"人参"其次，出现在 94 个方剂中。当然，这里只是"甘草"，如果想把包含"甘草"二字的药物单独输出，只需要把第 40～41 行按如下方式改写，改为代码 1-8-2.py。

代码 1-8-2.py（部分）

```
...
40.for i in sorted_dict:
41.    if '甘草' in i:
42.        print(i,sorted_dict[i])
```
输出：

13 154

甘草 122

炙甘草 41

生甘草 3

甘草梢 3

甘草节 1

16.1.7 方剂相似度计算

通过代码 1-6 的输出，我们发现《国家基本药物目录》里面的"柏子养心丸"的名字没有出现在《医方集解》收录的方剂中。我们自然会萌生这样的问题：《医方集解》中是否有与"柏子养心丸"药物组成类似的方剂？上述方剂字典建立完毕后，我们可以解决这样的问题。

代码 1-8-3.py 寻找最相似的方剂组成

```
28.def jac_sim(a,b):
29.    inter=0
30.    for i in a:
31.        if i in b:
32.            inter+=1
33.  return(round((inter/(len(a)+len(b)-inter)),2))
34.
35.bzyxw=['柏子仁','党参','炙黄芪','川芎','当归',
'茯苓','制远志','酸枣仁','肉桂','醋五味子','半夏曲','炙
甘草','朱砂']
36.sim_dic={}
37.for i in dic:
38.    sim_dic[i]=jac_sim(bzyxw,dic[i][1])
39.
40.sorted_dict={}
```

```
41.sorted_keys=sorted(sim_dic,key=sim_dic.get,
reverse=True)
42.for i in sorted_keys:
43.    sorted_dict[i]=sim_dic[i]
44.for i in sorted_dict:
45.    print(i,sorted_dict[i],dic[i])
```

输出：

13 154

养心汤 0.53 ['理血之剂', ['肉桂', '茯神', '远志', '柏子仁', '茯苓', '酸枣仁', '川芎', '当归', '半夏曲', '炙甘草']]

胃风汤 0.25 ['祛风之剂', ['人参', '白术', '茯苓', '当归', '川芎', '芍药', '肉桂']]

逍遥散 0.19 ['和解之剂', ['茯苓', '白术', '炙甘草', '白芍', '当归', '柴胡']]

乌药顺气散 0.17 ['理气之剂', ['苏子', '前胡', '半夏', '橘红', '厚朴', '当归', '炙甘草', '肉桂']]

…　…

首先我们考虑一下两个集合的相似度问题。我们使用苏黎世联邦理工学院（ETH Zurich）植物学教授 Paul Jaccard 于 1901 年推出的雅卡尔指数（Jaccard Index），简单而经典：两个集合的相似度定义为两个集合的交集大小与并集大小之间的比例，又称交并比。显然，如果两个集合没有交集则交并比为 0，如果两个集合完全相同则交并比为 1。

代码 1-8-3 首先利用了代码 1-8 的前 27 行，即构建了方剂组成的字典。第 28～33 行建立了一个函数 jac_sim(a,b) 来计算两个集合的交并比，其中 inter 是两个集合交集中元素的个数，len(a)、 len(b)分别是两个集合中元素的个数。第 35 行是《国家基本药物目录》中"柏子养心丸"的组成药物构成的一个列表。第 36~38 行构建了一个字典 sim_dic，存放《医方集解》中每一个方剂和"柏子养心丸"的交并比。第 40~45 行是把 sim_dic 中的元素按照交并比倒序输出，三个变量分别为《医方集解》中方剂名称、和"柏子养心丸"的交并比、类别及药物组成。

通过输出，我们发现《医方集解》中的"养心汤"和"柏子养心丸"最相似，二者交并比是 0.53。这两个方剂中共同药物有 8 味，如果"远志"和"制远志"被视为相同，则有 9 味共同药物。

16.2　案例：用线性回归和支持向量机预测糖尿病风险

本节学习 Pandas 的使用。Pandas 是开源的数据处理软件库，于 2008 年发布。Pandas 的数据帧（DataFrame）是用于承装表格的二维数据结构，相当于一个列表，其中每个元素是一个 Pandas Series，即表示一个列的数据类型。见"背景知识 Pandas 的系列（Series）数据类型和 Python 列表的区别"。

DataFrame 支持对多种数据文件的操作和处理。例如，CSV 文件原意是逗号分隔数据（comma-separated values，CSV），每行相当于表格中的一行，表示机器学习中的一个实例；每列的值在一行里用逗号（也可以用其他分隔符）分隔。读入 CSV 文件可以直接转换成 DataFrame 格式。

在算法方面，我们使用皮尔逊相关系数来做特征选择，选出 6 个最佳特征，然后使用线性回归来对数据进行回归分析，得到 7 个线性回归的系数，即可得到线性方程。并使用测试数据测试线性方程的结果值，结果值是连续值，我们通过判断这个连续值是否大于 0.5 来确定是否有糖尿病，然后与测试集中的实例分类结果作比较，算出准确率。最后使用支持向量机来对相同的数据做分类。在训练和测试过程中，我们使用 sklearn 程序库中的 train_test_split 函数把数据集分成训练集和测试集。本节样例代码有 3 段，数据文件有一个。

 背景知识 ────────────────────────────

Pandas 的系列（Series）数据类型和 Python 列表的区别

"系列"这个词太通用，为避免引起疑惑，直接用首字母大写的 Series 来称呼它。Pandas Series 类似于一维数组或电子表格中的列，但它与 Python 列表并不完全相同。虽然系列和列表都可以包含任何数据类型的元素，但它们之间存在一些关键差异：

·索引：Pandas Series 有一个标签索引，可以自定义或自动生成。该索引允许高效灵活的数据访问和操作。因为 Series 表示一列数，如年龄的索引可以是学号或姓名，所以 Series 存储的年龄就可以通过学号或姓名来获取。Python 列表使用基于整数的索引，其中元素是通过它们在列表中的位置来访问的。

·异构数据类型：在 Pandas Series 中，元素可以具有不同的数据类型。例如，Series 可以混合使用整数、字符串或浮点数。相比之下，Python 列表虽然也可以包含不同类型的元素，但更常用于存储相同类型的元素。

·操作和功能：Pandas Series 提供过滤、分组、排序和统计操作等功能，方便数据分析任务。与 Pandas Series 相比，Python 列表功能有限。

·性能：Pandas Series 针对性能进行了优化，尤其是在处理大型数据集时。它们建立在 NumPy 数组之上，这对于数值计算非常高效。对比 Python 列表，Series 对数据的处理更快。

16.2.1　糖尿病数据简介

我们对 BRFSS（行为风险因素监测系统）的糖尿病相关数据进行处理。BRFSS 是美国利用电话进行健康调查的系统，该系统收集有关美国居民的健康相关风险行为、慢性病状况和疾病预防等数据。BRFSS 于 1984 年启动，当时覆盖 15 个州，现在覆盖了美国所有州和地区。BRFSS 每年对超过 40 万人进行访谈调查，使其成为世界上最大的连续进行的健康调查系统。

本文使用的是 2015 年关于糖尿病风险行为的一些数据，见代码 2-1.py 中 的 csv 文 件（ 文 件 名 是 diabetes_binary_5050split_health_ indicators_BRFSS2015.csv），数据包含 70 692 个实例（行），对应 70 692 次调查；包含 21 个特征及一个分类结果（列）。22 列中第 1 列是最终分类结果，是二元变量：1 代表有糖尿病或糖尿病早期，0 代表无糖尿病；其余 21 列是各种特征。70 692 个实例中一半有糖尿病，一半没有糖尿病，这可以更好地支持平衡训练。平衡训练就是既要用正例，又要用反例来训练机器学习算法，而且正反例的数量要相同。

表 16-4 呈现了 BRFSS 糖尿病风险行为案例中的特征及具体数值。这个表格中的每一行数据都是一个特征。其中有的特征是二元特征，它的值是 0 或 1，表格中分别展现了 0 和 1 代表的意义。有 7 个特征不是二元特征，分别是 BMI、GenHlth、MentHtlth、PhysHlth、Age、Education 和 Income。例如，Education 表示教育程度，可以有 6 个值，

表格中有详细介绍。以 csv 数据文件的第一行为例，我们可以看到这一个行有 22 个数字，或称为 22 维的向量：数据中的每 1 列（除第 1 列外）表示一个特征。第 1 列的结果是分类结果值，就是我们通过机器学习最终想知道的目标值。如果实例的结果是正的（例如有糖尿病），叫正例，否则叫负例。以第一行为例，我们可以看到这一行有 22 个数字，或称为 22 维的向量：

（0, 1, 0, 1, 26, 0, 0, 0, 1, 0, 1, 0, 1, 0, 3, 5, 30, 0, 1, 4, 6, 8）

　根据定义，第一个数字为 0 表示此人没有糖尿病。而第 2～22 个数字分别对应上面表格的每一个特征。例如，上面向量中的第二个数字 "1" 表示此人有高血压，而第 3 个 "0" 表示此人没有高胆固醇血症，最后一个数字 "8" 表示此人年收入 7.5 万美元以上。机器学习的过程就是让一个算法通过学习一些实例（包括正例、反例）来获得判断人是否有糖尿病的能力，用于对未来新的实例的结果判断，即根据以上 21 个特征值来预测某一个人有无糖尿病。已知结果（答案）的实例集合会分成两部分，一部分叫训练集，用于训练算法；另一部分叫测试集，用于测试训练后的算法的预测能力。我们必须要用已知结果的实例集作为测试集，否则我们不知道正确答案，就没办法判断算法的表现。

表 16-4　预测糖尿病风险使用的特征

特征	数值	
HighBP	无高血压为 0	有高血压为 1
HighChol	无高胆固醇血症为 0	有高胆固醇血症为 1
CholCheck	最近 5 年没有查过血液胆固醇水平为 0	最近 5 年内检查过血液胆固醇水平为 1

续表

特征	数值	
BMI	体重指数，体重（kg）除以身高（m）的平方	
Smoker	迄今为止吸烟不到100支，为0	迄今为止吸烟超过100支，为1
Stroke	没有得过卒中为0	得过卒中为1
HeartDisease	没有冠心病或心肌梗死为0	有冠心病或心肌梗死为1
PhysActivity	不算工作，过去30天内没有做过运动，为0	不算工作，过去30天内做过运动，为1
Fruits	做不到每天吃1次以上水果，为0	每天吃1次以上水果，为1
Veggies	做不到每天吃1次以上蔬菜，为0	每天吃1次以上蔬菜，为1
HvyAchoholCon	非重度饮酒者为0	重度饮酒者（男性每周超14次，女性7次）为1
AnyHealthcare	无医保覆盖为0	有医保覆盖为1
NoDocbcCost	过去12个月没有因为费用问题不去看医生，为0	过去12个月有过因为费用问题不能看医生，为1
GenHlth	总体健康状况：1～5级，1最好，5最差	
MentHtlth	精神健康状况：过去30天精神健康状态很差的天数	
PhysHlth	过去30天，身体疾病或伤痛的天数	
DiffWalk	没有严重行走或爬楼梯困难为0	有严重行走或爬楼梯困难为1
Sex	女性为0	男性为1
Age	年龄分为13个等级。24岁及以下为1，80岁及以上为13；24～80岁每5岁为一个等级：25～29岁为2，30～34岁为3，以此类推，75～79岁为12	
Education	教育程度分为6个等级：未上过小学为1，1～8年级为2，9～11年级为3（相当于读高中），12年级或有GED证书为4（相当于高中毕业），大学1～3年级为5（相当于专科毕业），大学4年级及以上为6（相当于本科及以上）	
Income	收入情况分为8个等级：家庭收入小于1万美元为1，1万～1.5万美元（不包含1.5）为2，1.5万～2万美元（不包含2万）为3，2万～2.5万美元（不包含2.5万）为4，2.5万～3万美元（不包含3万）为5，3万～5万美元（不含5万）为6，5万～7.5万美元（不包含7.5万）为7，7.5万美元及以上为8	

16.2.2　用皮尔逊相关系数为线性回归筛选特征

我们先用线性回归来做回归分析。线性回归的表现形式非常简单。

在做训练和测试之前我们先筛选出最有用的特征值，即特征选择（详见 15.8 节）。上面的 21 个特征值太多，我们只选最有用的特征值以简化问题。一般使用相关系数来反映两个变量间的相关性：一个变量是某一个特征值（例如，有无高血压），另一个变量是最终结果（有无糖尿病）。以皮尔逊相关系数（Pearson correlation coefficient）为例，皮尔逊相关系数简称为相关系数，是相关系数的代表，定义为两个变量的协方差除以它们标准差的商。相关系数在–1 至 1 之间，绝对值越大表示相关性越强，负数表示负相关，正数表示正相关。例如，如上定义的 BMI 和高血压与糖尿病很可能是正相关，即肥胖和高血压的发生与糖尿病发生是相关的；吃水果和吃蔬菜与糖尿病可能是负相关，即吃水果与蔬菜与不得糖尿病是相关的。相关关系和因果关系不同，自然界中鸡叫和天亮是相关的，但不是因果关系。

代码 2-1.py

```
1.import pandas as pd
2.df=pd.read_csv('data/diabetes_...._BRFSS2015.csv')
3.print(df.columns)
4.print(df.head())
5.print(round(df.corr(), 2)['Diabetes_binary'])
```

输出：

Index（['Diabetes_binary', 'HighBP', 'HighChol', 'CholCheck', 'BMI', 'Smoker',

　　　　'Stroke', 'HeartDiseaseorAttack', 'PhysActivity', 'Fruits, 'Veggies', 'HvyAlcoholConsump','AnyHealthcare', 'NoDocbcCost', 'GenHlth', 'MentHlth', 'PhysHlth', 'DiffWalk', 'Sex', 'Age', 'Education', 'Income'], dtype='object')

Diabetes_binary HighBP HighChol CholCheck ... Sex Age Education
Income

	0								
0	0.0	1.0	0.0	1.0	...	1.0	4.0	6.0	8.0
1	0.0	1.0	1.0	1.0	...	1.0	12.0	6.0	8.0
2	0.0	0.0	0.0	1.0	...	1.0	13.0	6.0	8.0
3	0.0	1.0	1.0	1.0	...	1.0	11.0	6.0	8.0
4	0.0	0.0	0.0	1.0	...	0.0	8.0	5.0	8.0

[5 rows × 22 columns]

Diabetes_binary	1.00
HighBP	0.38
HighChol	0.29
CholCheck	0.12
BMI	0.29
Smoker	0.09
Stroke	0.13
HeartDiseaseorAttack	0.21
PhysActivity	−0.16
Fruits	−0.05
Veggies	−0.08
HvyAlcoholConsump	−0.09
AnyHealthcare	0.02
NoDocbcCost	0.04
GenHlth	0.41
MentHlth	0.09
PhysHlth	0.21
DiffWalk	0.27
Sex	0.04
Age	0.28
Education	−0.17

Income　　　　　　　　　−0.22

Name：Diabetes_binary，dtype：float64

　　Python 又一次让我们站在了巨人的肩膀上。代码 2-1 的目的是为每个特征计算皮尔逊相关系数，仅用 5 行语句就让我们看到数据的概况并计算出每一个特征与结果的相关系数。第 1 行引入 pandas，且使用更简单的名字 pd 来代表它。Pandas 是 Python 中功能强大的处理数据的软件库。第 2 行 read_csv() 是把一个 csv 文件读入到 DataFrame 中，并且起名字叫 df。这个 csv 文件就是前面我们提到的 2015 年糖尿病风险相关调查的数据表，有 70 692 行、22 列。DataFrame 是 Pandas 定义的一种盛装二维数组的对象，二维数组实际上就是一个表格。第 3 行是获得 df 的一个属性 columns，即表头。第 4 行 head() 是一个方法，用来获得 df 前 5 行数据。

　　第 5 行是计算特征值的相关系数。corr() 是输出 df 的每一个特征值和另一个特征值的相关系数的矩阵，也是 DateFrame 的格式。默认为皮尔逊相关系数。因为我们只关心每一个特征值和最终结果 Diabetes_binary 的相关系数，所以我们用 ['Diabetes_binary'] 来筛选出一列。按代码 2-1 的输出所示，Diabetes_binary 和自己的相关系数是 1.00，Diabetes_binary 和 HighBP 的相关系数是 0.38。我们取以下相关系数绝对值最大的六个特征来训练机器学习算法：

　　'HighBP','HighChol','BMI','GenHlth','DiffWalk','Age'

16.2.3　用 Python 实现线性回归

　　我们先为数据做一个线性回归，即代码 2-2。

代码 2-2

```
1.import pandas as pd
2.df=pd.read_csv('diabetes_binary_5050split_hea
lth_indicators_BRFSS2015.csv')
3.selected_columns=['HighBP','HighChol','BMI',
'GenHlth','DiffWalk','Age']
4.
5.from sklearn.model_selection import train_test_split
6.data=df[selected_columns]
7.targets=df[['Diabetes_binary']]
8.X_train,X_test,y_train,y_test=train_test_split
(data,targets,test_size=0.20,random_state=10)
9.y_train=y_train.values.ravel()
10.y_test=y_test.values.ravel()
11.
12.from sklearn import linear_model
13.reg=linear_model.LinearRegression()
14.reg.fit(X_train,y_train)
15.print("reg.coef_:",reg.coef_.tolist())
16.print("intercept_:",reg.intercept_)
17.
18.print("X_test:\n",X_test[:3])
19.print("y_test:\n",y_test[:3])
20.result=reg.predict(X_test).tolist()
21.print(result[:3])
22.
23.y_test=y_test.tolist()
24.ct=0
25.for i in range(len(result)):
26.        if(result[i]>0.5 and y_test[i]==1)or
(result[i]<=0.5 and y_test[i]==0):
```

```
27.          ct+=1
28.print(ct,len(result),ct/len(result))
```

输出：

reg.coef_： [0.17154269497173574， 0.11573657483358901，
0.012186939399184471，0.10938368303781579，0.028570073237512678，
0.027723851787035417]

intercept_：−0.5771745395868058

X_test：

	HighBP	HighChol	BMI	GenHlth	DiffWalk	Age
38476	1.0	1.0	25.0	4.0	0.0	11.0
18100	0.0	0.0	31.0	1.0	0.0	6.0
21649	0.0	0.0	37.0	3.0	0.0	3.0

y_test：

[1. 0. 0.]

Predict result：

[0.7572753170067836, 0.07634737554794113, 0.28506482265757327]
10372 14139 0.7335738029563619

代码第 1～2 行是把数据文件读到 df 里面。第 3 行定义了一个列
表，里面是筛选出来的 6 个相关系数最高的特征。第 5～10 行是构建
训练集和测试集。第 5 行引入了机器学习库 sklearn 中的
model_selection 方法，train_test_split 是这个方法下面的
一个函数，第 6 行从 df 中取出来 6 列，对应 6 个选用的特征值，存储
在 data 中。第 7 行从 df 中取出一列，即有无糖尿病的结果列，存储
在 targets 中。第 8 行使用了 train_test_split 函数，其中
test_size 设定为 0.2,表示 20%的实例被选为测试集。我们有 70 692

个实例，其中 56 553 个实例作为训练集，14 139 个实例作为测试集。如果 random_state 没有设定，每次运行会随机生成训练集和测试集；如果设定为一个整数，则每次生成的训练集和测试集相同，便于跟踪和比较，我们这里设为 10。运行完此行，X_train、X_test、y_train、y_test 分别为训练集特征数据、训练集结果、测试集特征数据、测试集结果。X_train 为 56 553 行 21 列，X_test 为 14 139 行 21 列，y_train 为 56 553 行 1 列，y_test 为 14 139 行 1 列。注意到 train_test_split 函数生成的 y_train 实际上为 56 553 个数组，每个数组只有一个元素，因此要把这个二维数组变成一维数组。第 9～10 行的 ravel() 是一个函数，把多维数据变成一维数组。

第 12～17 行使用了线性回归来解决这个问题。第 12 行引入了 sklearn 库中的 linear_model 模块，这个模块里面有很多线性模型。第 13 行使用了线性回归。第 14 行用训练集对线性回归模型进行拟合（训练）。第 15、16 行分别输出了线性回归模型的系数和截距。根据输出的结果 reg.coefhe 和 intercept_，我们得到训练集训练过的线性回归模型：

$$Y=0.17X_1+0.12X_2+0.01X_3+0.11X_4+0.03X_5+0.03X_6-0.58$$

第 18 行输出了训练集的前 3 个实例的特征，其中第一个是第 38 476 号实例，它出现在表格的第 38 478 行，这是因为第 1 行是表头，第 2 行是第 0 个实例。这个实例的六个特征值分别是：1.0、1.0、25.0、4.0、0.0、11.0。第 19 行输出了训练集的前 3 个结果[1.0.0.]，其中第一个实例的结果是 1，表示有糖尿病。第 20 行使用这个线性回归模型对测试集进行预测。第 21 行输出预测结果。第一个实例的预测结果是 0.757。注意到如果把第 38 476 号实例的六个特征值（1.0、1.0、25.0、

4.0、0.0、11.0）带入到上面的模型，会得到 0.757。同理，第 18 100、20 649 号实例的特征值带入到模型中会得到预测值 0.076、0.285。我们注意到这三个实例的结果是 1、0、0。因为结果是二元的，只有 1 和 0，但我们强行使用线性回归模型来拟合，最终得到的预测值为 0.757、0.076、0.285，0.757 更接近 1，而 0.076 和 0.285 更接近 0。第 23~28 行是使用线性回归模型来预测结果的准确率评估。实际上这是个分类问题，分类问题的结果是离散的，如 1 或 0；而回归问题的结果是连续的，例如上面算出来的 0.757。sklearn 中的线性回归模型的评估（score()）只用决定系数（coefficient of determination）R^2 显然不合适，因为我们不需要算出一个精确的值，只需要判断这个值更接近 1 还是 0 即可。第 23 行把预测结果变成一个列表。第 24 行设置一个计数器 ct 来数判断正确的实例个数。第 25 行是一个 for 循环，从预测结果 result 列表里面逐一地取出预测值。第 26 行是条件语句，如果大于 0.5 就把这个实例判定为 1，如果不大于 0.5 就判定为 0，然后和测试集结果 y_test 做比较，如果相同就把 ct 加 1。最终我们发现，14 139 个测试集实例中我们判定正确的有 10 372 个，准确率为 73.4%。读者可以自行改变阈值 0.5，例如尝试 0.3 或 0.7，再看一下结果。

如果觉得上述模型还不错，我们可以用它预测某个成年人是否患糖尿病。询问受试者这如下问题并计算：

（1）高血压吗？如果是，加 0.17

（2）高血脂吗？如果是，加 0.12

（3）加 BMI 乘以 0.01

（4）总体健康值是多少？（1 最好 5 最差），加上这个数乘以 0.11

（5）行走或爬楼梯困难吗？如果是，加 0.03

（6）年龄分数 × 0.03，年龄分数见表 16-5

表 16-5　年龄分数表

年龄	年龄分数
18～24	1
25～29	2
30～34	3
35～39	4
40～44	5
45～49	6
50～54	7
55～59	8
60～64	9
65～69	10
70～74	11
75～80	12
80 以上	13

（7）以上得分之和减掉 0.58

（8）如果大于 0.5，则为糖尿病；否则无糖尿病。

上述线性回归模型容易解释，甚至可以写出公式。但是绝大多数算法都很复杂，无法像线性回归一样容易地表示出来。

16.2.4　支持向量机简介与线性可分

支持向量机（support vector machines，SVM）是一种常用而强大的机器学习算法，在特征值数量大（高维度）的应用上非常有效。上面的例子特征数量不大：特征数量是 21，实例数量是 70 692。当特征值数量比实例数量大时，SVM 仍然有效。另外，SVM 可以选择不同的核函数来适应各种问题。

以二元分类为例。我们先考虑平面坐标系上的一些点，每个点的位置由两个特征值描述：这个点的 x 坐标和 y 坐标；每个点有一种颜色，以区分分类结果，颜色是黑白之一。假设黑点都在左上角，白点都在右下角，则一条斜线 "/" 就可以把这些点完美地分隔，见图 16-2。这样的线会有很多条，我们可以取一条最优的线，这条线离最近的黑点和最近的白点的距离相等，且距离之和最大，这个距离叫作边界宽度（margin）。显然，用边界宽度最大的这条线作为决策边界（decision boundary）时，分类失误的可能性最小。支持向量机就是通过学习，得出这样一条决策边界最大的线（多维空间叫超平面）用于未来实例的分类。

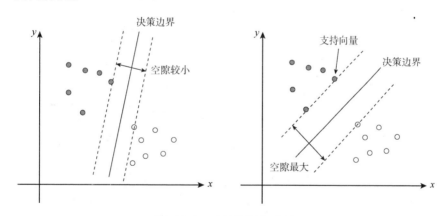

图 16-2　决策边界与空隙

每个分类中距离这条线最近的点叫作支持向量。支持向量本身就是训练集中的实例，是最难做分类的实例。例如，一个支持向量机算法学习我本人爱吃的食物有哪些，如果决策边界基于我最爱吃的和最不爱吃的食物，则这个算法的判断能力不强，因为最爱吃的和最不爱吃的太容易判断。必须选用那些介于最爱吃和最不爱吃之间的食物，然后获得我在这些食物上的喜好，才具有更强的判断能力。

假设选出来最佳的斜线的方程是 $y=x-1$，即 $x-y-1=0$。对于测试集中的一个实例而言，我们把这个实例的坐标输入到 $x-y+2$ 里面，如果大于 0 则在斜线下部，判断为白色；如果小于 0 则在斜线上部，判断为黑色。

上面图中的实例是线性可分的。一维的数轴上，如果两组点是线性可分的（例如黑点全小于 1，白点全大于 1），则在 1 这个位置的一个点将两组数分开，点是 0 维的。二维的坐标系中的点如果线性可分，用一条线（一维）即可分隔，如上图所示；三维空间中的点如果线性可分，这时用来做线性分隔的不是线，而是一个二维的平面。扩展到 n 维空间，如果 n 维空间的点（即 n 个特征值的实例）是线性可分的，用来做线性分隔的是 $n-1$ 维的平面，这种平面被称为超平面。支持向量机找到并用于分类的是有最大边界宽度的超平面，边界宽度是距离超平面最近的点到超平面的距离。

再举一个布尔函数的例子，布尔函数的自变量和函数值都是 0 或 1。有两个自变量的布尔函数的自变量有 4 种组合，即（0，0）、（0，1）、（1，0）、（1，1），这 4 种组合中每一种都可能有两种结果，因此有两个自变量的布尔函数一共有 16 种。这 16 种里面有 14 种都是线性可分的，只有两种线性不可分，如图 16-3 所示。为了不让读者误以为 y 是函数值，图中两个自变量分别写成了 x_1 和 x_2。只有黑白点分布在对角线时的两种布尔函数线行不可分，其余 14 种情况都是线性可分的。例如，只有一个黑点在（1，1）处。

对于线性不可分的实例，我们可以把实例映射到高维空间，支持向量机不会增加特征，但可以根据低维空间的已有特征算出来高维空间新的特征。例如，如果黑点都在平面坐标系中的一个圆之内，白点在圆外，这种情况就没办法用一条线把黑白点分隔，图 16-4 展示了可以映射到 3 维空间实现线性可分的例子。

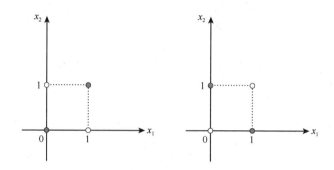

图 16-3　两种线性不可分的布尔函数

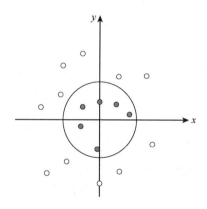

图 16-4　可以映射到三维空间实现线性可分的例子

假设这个圆的圆心在坐标系原点，我们可以使用已有特征（某个点的 x、y 坐标）构建一个新的特征：$z=x^2+y^2$，然后把这个二维空间映射到由 x、y、z 三个特征构成的三维空间中，就实现线性可分了。假设圆的半径是 1，则黑点的 z 值都小于 1，白点都大于 1，$z=1$ 这个平面就可以对这些实例在三维空间线性分隔。

16.2.5　核函数

把实例映射到高维空间的计算量非常大，此时可使用核函数简化计算。因为降低了运算量，使用核函数又称核技巧（kernel trick）。举个例子，假设转换函数 $\Phi()$ 可以把二维向量变成三维向量：

$$\Phi(x_1,x_2)=(x_1^2,\sqrt{2}x_1x_2,x_2^2)$$

有两个二维向量：$r=(r_1,r_2),x=(x_1,x_2)$，我们把这两个向量用函数 $\Phi()$ 转换成三维向量，然后求这两个三维向量的点积，点积就是两个相同维数的向量对应元素乘积之和：

$$\Phi(r_1,r_2)\cdot\Phi(x_1,x_2)=(r_1^2,\sqrt{2}r_1r_2,r_2^2)\cdot(x_1^2,\sqrt{2}x_1x_2,x_2^2)=r_1^2x_1^2+2r_1r_2x_1x_2+,r_2^2x_2^2$$
$$=(r_1x_1+r_2x_2)^2=(r\cdot x)^2$$

如果我们定义一个核函数 $K(r,x)$ 为以上两个转换函数的函数值的点积，则不用具体计算这个数值（$r_1^2x_1^2+2r_1r_2x_1x_2+r_2^2x_2^2$）来求这个核函数的数值，只需要计算转换前的二维向量点积的平方即可。这就是核技巧。支持向量机常用的核函数有线性、多项式、径向基函数（RBF）等。

16.2.6　用 Python 实现支持向量机

下面我们通过 Python 来使用支持向量机对上面的糖尿病风险问题进行分类。我们首先用少部分实例作为例子。

代码 2-3svm.py

```
1.import pandas as pd
2.df=pd.read_csv('data/diabetes_binary_5050spli
t_health_indicators_BRFSS2015.csv')
3.df=pd.concat( [ df[: 10], df[35346: 35356]])
```

```
 4.selected_columns=['HighBP','HighChol','BMI',
'GenHlth','DiffWalk','Age']
 5.
 6.from sklearn.model_selection import train_test_split
 7.data=df[selected_columns]
 8.targets=df[['Diabetes_binary']]
 9.print
(df[['Diabetes_binary']+selected_columns])
10.X_train,X_test,y_train,y_test=train_test_spl
it(data,targets,test_size=0.20,random_state=10)
11.y_train=y_train.values.ravel()
12.y_test=y_test.values.ravel()
13.
14.from sklearn.svm import SVC
15.clf=SVC()
16.clf.fit(X_train, y_train)
17.print("支持向量有哪些? \n",clf.support_vectors_)
18.print("支持向量的索引: ",clf.support_)
19.print("每个分类的支持向量数量:",clf.n_support_)
20.print("Accuracy:",clf.score(X_test,y_test))
```

代码 2-3svm.py 中的第 1～12 行和代码 2-2 的第 1～10 行基本相同，都是获取训练集和测试集，但是增加了两行。第 3 行是从 df 中只选取 20 个实例。因为数据的前部分都是负例，从 35 346 行至末尾都是正例，我们取正例、负例各 10 个，pd.concat 这个方法是把两个 DateFrame 进行合并。第 9 行是把测试集的特征值结果打印出来。第 10～12 行仍然按照代码 2-3svm.py 的方式分出 80%的实例作为训练集，20%的实例作为测试集。第 9 行代码的输出如下：

	Diabetes_binary	HighBP	HighChol	BMI	GenHlth	DiffWalk	Age
0	0.0	1.0	0.0	26.0	3.0	0.0	4.0
1	0.0	1.0	1.0	26.0	3.0	0.0	12.0
2	0.0	0.0	0.0	26.0	1.0	0.0	13.0
3	0.0	1.0	1.0	28.0	3.0	0.0	11.0
4	0.0	0.0	0.0	29.0	2.0	0.0	8.0
5	0.0	0.0	0.0	18.0	2.0	0.0	1.0
6	0.0	0.0	1.0	26.0	1.0	0.0	13.0
7	0.0	0.0	0.0	31.0	4.0	0.0	6.0
8	0.0	0.0	0.0	32.0	3.0	0.0	3.0
9	0.0	0.0	0.0	27.0	3.0	0.0	6.0
35346	1.0	1.0	1.0	30.0	5.0	1.0	9.0
35347	1.0	0.0	0.0	25.0	3.0	0.0	13.0
35348	1.0	1.0	1.0	28.0	4.0	1.0	11.0
35349	1.0	0.0	0.0	23.0	2.0	0.0	7.0
35350	1.0	1.0	0.0	27.0	1.0	0.0	13.0
35351	1.0	1.0	1.0	37.0	5.0	1.0	10.0
35352	1.0	1.0	1.0	28.0	4.0	0.0	12.0
35353	1.0	1.0	1.0	27.0	4.0	1.0	8.0
35354	1.0	1.0	1.0	34.0	4.0	1.0	9.0
35355	1.0	1.0	1.0	24.0	2.0	0.0	12.0

注意：第一列是这个实例在表格中的行号，第二列是结果值，即有无糖尿病。可见前 10 个为负例，实例没有糖尿病；后 10 个为正例，实例有糖尿病。第 3～8 列分别为选取的特征值，与上一份代码相同。

第 14～16 行是用训练集来训练 SVM 算法，如果没有特别指定核函数，默认使用 RBF（径向基函数）作为核函数。第 16 行就是用训练集的特征值、目标值来训练这个 SVM。第 17～19 行输出了支持向量相关的属性，输出如下：

支持向量有哪些?

```
[[ 1.   1. 28.   3.   0. 11.]
 [ 0.   0. 26.   1.   0. 13.]
 [ 0.   0. 32.   3.   0.   3.]
 [ 1.   1. 26.   3.   0. 12.]
 [ 1.   0. 26.   3.   0.   4.]
 [ 0.   0. 29.   2.   0.   8.]
 [ 0.   0. 27.   3.   0.   6.]
 [ 1.   1. 34.   4.   1.   9.]
 [ 0.   0. 23.   2.   0.   7.]
 [ 1.   0. 27.   1.   0. 13.]
 [ 1.   1. 27.   4.   1.   8.]
 [ 1.   1. 28.   4.   0. 12.]
 [ 1.   1. 24.   2.   0. 12.]
 [ 1.   1. 28.   4.   1. 11.]
 [ 1.   1. 37.   5.   1. 10.]]
```
支持向量的索引: [0 3 5 11 12 14 15 1 2 4 6 7 8 9 13]
每个分类的支持向量数量: [7 8]

训练集有 16 个实例，非常少，训练完的 SVM 一共有 15 个支持向量，通过比较一些支持向量的特征值和训练集的特征值，我们发现其中 7 个支持向量来自负例，行号是：0、1、2、3、4、8、9；8 个支持向量来自正例，行号是：35348～35355。第 20 行是训练过的 SVM 在训练集（4 个实例）上的准确率，输出为：

Accuracy: 0.25

这个准确率说明训练集中的 4 个实例被正确判断的为 1 个。将代

码 2-3svm.py 中的第 3 行和第 9 行变成注释，在代码所在行前面加
"#"，此时，这个代码就是用所有的数据集来进行训练和测试。最终
输出如下：

支持向量有哪些？

```
[[ 0.    0. 25.   5.   0. 10.]
 [ 1.    0. 21.   5.   0.   8.]
 [ 1.    1. 26.   3.   0. 10.]
 ...
 [ 1.    0. 34.   3.   1.   8.]
 [ 1.    1. 24.   4.   0. 11.]
 [ 0.    1. 27.   3.   0. 13.]]
```

支持向量的索引：[1   5   6 ... 56543 56546 56549]

每个分类的支持向量数量：[16682 16690]

Accuracy：0.7417780606832166

这次的训练集有 56 553 个实例，因此有更多的支持向量，支持向
量中的负例有 16 682 个，正例有 16 690 个。在 14 139 个实例的测试集
上，支持向量机的最终准确率为 74.18%。相较而言，代码 2-2 中的简
单的线性回归分类器的准确率为 73.4%。

16.3　案例：用决策树判定乳腺肿块的良恶性

第 6 章的介绍让我们知道判断乳腺肿块的良恶性非常有意义，可
以避免很多不必要的切除并帮助患者有效治疗疾病。本节将介绍根据
乳腺肿块的特征使用决策树算法来做良性或恶性的预测。

我们使用 sklearn 中的决策树模型来做机器学习，并画出训练集上

生成的决策树的形象，以便了解决策树的生成过程。为简化问题，我们首先使用含有 8 个实例的训练集和含有 2 个实例的测试集，后来使用全部的数据集，并介绍决策树剪枝策略。我们还分别使用基尼系数和信息熵作为分裂结点时纯度度量指标。本节样例代码有 3 类，4 段，数据文件有 1 个。

16.3.1　乳腺癌筛选数据介绍

乳腺 X 线检查是有效的乳腺癌筛查方法，但是阳性预测值（测试结果是阳性的案例中真实发病的比例）较低，因此会导致大约 70% 的活检是不必要的。我们使用了德国埃尔朗根-纽伦堡大学（University Erlangen-Nürenberg）放射学研究所于 2003~2006 年间收集的 516 例良性和 445 例恶性乳腺肿块的实例[①]。实例的结果值 "Scverity" 为 0 表示良性，为 1 表示恶性。实例的特征值有 5 个：

·BI-RADS 分级。BI-RADS 是 Breast Imaging-Reporting and Data System 的缩写，分为以下等级：1，阴性；2，良性；3，可能良性；4，可疑；5，高度提示恶性肿瘤；6，已活检证实为恶性肿瘤。注意，为了预测是否为恶性，所以没有等级为 6 的数据。

·受试者年龄。

·肿块形状。1：圆形；2：椭圆形；3：小叶形；4：不规则形。

·肿块边缘。1：界限分明；2：微分叶；3：模糊；4：不明确；5：针状。

---

① Elter M，Schulz-Wendtland R，Wittenberg T. The prediction of breast cancer biopsy outcomes using two CAD approaches that both emphasize an intelligible decision process. Medical Physics，2007，34（11）：4164-4172

图 16-5 中的三幅图①从左至右分别为界限分明，微分叶和模糊。界限分明一般是良性肿块，微分叶一般是可疑的肿块。当边缘被纤维组织遮挡时，会呈模糊状，这种情况一般可以需要通过超声看清楚边缘。

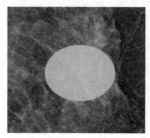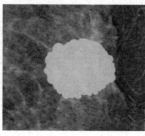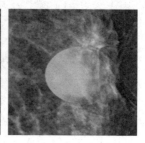

图 16-5　肿块边缘的三种情况

图 16-6 中的两幅图分别是边缘不明确（左）和针状（右）。边缘不明确一般是可疑的肿块，而针状的带有放射状的毛刺一般是非常可疑的肿块。

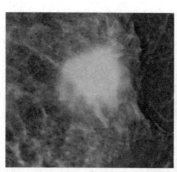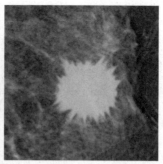

图 16-6　肿块边缘的另两种情况

· **肿块密度**。1：高密度；2：等密度；3：低密度；4：含脂肪。

一般来说，乳腺癌的 X 线片中脂肪的密度比较低，腺体和纤维的

---

① https://radiologyassistant.nl/breast/bi-rads/bi-rads-for-mammography-and-ultrasound-2013

密度比较高。高密度的乳房与乳腺癌的关联更大。另外，从高密度乳房的 X 片里面不容易看出有肿块。对于肿块来说，高密度乳房的恶性可能更大。

决策树算法是从训练集上学习到一棵树，树的每个非叶结点是一个问题，根据不同的答案有不同的分支进入到下一个结点，最终的叶结点是结果值。从根结点到叶结点的路径就是用一系列有序的条件来判定最终结果，这很像和小朋友玩的猜东西的游戏。我先想一个动物，小朋友通过问问题来猜，且问题只能用是或否回答。例如，会飞吗？不会；有毛吗？有；四条腿吗？是；是宠物吗？是；是狗吗？不是；是猫吗？是。因此，计算机科学中树是倒着长的，树根在上，树叶在下。

我们先取上述数据中的 10 个实例用于决策树的训练和测试，并通过这少部分数据形象地介绍一下决策树的生成和对测试集的判定。

代码 3-1-dt.py

```
1.import pandas as pd
2.df=pd.read_csv('brcabiopsy.csv')
3.df=df[:10]
4.print(df)
5.data=df.drop(columns='Severity')
6.targets=df[['Severity']]
7.
8.from sklearn.model_selection import train_test_split
9.X_train,X_test,y_train,y_test=train_test_split
(data,targets,test_size=0.20,random_state=10)
10.print("训练集:\n",pd.concat([X_train,y_train],
axis='columns'))
11.print("测试集:\n",pd.concat([X_test,y_test],
axis='columns'))
```

```
12.
13.from sklearn.tree import DecisionTreeClassifier
14.clf=DecisionTreeClassifier()
15.clf.fit(X_train,y_train)
16.print(clf.score(X_test,y_test))
17.
18.from matplotlib import pyplot as plt
19.from sklearn import tree
20.tree.plot_tree(clf,feature_names=['BI-RADS',
'Age','Shape','Margin','Density'],class_names=['B'
, 'M'],node_ids=True)
21.plt.show()
```

代码 3-1-dt.py 中第 1~2 行负责把 csv 文件读到 DataFrame 中，第 3 行负责抽取前 10 个实例，第 4 行把这 10 个实例输出。第 5 行负责抽取实例的特征值所在的列，因为数据中的 "Severity" 列是结果值，把这一列去掉后剩下的 5 列就是特征值。第 6 行负责构建实例的结果值，即 "Severity" 所在列。第 4 行的输出 df 如下：

	BI-RADS	Age	Shape	Margin	Density	Severity
0	5	67	3	5	3	1
1	5	58	4	5	3	1
2	4	28	1	1	3	0
3	5	57	1	5	3	1
4	5	76	1	4	3	1
5	3	42	2	1	3	1
6	4	36	3	1	2	0
7	4	60	2	1	2	0
8	4	54	1	1	3	0
9	3	52	3	4	3	0

代码第 8~11 行负责构建训练集和测试集并打印输出。同 16.2 节中的代码一样,我们使用了 `train_test_split()` 抽取 80%的实例作为训练集,20%的实例作为测试集。因为我们目前的小规模实验只用了 10 个实例,所以训练集中有 8 个实例,测试集中有 2 个。第 10、11 行分别输出了训练集和测试集。`pd.concat()` 是 pandas 的一个函数,可以连接两个 DataFrame。第 9 行语句执行完,`X_train` 是训练集实例的特征值(5 列)的 DataFrame,`y_train` 是测试集实例的结果值(1 列)的 DataFrame,我们想把它们拼在一起输出,因此用了 `concat` 这个函数。其中 `axis='columns'` 表示按照列来添加,合并之后就是 6 列的训练集。第 10~11 列输出如下:

训练集:

	BI-RADS	Age	Shape	Margin	Density	Severity
5	3	42	2	1	3	1
6	4	36	3	1	2	0
3	5	57	1	5	3	1
1	5	58	4	5	3	1
0	5	67	3	5	3	1
7	4	60	2	1	2	0
4	5	76	1	4	3	1
9	3	52	3	4	3	0

测试集:

	BI-RADS	Age	Shape	Margin	Density	Severity
8	4	54	1	1	3	0
2	4	28	1	1	3	0

从上述输出中,我们可以看出训练集包括 8 个实例,分别是原表

中第 5、6、3、1、0、7、4、9 行的实例，我们简称为 5 号、6 号、3
号、1 号、0 号、7 号、4 号、9 号实例；测试集包括 2 个实例，分别
是原表中第 8、2 行实例，简称 8 号、2 号实例。

16.3.2 决策树的生成及可视化

用具体的实例来展示决策树的形象。代码 3-1-dt.py 中第 13~16 行使
用训练集训练了决策树算法，并用测试集测试了决策树的性能。第 13 行
引入决策树模块 sklearn.tree，DecisionTreeClassifier 是一
个决策树分类器的类。第 14 行 clf 是分类器 classifier 的缩写，设定 clf
为一个默认设置的决策树。第 15 行用训练集的特征值和结果值来训练
这个决策树算法，第 16 行输出训练完的决策树在测试集上的准确率。
第 18~21 行把这棵用 8 个实例训练完的决策树画出来并输出。运行完
之后的输出是：1.0，表示训练完的决策树在测试集上的准确率是
100%。决策树输出如下，这棵树有 7 个结点，标记为#0~#6。

先看一下这棵树如何判断测试集中的实例。以 8 号实例为例，先在
#0 号结点对特征 BI-RADS 是否大于 4.5 做判断，这个实例 BI-RADS
是 4，所以在#0 结点进入左侧分支的#1 号结点。在#1 号结点对 Age
特征值是否大于 47 做判断，这个实例年龄为 54 岁，所以进入右侧分
支的#5 号结点。#5 号结点为叶子结点，这个结点的 class=B，表示良
性，准确。注意到#5 号结点的 value 是[2，0]，表示有两个反例支持
这个判定路径。同理，我们看一下 2 号实例，2 号实例的 BI-RADS 是
4，所以也进入到#1 号结点，2 号实例年龄为 28，因此进入到左侧分
支的#2 号结点，再判定年龄小于 39，则进入到#3 号结点，这是一个
叶子结点，分类为 B，表示良性，准确（图 16-7）。所以，这棵决策树

在训练集上的准确率是 100%。

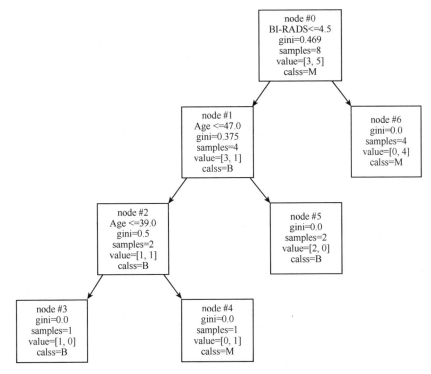

图 16-7 使用 8 个实例训练、准确率为 1 的决策树

注意到我们再次运行代码 3-1-dt.py 时，会得到不同的决策树，读者可以自行尝试。图 16-8 也是可能得到的决策树的一种，在这棵决策树上，8 号实例会通过#0、#1、#5 号结点，最终判断为良性，准确。2 号实例会通过#0、#1、#2、#3 号结点最终判断为恶性，错误。所以这棵决策树在测试集上的准确率是 50%。我们也有可能得到图 16-9 中这棵决策树，8 号实例和 2 号实例都会通过#0、#1、#3、#4 号结点而被判断为恶性，均错误，所以准确率为 0。

以图 16-9 中准确率为 0 的决策树为例，value 中的两个数字表示训练集中反例、正例的个数。#0 号结点处 value 显示为[3，5]，表示

在这个结点处，有 3 个反例、5 个正例。这是整个训练集，其中 3 个
反例是 6 号、7 号、9 号，5 个正例是 5 号、3 号、1 号、0 号、4 号。
第一个判定条件 "BI-RADS<=4.5" 可以把这 8 个训练实例分成两组，
一组是#1 号结点，value=[3，1]，表示有 3 个反例（6 号、7 号、9 号），
1 个正例（5 号）；另一组在#6 号结点，是 4 个正例（3 号、1 号、0
号、4 号）。而#1 号结点的组根据判定条件 "Density<=2.5" 可以把 4
个实例（6 号、7 号、9 号、5 号）再次分成两组，一组在#2 号结点，
包括 2 个反例（6 号、7 号），另一组在#3 号结点，1 个反例（9 号）
和一个正例（5 号）。对 Shape 进行判断后，5 号到达#4 号结点，9 号
到达#5 号结点。这就是上面决策树的结点方块中的 value 值的含义。

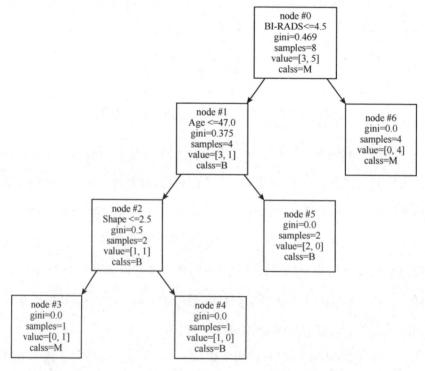

图 16-8　使用 8 个实例训练、准确率为 0.5 的决策树

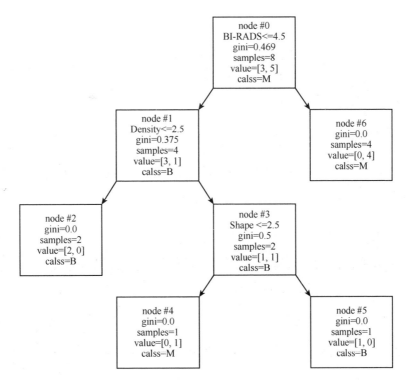

图 16-9　使用 8 个实例训练、准确率为 0 的决策树

16.3.3　决策树的过拟合和剪枝

以小规模的训练集和测试集做完试验后，我们可以使用整体的数据集做实验。我们需要把代码 3-1-dt.py 的第 3 行注释掉或删除，另外，还需要给生成的决策树做一些限制。决策树的优缺点很明显，优点是容易以图形化表示决策过程，缺点是容易发生过拟合（overfitting）。过拟合就是推导出了一个非常复杂的模型，对于训练集表现特别优秀，但是因为太复杂，通用能力太差，导致在测试集表现很差。例如，土豆削皮刀的刀刃大都是直的，相当于用直线拟合土豆表面的一条线。在比较平的地方，削皮效果非常好；在有曲面的地方，相当于用直线拟合曲线，效果不是很好，但可用。如果我们按照某个

土豆表面设计出一种弯曲的刀，这个刀在这个土豆上的削皮效果很好，但这个刀是一种过拟合，换一个土豆，效果就会很差。工具软件设计也是如此，为某个应用定制的软件通用性会很差，所以为了销量只能做通用设计。

如上所述，在训练集上生成的决策树会很复杂，甚至可以达到每个叶子结点只对应一个训练实例，这样的决策树如果用训练集做测试，准确率是 100%，但是通用性很差。因此，生成决策树时通常会限制最终的决策树深度不可以超过某个数值，或限定决策树叶子结点覆盖的实例数量不可以低于某个数值。有两种办法可供使用，第一种是提前剪枝（pre-pruning），另一种是后剪枝（post-pruning）。提前剪枝是在生成决策树的过程中就做了限制，我们用的 sklearn 里面的决策树算法就是这种剪枝策略。后剪枝是先生成决策树，然后对其进行调整。

代码 3-2-dt-pruning.py

```
1.import pandas as pd
2.df=pd.read_csv('brcabiopsy.csv')
3.data=df.drop(columns='Severity')
4.targets=df[['Severity']]
5.
6.from sklearn.model_selection import train_test_split
7.X_train,X_test,y_train,y_test=train_test_split
(data,targets,test_size=0.20,random_state=10)
8.print("训练集:\n",pd.concat([X_train,y_train],
axis='columns'))
9.print("测试集:\n",pd.concat([X_test,y_test],
axis='columns'))
```

```
10.
11.from sklearn.tree import DecisionTreeClassifier
12.clf=DecisionTreeClassifier(max_depth=2,min_s
amples_leaf=20)
13.clf.fit(X_train, y_train)
14.print(clf.score(X_test,y_test))
15.
16.
17.from matplotlib import pyplot as plt
18.from sklearn import tree
19.tree.plot_tree(clf,feature_names=['BI-RADS',
'Age','Shape','Margin','Density'],class_names=['B',
'M'],node_ids=True)
20.plt.savefig('DT')
21.plt.show()
```

代码 3-2-dt-pruning.py 和 3-1-dt.py 有三点差别。首先，去掉了
3-1-dt.py 的选择 10 个数据的第 3 行，这次使用了所有的数据。然后，
第 12 行增加了参数，限制决策树的深度为 2，同时，要求作为叶子
结点需要至少 20 个实例。深度为 2 意味着决策树有三层。最后，在
第 20 行添加了一行可以把图片存储为名字为"DT"的代码，图片
默认格式是 PNG。代码 3-2-dt-pruning.py 得到的决策树如图 16-10
所示。我们通过这个树#0 号结点 value 的两个值了解到，训练集有
347+317=664 个，其中良性实例 347 个，恶性实例 317 个。程序最
后的输出是 0.8433734939759037，表示在测试集上的准确率是
84.3%。

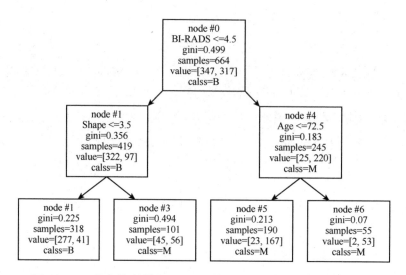

图 16-10 从完整训练集得到的剪枝的决策树（使用基尼系数）

16.3.4 使用信息熵或基尼系数生成不同的决策树

这一部分简要介绍决策树是怎么由训练集得到的，了解决策树的生成会加深我们对决策树的理解。如果仅把机器学习算法当成工具，也可以不必深入了解其算法机理。

决策树算法是有指导的机器学习算法，通过训练集中的实例学习到一棵树，然后对新实例的结果值进行预测，即分类。决策树也让我们更深入地理解机器学习，决策树模型将学习到的结构用树的结构表示，不学习就没有内容，内容通过学习实例获得，并通过不断地学习实例对内容及结构进行优化调整。机器学习模型的优缺点和能力首先受限于模型本身，同时也受限于训练集。如同一个固定了的书架只能摆放有限本书，这是模型本身的限制；学习过程是在书架上摆书，摆的书就像是训练集。因此，一个书架的知识量取决于书架本身和上面的书。

生成决策树的基本原则是回答这样一个问题：通过实例的哪一个特征可以把这些实例最好地做出分类？例如，有无前列腺是可以把男女分开最好的特征之一。但是应用场景往往不会这么简单，找不到和结果值（如性别）相关性这么大的特征。身高或体重是否也可以作为一个很好地区分性别的特征？是否喜欢打游戏或是否吸烟也可作为一个很好地区分性别的特征？这需要用一些指标来衡量。

我们来定量研究一下。如果我们需要判定 10 个人的性别，而某个特征可以把这 10 个人分成 10 男 0 女或 10 女 0 男，说明这是一个非常好特征，这个特征与性别在这 10 个人的训练集上有最大的相关性。相较之下，如果有个特征只能分出来 5 男 5 女，说明这个特征对判断性别没什么用。因此，我们需要对实例的纯度做一个衡量，显然，都是男的或都是女的就是纯的，5 男 5 女是最不纯的。物理上用熵来标记系统混乱无序的状态，熵值大表示不纯，熵值越大越混乱。酒店打扫后尚未入住的房间的熵值是最低的状态，一切井然有序，浴巾在浴巾架上；入住后离店时的熵值最高，此时浴巾可能在椅子上。信息论也借用熵这个概念：

$$\text{Entropy}(P) = -\sum_{i=1}^{n} p_i \log_2(p_i)$$

p_i 表示这个分类占总体的比值。所以 10 男 0 女的分类中男性 $p_1=1$，女性 $p_2=0$，所以熵为 0，这是信息熵的最低值。5 男 5 女的分类 $p_1=p_2=0.5$，所以熵为 1，这是信息熵的最高值。另外，也可以用基尼（Gini）系数来衡量一个分类结果：

$$\text{Gini}(P) = 1 - \sum_{i=1}^{n} (p_i)^2$$

显然 10 男 0 女的基尼系数为 0，5 男 5 女的基尼系数为 0.5。

决策树算法就是找到一个特征，让这个特征对原有实例进行分割后可以最大程度降低信息熵或基尼系数，这种降低被定义为信息收益（information gain）。然后做递归，即对分割后的子集上继续寻找信息收益最大的特征，再进行分割，直到得到的子集只包含相同分类的实例，这时我们称为纯的结点。如果分割过程中使用了提前剪枝，对决策树有限制，也会提前停止。例如，设定叶子结点最少有 20 个实例，即使子集中 20 个实例不是纯的，也停止。决策树算法 ID3 及 C4.5 都是澳大利亚教授罗斯·昆兰发明的，使用了信息熵，C4.5 是 ID3 的改进版，使用了后剪枝。CART 算法使用基尼系数，sklearn 中的决策树使用 CART 算法，用基尼系数衡量实例的纯度。

我们再来看一下代码 3-1-dt.py 为什么会得到三种不同的决策树。图 16-5 的决策树，#0 号结点是根结点，有 8 个实例，其中 3 个良性，5 个恶性，（samples=8,value=[3,5]），基尼系数是 0.469。第一次分割后左侧的#1 号结点有 4 个实例，3 良 1 恶，基尼系数是 0.375；而右侧的#6 号结点有 4 个实例，都是恶性，所以#6 号结点是纯的，基尼系数为 0。因此，第一次分割后总体的基尼系数是 0.375/2+0/2=0.1875，这一次分割基尼系数由 0.469 降至 0.1875。而图 16-6 和图 16-7 中的两棵决策树第一次分割后的总体基尼系数也都是 0.1875。同理，图 16-5 中的决策树第二次分割成 2#和 5#号两个结点，#2 号结点基尼系数为 0.5，#5 号结点基尼系数为 0，两个结各有 2 个实例，所以 2#和 5#号两个结点整体基尼系数为 0.5/2+0/2=0.25。而图 16-6 和图 16-7 中的两棵决策树的第二次分割后生成的两个结点的总体基尼系数也为 0.25。

因此，代码 3-1-dt.py 会产生三棵完全不同的决策树，因为每次分割基尼系数的变化在三棵决策树上是完全相同的。

上面的算法中使用了基尼系数来衡量分类结果的纯度，我们也可以使用信息熵。只需要把代码 3-1-dt.py 的第 14 行改为：

```
clf=DecisionTreeClassifier(criterion="entropy")
```

如上代码为 3-3-dt-entropy.py，上传到共享目录下，不在书中展示内容。得到的决策树的大体结构和使用基尼系数的决策树（图 16-7、图 16-8、图 16-9）相同。根据我们设定的特殊场景，也会有三棵决策树产生，其中在测试集上准确率上为 1 的决策树如图 16-11 所示，这棵决策树与图 16-7 所示的决策树的结构是相同的，甚至每个结点上实例的分布也相同。在图 16-11 中的结点中 "entropy=" 表示使用了信息熵来计算每个结点的分类纯度。以#1 号结点为例，在图 16-7 和图 16-11 中，这个结点实例分布都是 3 良 1 恶，基尼系数是 0.375，信息熵是 0.811，计算公式如下：

$$\text{gini index} = 1 - \left(\frac{1}{4}\right)^2 - \left(\frac{3}{4}\right)^2 = 0.375$$

$$\text{entropy} = -\frac{1}{4} \cdot \log_2 \frac{1}{4} - \frac{3}{4} \cdot \log_2 \frac{3}{4} = 0.811$$

但是我们注意到#1 号结点的判断条件不同，图 16-7 所示决策树是 "年龄小于等于 47"，而图 16-11 所示决策树是 "BI-RADS 评分小于等于 3.5"。同样，在#2 号结点的判断条件不同，但是#2 号结点处的实例分布是相同的，即 1 良 1 恶，此处基尼系数是 0.5，信息熵是 1。

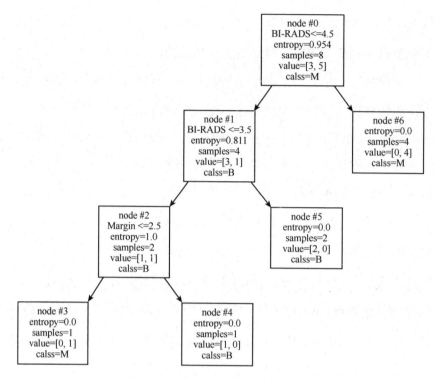

图 16-11　使用 8 个实例训练、准确率为 1 的决策树（使用信息熵）

同样，和代码 3-2-dt-pruning.py 做对比，我们使用全部数据和相同的剪枝策略，即最大深度为 2，叶子结点最小实例数为 20，同时我们使用信息熵衡量分类结果的纯度，即把代码 3-2-dt-pruning.py 的第 12 行改为：

```
12. clf=DecisionTreeClassifier(criterion="entropy")
```

新的程序名字为代码 3-2-dt-pruning-entropy.py。运行此代码，会得到图 16-12 的决策树。比较使用基尼系数的图 16-8 和使用信息熵的图 16-12 中的两棵决策树，可以发现#1 结点有所不同，前者 Shape≤ 3.5，后者 Shape≤2.5，造成#2 和#3 结点也都不同。使用信息熵的决策树在测试集上的准确率是 87.3%，而前面使用基尼系数的决策树的准确率是 84.3%。

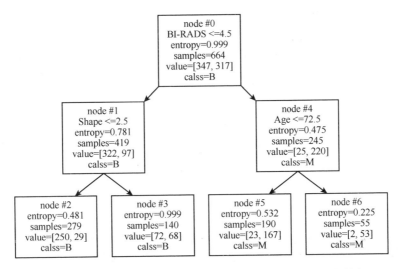

图 16-12　从完整训练集得到的剪枝的决策树（使用信息熵）

16.4　案例：使用集成学习算法预测心脏病

本节先用大家熟悉的决策树算法做心脏病预测，然后介绍如何使用 sklearn 里面的 bagging 算法、随机森林、AdaBoost、梯度提升算法。每种算法只需要替换决策树算法中的两行代码即可完成：一行是引入分类器的类，另一行定义分类器。在特征处理上，介绍了如何把字符串类型变成数字类型和哑变量。本节有样例代码 5 类，8 段，数据文件 1 个。

16.4.1　心脏病数据简介

本节使用的心脏数据是由 5 个独立的数据集[①]合并而成，这几个数据集均包含常用的 11 个用于诊断心脏病的特征，因此合并后扩大了

---

① https://archive.ics.uci.edu/ml/machine-learning-databases/heart-disease/

实例数量。5 个数据集提供的实例数量如表 16-6 所示,总计 1190 个实例,其中有 272 个重复,最终使用了 918 个实例。

表 16-6 数据集中的实例数量

来源	实例数量(个)
克利夫兰诊所基金会	303
匈牙利心脏病研究所	294
瑞士苏黎世大学医院	123
美国长滩医疗中心	200
Statlog 心脏数据集	270
总计	1190

心脏病数据中的 11 个特征和结果值分别如下:

· Age:患者年龄,以岁为单位。

· Sex:患者性别,M 为男性,F 为女性。

· ChestPainType:胸痛类型。1 表示典型心绞痛(TA,Typical Angina),2 表示非典型心绞痛(ATA,Atypical Angina),3 表示非心绞痛(NAP,Non-Anginal Pain),4 表示无症状(ASY,Asymptomatic)。

· RestingBP:静息血压,以 mmHg 为单位。

· Cholesterol:血清胆固醇,以 mm/dL 为单位。

· FastingBS:空腹血糖。1 表示空腹血糖大于 120mg/dL(6.7mmol/L),否则为 0。

· RestingECG:静息心电图结果。Normal 表示正常,ST 表示 ST-T 波异常(T 波倒置和/或 ST 升高或降低值大于 0.05mV),LVH 表示根据 Estes 标准显示可能或明确的左心室肥大。

· MaxHR:达到的最大心率,在 60 和 202 之间。

·ExerciseAngina：运动心绞痛，是否有运动诱发的心绞痛，Y 表示是，N 表示否。

·Oldpeak：与静息时比较，运动诱发的 ST 段压低。这是诊断阻塞性冠状动脉粥样硬化的可靠的心电图标记，还与冠状动脉疾病的患者预后较差有关。

·ST_Slope：峰值运动 ST 段的斜率。Up 表示上升，flat 表示水平，down 表示下降。正常心电图的 ST 段会在运动时上升。

·HeartDisease 是结果值，1 表示有心脏病，0 表示没有心脏病。

16.4.2　以决策树的性能作为基准

集成学习的目的是提升某种基础机器学习算法的表现，决策树是比较常用的基础学习算法。决策树容易产生过拟合，所以经常作为弱分类器被集成学习使用。我们基于上述心脏数据使用决策树算法预测心脏病，得到准确率。将其作为基准，对比集成学习算法的表现。和上一节一样，代码 4-1dt.py 使用决策树算法来处理心脏数据。

代码 4-1dt.py

```
1.import pandas as pd
2.df=pd.read_csv('heart.csv')
3.print(df.info())
4.print(df.head())
5.
6.from sklearn.preprocessing import LabelEncoder
7.le=LabelEncoder()
8.df['Sex']=le.fit_transform(df['Sex'])
9.df['ChestPainType']=le.fit_transform(df['ChestPainType'])
```

```
10.df['RestingECG']=le.fit_transform(df['Restin
gECG'])
11.df['ExerciseAngina']=le.fit_transform(df['Ex
erciseAngina'])
12.df['ST_Slope']=le.fit_transform(df['ST_Slope'])
13.print(df.head())
14.
15.from sklearn.model_selection import train_test_split
16.data=df.drop(columns='HeartDisease')
17.targets=df[['HeartDisease']]
18.X_train,X_test,y_train,y_test=train_test_spl
it(data,targets,test_size=0.20,random_state=10)
19.
20.from sklearn.tree import DecisionTreeClassifier
21.clf=DecisionTreeClassifier(max_depth=3)
22.clf.fit(X_train,y_train)
23.print(clf.feature_importances_)
24.
25.from sklearn.metrics import classification_
report,confusion_matrix
26.pred=clf.predict(X_test)
27.clf_report=classification_report(y_test,pred)
28.print(clf_report)
29.print(confusion_matrix(y_test,pred))
```

上述代码 4-1dt.py 中, 第 1~2 行是把心脏数据 csv 文件读入到
DataFrame 里面, 第 3 行 df.info() 是显示这个 DataFrame 的基本情
况。输出如下:

<class 'pandas.core.frame.DataFrame'>

RangeIndex: 918 entries, 0 to 917

Data columns（total 12 columns）:

#	Column	Non-Null Count	Dtype
---	------	--------------	-----
0	Age	918 non-null	int64
1	Sex	918 non-null	object
2	ChestPainType	918 non-null	object
3	RestingBP	918 non-null	int64
4	Cholesterol	918 non-null	int64
5	FastingBS	918 non-null	int64
6	RestingECG	918 non-null	object
7	MaxHR	918 non-null	int64
8	ExerciseAngina	918 non-null	object
9	Oldpeak	918 non-null	float64
10	ST_Slope	918 non-null	object
11	HeartDisease	918 non-null	int64

dtypes：float64（1），int64（6），object（5）

memory usage：68.2+KB

　　从输出可见这个心脏病数据有 918 个实例，每个实例有 12 列，每列都有 918 个非空的数值。每一个特征的数值类型均有显示，其中 5 个特征的数据类型是 object，一般多为字符串。第 4 行用 head（）显示前 5 行，head()函数如果不给出参数，默认值为 5。其输出如下：

```
  Age Sex ChestPainType ... Oldpeak ST_Slope HeartDisease
0  40   M      ATA       ...   0.0      Up         0
1  49   F      NAP       ...   1.0     Flat        1
2  37   M      ATA       ...   0.0      Up         0
3  48   F      ASY       ...   1.5     Flat        1
4  54   M      NAP       ...   0.0      Up         0
[5 rows × 12 columns]
```

可见上面只显示出了前 3 个特征（前 3 列）：Age、Sex 和
ChestPainType，中间是省略号，然后是最后两列 Oldpeak 和
ST_Slope。最后一列是结果值 HeartDisease。第 6～13 行把 5 个
特征的值变成数字。因为 Sex（性别）取值是 M 或 F，ChestPainType
（胸痛类型）特征的值是 "ATA" "NAP" "ASY" 等，我们使用了
LabelEncoder 把这些字符串类型的值变成数字。另外，这 5 个特征
的值没有明显的顺序，我们使用了 LabelEncoder 把他们直接映射
成 0、1、2 等整数。第 13 行输出的结果如下：

```
  Age Sex ChestPainType ... Oldpeak ST_Slope HeartDisease
0 40  1       1         ...   0.0      2           0
1 49  0       2         ...   1.0      1           1
2 37  1       1         ...   0.0      2           0
3 48  0       0         ...   1.5      1           1
4 54  1       2         ...   0.0      2           0
[5 rows × 12 columns]
```

可见特征 Sex、ChestPainType、ST_Slope 已经变成了整数。
上述的第 6～12 行可以用下面一行代码代替：

```
df=pd.get_dummies(df)
```

get_dummies 可以把类别变量变成哑变量，但是会增加特征数量，
读者可以自行尝试。简而言之，一种方法是把男、女变成 1、0 两个
数字，这样没有增加特征。另一种方法是把一个性别特征变成两个
特征：是男吗？是女吗？这样，在这两个特征上男性是（1，0），
女生是（0，1）。

第 15～18 行用于生成训练集和测试集。第 16 行删掉了最后列，
其余列（前 11 列）构建成特征值。第 17 行选取了最后列，构建为结

果值。第 18 行使用 train_test_split 选取实例的 80%构建成为训练集，20%构建为测试集。第 20~21 行使用决策树算法，并且把决策树最大深度设为 3，这样可以降低决策树的特殊性，避免过拟合。生成的决策树越深，泛化能力越差，容易产生过拟合。第 22 行用训练集训练决策树算法。第 23 行按照顺序输出每一个特征的重要性量值，在决策树算法中，一个特征的重要性量值取决于这个特征对整体分类结果基尼系数的减少程度，第 23 行输出如下：

```
[0.         0.01541704 0.18992927 0.         0.         0.
 0.         0.05157702 0.         0.06811238 0.67496428]
```

由此可见上述 11 个特征中，最重要的特征为第 11 个特征 ST_Slope（峰值运动 ST 段的斜率），重要性为 0.67；其次为第 3 个特征 ChestPainType（胸痛类型）重要性为 0.19。

第 25~29 行输出决策树算法的评估结果。第 25 行引入两个函数 classification_report 和 confusion_matrix。第 26 行是用训练过的决策树算法来对测试集的特征部分 X_test 做预测，预测结果放到 pred。第 27 行是用测试集的真实结果值 y_test 与预测结果 pred 做对比，生成分类报告。第 28 行打印分类报告，第 29 行打印混淆矩阵，输出如下：

	precision	recall	f1-score	support
0	0.79	0.83	0.81	86
1	0.84	0.81	0.82	98
accuracy			0.82	184
macro avg	0.81	0.82	0.81	184

weighted avg	0.82	0.82	0.82	184

```
[[71 15]
 [19 79]]
```

上述输出的前 6 行是分类报告，第 2 行中的 0 表示对反例（即 "0"，无心脏病）的分类的性能指标，最后一个数字 86（即 "support" 所对应）表示实例数量：反例有 86 个。同样，第三行是对正例（"1"）的分类，最后一个数字 98 表示正例有 98 个。再来看末两行的混淆矩阵，这是一张表，呈现一个分类算法对实例的分类结果及实例的真实结果。可以清晰看出每一类有多少个实例被预测正确，多少个实例被预测错误。71 和 15 所在行的总和表示实例的真实结果为 71+15=86，测试集中一共有 86 个反例（即 "0"），即没有心脏病的实例。这 86 个反例用上面训练过的决策树算法做预测为 0 的有 71 个（预测正确），预测为 1 的（预测错误）的有 15 个。第 8 行表示测试集中有 98 个正例（即 "1"），预测正确 79 个（预测成 1），预测错误 19 个（预测成 0）。

第二行的 0.79、0.83、0.81 三个数字分别是分类的精密度（precision）、召回率（recall）和 F1 分数（f1-score）。对于反例，精密度为 71/90=0.79，召回率为 71/86=0.83，F1 分数是精密度和召回率二者的调和平均数：2/（1/0.79+1/0.83）=0.81。同理可以算出对于正例的精确度为 0.84，召回率 0.81，F1 分数为 0.82。184 个测试实例中预测正确了 150 个，准确率（accuracy）为 150/184=0.82。最末两行是宏平均（macro average）和加权平均数。宏平均就是每个分类某个性能指标的平均数，以精密度为例，反例和正例上的精密度分别为 0.79

和 0.84，二者的平均数为 0.815，显示成 0.81。反例和正例的召回率为 0.83 和 0.81，二者平均数为 0.82。加权平均就是考虑了正例、反例数量。反例 86 个，正例 98 个，所以精密度的加权平均为：

$$0.79 \times \frac{86}{184} + 0.84 \frac{98}{184} = 0.82$$

16.4.3　两类集成学习算法：Bagging 和 Boosting

集成学习（ensemble learning）的思路是构建几个分类器，然后综合考虑这些分类器的预测结果来得到最终结果。集成学习的方法有两类：第一类并行，以 bagging 算法为代表；第二类串行，以 boosting 算法为代表。并行就是同时生成这些分类器，先分别使用部分实例或部分特征同时构建出不同的分类器，然后让这些分类器投票或平均它们的结果作为最终结果，如 bagging 算法、随机森林。串行是顺序产生这些分类器，逐步提升，这种方法叫提升（boosting），如 AdaBoost、梯度提升。

Bagging 算法源于英文名字 bootstrap aggregating（自举聚集），是加利福尼亚大学伯克利分校的统计学家 Leo Breiman 给起的名字。Bagging 算法是在原始的训练集上随机取出子集，并在子集上构建很多个分类器，然后把这些分类器的结果汇集起来形成最终的结果。这样可以减少基础分类器（例如决策树）的方差。在统计学和机器学习领域有一个概念，叫作偏差–方差权衡（bias-variance tradeoff），即没有办法同时减少偏差和方差，需要在二者之间找一个平衡。偏差就是准不准，相当于打到靶子的子弹距靶心的距离。方差就是稳不稳，相当于打到靶子上所有弹孔之间是密集还是稀疏。决策树的过拟合就容易导致高方差，而用 bagging 算法可以减少决策树的方差，避免过拟合。

各种 bagging 算法的差别在于如何从训练集中取得随机的训练子集。在 scikit-learn 中，bagging 算法可以让使用者自己定义基础分类器，然后用 max_samples 和 max_features 来控制实例数量和特征数量，从而控制抽取子集的规模。我们删掉代码 4-1dt.py 中第 21 行的 max_depth=3，形成代码 4-1dt-nodep.py，此时决策树没有最大深度限制，可能会产生过拟合。运行 4-1dt-nodep.py，发现准确率在 0.74～0.76 间波动。

我们试运行 bagging 算法，用如下 3 行代替代码 4-1dt.py 中的第 20～23 行，形成代码 4-2bagging-nodep.py。我们使用一半的实例和一半的特征（体现在代码 22 行），把基础分类器设定为决策树，且决策树使用默认参数。运行后我们发现准确率在 0.75～0.88 间波动（读者可以自行运行程序来体验并了解），由此可以看出 bagging 算法比决策树算法更有优势。

```
20.from sklearn.tree import DecisionTreeClassifier
21.from sklearn.ensemble import BaggingClassifier
22.clf=BaggingClassifier(DecisionTreeClassifier(),
            max_samples=0.5,max_features=0.5)
```

我们给代码 4-2bagging-nodep.py 的第 22 行加上深度限制，即改为

```
22.clf=BaggingClassifier(DecisionTreeClassifier
(max_depth=3),max_samples=0.5,max_features=0.5)
```

形成代码 4-2bagging.py，运行此代码，发现准确率大多在 0.82～0.86 间，偶有 0.78。而代码 4-1dt.py 中的决策树加上 max_depth=3 后，准确率为 0.82，不发生波动，表示增加限制条件后避免了过拟合，也减小

了结果的波动。这时，bagging 算法的准确率也高于决策树本身（0.82）。

 拓展阅读

自举启动（bootstrapping）

一般意义上，bootstrapping 的意思是不需要外力的自启动过程。boot 是靴子，strape 是带子。bootstrap 是指高帮靴子的靴帮顶部用于提鞋的带子或环子，让人穿靴子更容易。1888 年的《大众物理学》一书中提出了一个问题，为什么人不能用靴带把自己提起来？因此这个词曾暗喻不可能完成的任务。1916～1922 年这个词指"通过严格的、独立的努力让自己变得更好"，所以也翻译成"自举"。在计算理论领域，bootstrapping 指可以用自己语言写自己的编译器，例如 C 语言的编译器可以用 C 语言写出，写完后可以迭代改进编译器。在电子学中，boostrapping 指模拟电路中的正反馈。

16.4.4　随机森林

随机森林的概念最早出现于何天琴（Tin Kam Ho）博士于 1995 年发表的一篇论文。一般来说有两种给决策树引入随机的办法：随机取实例和随机取特征。随机取实例后来被用于训练决策树，把所有决策树的结果综合考虑并作为最终结果。随机取实例是取后放回的抽样方式，这样会导致每次获取实例的过程都是独立于另一次取实例；如果不放回就会对以后的实例抽取产生影响。随机森林生成并使用了多棵决策树，和 bagging 算法一样，也可以减少方差，避免决策树的过拟合。在 Scikit-learn 的实现中，用参数 n_estimators 来规定生成决策树的棵数，默认值是 100；用参数 max_features 来规定使用特征的数量，默认值是原特征数量的平方根。

我们使用默认参数的随机森林算法来处理上面的案例，数据、训练集、测试集均保持不变，我们只需要把代码 4-1dt.py 中的第 20~21 行替换为：

```
20.from sklearn.ensemble import RandomForestClassifier
21.clf=RandomForestClassifier()
```

生成代码 4-3rf.py。运行这个代码，可以发现默认参数的随机森林的准确率在 0.84~0.87 间波动，上面决策树加上 max_depth=3 的限制条件后的准确率为 0.82，一般认为，随机森林的结果比决策树更好。

16.4.5 AdaBoost 算法和梯度提升决策树

AdaBoost 是最早出现的 boosting 算法，是 Adaptive Boosting（适应提升）的缩写，其中 Ada 并不是人名。AdaBoost 属于集成学习中的第二类算法，是串行的、逐步提升的一个弱分类器。一开始每个实例都得到一个相同的权值。第一轮分类后，那些被分类正确的实例的权值降低，被分类错误的实例权值升高；然后进入第二次分类。因此，难以分类的实例（有点像支持向量）获得更大的影响力，而且后续的分类算法会更重视这些实例的分类，从而提升了分类能力。一般情况下，AdaBoost 算法使用深度为 1 的决策树作为弱分类器，这种决策树叫决策树桩（decision stump），即只有根结点和叶结点的树。

Scikit-learn 仍然提供了方便使用的 AdatBoost 算法，只需要把代码 4-1dt.py 中的第 20~21 行替换为：

```
20.from sklearn.ensemble import AdaBoostClassifier
21.clf=AdaBoostClassifier()
```

形成新的代码 4-4ada.py，这样就可以运行默认参数的 AdaBoost 算法，在本应用中 AdaBoost 算法的准确率为 0.85。读者可以运行代码，自行试验。

梯度提升算法先定义一个损失函数（loss function），也称为成本函数或目标函数，然后把这个损失函数的值最小化。对于回归问题，损失函数是预测值与真实值之间的差别，例如绝对平均误差或均方差。对于分类问题，损失函数衡量分类器分类错误的概率，可以表示为对数似然损失（logarithmic loss），被定义为一个分类器对于每个实例预测正确的概率的对数的平均值的相反数。为完成损失函数的最小化，使用的最优化算法是梯度下降法（gradient descend）。把梯度下降法想象成一个下山的人想用最短的距离下山，但看不见山下的路，只能利用局部信息来判断，因为他可以看得到山顶，知道在此刻从哪个方向上山最陡，所以可选择这个方向的反方向下山。1998 年，前文提到的 Leo Breiman 把 AdaBoost 算法推导成梯度提升算法的形式。AdaBoost 算法相当于只能使用指数函数作为损失函数的一种梯度提升算法，在离群值方面表现不好；而梯度提升算法可以使用任何一个可导函数作为损失函数，在处理离群值上更稳定。

在 scikit-learn 的实现中，梯度提升决策树算法主要参数是弱分类器的数量，用 n_estimators 控制；学习率（即每一步迭代的步长）用 learning_rate 控制，介于 0 和 1 之间；对决策树深度的控制，使用前面章节介绍的树最大深度或叶结点个数。我们把代码 4-1dt.py 中的第 20～21 行替换成下面代码，即可使用梯度下降决策树分类器：

```
20. from sklearn.ensemble import GradientBoostingClassifier
21. clf=GradientBoostingClassifier().fit(X_train,y_train)
```

形成新的使用梯度提升算法的代码是 4-5gb.py，上述代码使用了默认的参数。例如，梯度提升中弱分类个数默认值为 100，梯度提升算法抗过拟合的能力比较强，所以可以把个数设置大一些。学习率默认值为 0.1。树梯度下降分类器在心脏病预测问题上的准确率是 0.85，和 AdaBoost 算法相同。

学习率，也称为收缩参数，决定了每棵树对最终预测的贡献。较低的学习率意味着每棵树对最终结果的影响较小，而较高的学习率则赋予每棵树更多的权重。弱分类器数量是指集成学习中决策树的数量。每棵树都是按顺序构建的，其中每棵后续树都试图纠正先前树所犯的错误或残差。将更多的树添加到集成学习中可以得到更复杂的模型，该模型能够捕获更精细的模式并提高预测性能。

学习率和弱分类器数量之间的权衡可以理解如下：高学习率和低分类器数量容易导致过拟合。低学习率和高分类器数量可以帮助减轻过拟合并提高模型的泛化性能，但增加了计算复杂度和训练时间。笔者尝试使用 400 个分类器，学习率 0.02，最终准确率为 0.87，即把第 21 行替换成以下代码，形成了 4-5gbpara.py，读者也可以自行尝试其他参数的组合。

```
21.clf=GradientBoostingClassifier(n_estimators=400,
learning_rate=0.02).fit(X_train,y_train)
```

16.5 案例：使用深度学习算法为 MRI 影像做图像分类以判定阿尔茨海默病的发展阶段

16.5.1 TensorFlow 和 Keras 简介

TensorFlow 是由谷歌开发的开源的机器学习框架，用于构建和训练深度学习模型。"tensor"的意思是张量，"TensorFlow"的字面意思是"张量流"。TensorFlow 提供了一套全面的工具和库，用于构建和部署机器学习模型，包括用于数据预处理、模型开发、训练和评估的工具。它特别适合构建和训练深度神经网络，这些神经网络广泛应用于图像和语音识别、自然语言处理及许多其他领域。TensorFlow 是免费的，可供研究人员、开发人员和企业用来开发和部署机器学习模型。

Keras 是一个用 Python 语言编写的 TensorFlow 的接口，用于通过 TensorFlow 来构建神经网络。在 2.3 及之前的版本，Keras 支持多种后端，包括 TensorFlow、Microsoft Cognitive Toolkit、Theano 和 PlaidML。从 2.4 版开始，Keras 仅支持 TensorFlow，并作为 TensorFlow 的一部分被集成到 TensorFlow 中。Keras 包含许多常用神经网络构建块，例如层、损失函数、激活函数、优化器和大量工具，可以更轻松地处理图像和文本数据，从而简化使用深度神经网络所需的编码。除了标准神经网络外，Keras 还支持卷积神经网络和递归神经网络，也支持对层常用的处理，如丢弃、批量归一化和池化。

 背景知识

稀释和丢弃

稀释（dilute）和丢弃（dropout）是神经网络中常用的两种防止过拟合和提高模型泛化性能的技术。

稀释是指在训练期间随机将一小部分输入或权重设置为零的过程。这种技术也称为"稀疏正则化（sparse regularization）"，用于通过降低模型的复杂性来防止过拟合。"稀释"通过随机将一些输入或权重设置为零，迫使神经网络学习更鲁棒的特征，而不太依赖于特定的输入模式或权重。

丢弃是在训练期间随机丢弃（即设置为零）一部分神经元来防止神经网络过拟合的技术，丢弃背后的想法是通过随机丢弃神经元，让神经网络变得更鲁棒，并且更少依赖于特定的神经元。

稀释和丢弃都可以与 L1/L2 正则化等其他正则化技术结合使用，进一步提升模型的泛化性能。

我们使用卷积神经网络 CNN 来对阿尔茨海默病的 MRI 影像进行分类，使用的数据有四个分类：Mild Demented（轻度痴呆）、Moderate Demented（中度痴呆）、Non Demented（非痴呆症）、Very Mild Demented（非常轻微的痴呆）。我们用两个文件夹 train 和 test 装载用于训练和测试的图片，这两个目录都有四个子文件夹，分别对应这四种分类。示例代码如下：

代码 5-1CNN.py

```
1.import pandas as pd
2.import numpy as np
3.import os
4.import matplotlib.pyplot as plt
5.import warnings
6.
7.from tensorflow.keras.layers import Input,Lambda,
Dense,Flatten,Dropout
8.from tensorflow.keras.models import Model
9.from tensorflow.keras.preprocessing import image,
image_dataset_from_directory
10.from tensorflow.keras.preprocessing.image import
ImageDataGenerator
11.from tensorflow.keras.models import Sequential
12.from tensorflow import keras
```

```
13.import tensorflow as tf
14.
15.train_ds=tf.keras.preprocessing.image_datase
t_from_directory(
16.    "./Alzheimer_s Dataset/train",
17.    validation_split=0.2,
18.    subset="training",
19.    seed=1337,
20.    image_size=[180,180],
21.    batch_size=16,
22.)
23.
24.val_ds=tf.keras.preprocessing.image_dataset_
from_directory(
25.    "./Alzheimer_s Dataset/train",
26.    validation_split=0.2,
27.    subset="validation",
28.    seed=1337,
29.    image_size=[180,180],
30.    batch_size=16,
31.)
32.
33.test_ds=tf.keras.preprocessing.image_dataset
_from_directory(
34.    "./Alzheimer_s Dataset/train",
35.    seed=1337,
36.    image_size=[180,180],
37.    batch_size=16,
38.)
39.
40.from tensorflow.keras.preprocessing.image import
ImageDataGenerator as IDG
```

```
41.IMG_SIZE=180
42.IMAGE_SIZE=[180,180]
43.DIM=(IMG_SIZE,IMG_SIZE)
44.ZOOM=[.99,1.01]
45.BRIGHT_RANGE=[0.8，1.2]
46.HORZ_FLIP=True
47.FILL_MODE="constant"
48.DATA_FORMAT="channels_last"
49.WORK_DIR="./Alzheimer_s Dataset/train"
50.work_dr=IDG(rescale=1./255,brightness_range=
BRIGHT_RANGE,zoom_range=ZOOM,data_format=DATA_FORM
AT,fill_mode=FILL_MODE,horizontal_flip=HORZ_FLIP)
51.
52.train_data_gen=work_dr.flow_from_directory(d
irectory=WORK_DIR,target_size=DIM,batch_size=6500,
shuffle=False)
53.train_data,train_labels=train_data_gen.next()
54.print(train_data.shape,train_labels.shape)
55.
56.
57.from imblearn.over_sampling import SMOTE
58.sm=SMOTE(random_state=42)
59.train_data,train_labels=sm.fit_resample(train_
data.reshape(-1,IMG_SIZE * IMG_SIZE * 3),train_labels)
60.train_data=train_data.reshape(-1,IMG_SIZE,IM
G_SIZE,3)
61.print(train_data.shape，train_labels.shape)
62.
63.from sklearn.model_selection import train_test_split
64.train_data,test_data,train_labels,test_label
s=train_test_split(train_data,train_labels,test_si
```

```
ze=0.2,random_state=42)
65.train_data,val_data,train_labels,val_labels=
train_test_split(train_data,train_labels,test_size
=0.2,random_state=42)
66.
67.from tensorflow.keras.applications.inception_v3 import
InceptionV3
68.inception_model=InceptionV3(input_shape=(180,
180,3),include_top=False,weights="imagenet")
69.
70.
71.for layer in inception_model.layers:
72.    layer.trainable=False
73.from tensorflow.keras.layers import SeparableConv2D,
BatchNormalization,GlobalAveragePooling2D
74.custom_inception_model=Sequential([
75.        inception_model,
76.        Dropout(0.5),
77.        GlobalAveragePooling2D(),
78.        Flatten(),
79.        BatchNormalization(),
80.        Dense(512,activation='relu'),
81.        BatchNormalization(),
82.        Dropout(0.5),
83.        Dense(256,activation='relu'),
84.        BatchNormalization(),
85.        Dropout(0.5),
86.        Dense(128,activation='relu'),
87.        BatchNormalization(),
88.        Dropout(0.5),
89.        Dense(64,activation='relu'),
90.        Dropout(0.5),
```

```
91.        BatchNormalization(),
92.        Dense(4,activation='softmax')
93.    ],name="inception_cnn_model")
94.
95.
96.from tensorflow.keras.callbacks import ReduceLROnPlateau
97.class MyCallback(tf.keras.callbacks.Callback):
98.   def on_epoch_end(self,epoch,logs={}):
99.        if logs.get('acc')> 0.99:
100.                   print("\nReached  accuracy
threshold! Terminating training.")
101.           self.model.stop_training=True
102.my_callback=MyCallback()
103.
104.
105.rop_callback=ReduceLROnPlateau(monitor="val
_loss", patience=3)
106.METRICS=[tf.keras.metrics.CategoricalAccura
cy(name='acc'),
107.           tf.keras.metrics.AUC(name='auc')]
108.CALLBACKS=[my_callback, rop_callback]
109.
110.custom_inception_model.compile(optimizer='r
msprop',
111.loss=tf.losses.CategoricalCrossentropy(),
112.                         metrics=METRICS)
113.
114.EPOCHS=1
115.
116.history=custom_inception_model.fit(train_da
ta,train_labels,validation_data=(val_data,val_labe
```

```
ls),callbacks=CALLBACKS,epochs=EPOCHS)
   117.test_scores=custom_inception_model.evaluate
(test_data,test_labels)
   118.print("Testing Accuracy:%.2f%%"%(test_scores[1]*100))
```

　　本节我们要处理很多个图片文件，分别放置在文件夹"Alzheimer_s Dataset"下面的两个子文件夹 train 和 test 里。首先要把"Alzheimer_s Dataset"这个文件夹放置到代码 5-1CNN.py 所在的目录下。另外，和 16.1～16.4 不同，这里的图片文件需要提供路径而不仅仅是文件名，如上述代码第 16 行里面的路径的写法`"./Alzheimer_s Dataset/train"`，这是 macOS 操作系统（苹果电脑）的写法。如果是 Windows 系统，需要写成`"Alzheimer_s Dataset\\train"`，用到两个反斜杠"`\\`"，另外一种写法是写到 r 的后面，只写一个反斜杠，即 `r"Alzheimer_s Dataset\train"`。在 Windows 系统，这两种写法都可以，是等价的，如下所示：

```
path1="C:\\Users\\Username\\Documents\\file.txt"
path2=r"C:\Users\Username\Documents\file.txt"
```

　　第 1～13 行用于引入各种构建 CNN 需要的数据库。第 15～38 行构建了训练集、验证集和测试集三个数据集实例。`image_dataset_from_directory` 这个函数是 Keras 里一个函数，可以把一个目录下的图像文件生成 df.data.dataset 这个类的一个数据集实例（即类的一个对象），前提是要在主目录下建子目录，图片有多少个分类标签就建多少个子目录，子目录的名称必须是标签名称。函数的第一个参数就是主文件夹路径名。

16.5.2　图像增强技术

任何机器学习的应用中，丰富的数据都很重要。对于图像识别，图像是非常宝贵的资源，但是数据量可能会不足。图像增强技术有助于应对训练数据不足的窘境，它把原有图像做一些转换而形成新的图像，新生成的图像与原图像具有相同的分类标签。Keras 里面的 ImageDataGenerator 就是来实现图像增强技术的一个类。用于图像增强的方法有以下几种：

（1）随机旋转。把图像旋转 0°～360°，并把这个度数赋给 rotation_range 这个参数。旋转后的图像会有一些部分变成空白，可以选择用常数或最近的像素来填充，填充方式由参数 fill_mode 来控制，默认值是 "nearest"，即用最近的像素填充。

（2）随机移动。参数 height_shift_range 用于图像的垂直移动，参数 width_shift_range 用于图像的水平移动。如果该值为浮点数，则表示要移动的图像宽度或高度的百分比；如果是一个整数值，则表示垂直或水平方向移动的像素值。

（3）随机翻转。沿垂直轴或水平轴翻转的参数用 horizontal_flip 和 vertical_flip 控制。这种技术的使用应该考虑图像中的对象。例如，汽车的垂直翻转后看起来不像汽车，但是足球垂直翻转后仍然像足球。如果需要翻转，将参数值赋给布尔值 True。

（4）随机亮度。很多时候图片中的对象不会处于完美的光照条件下，因此可以调整亮度。使用 Brightness_range 这个参数，给出一个包含两个浮点值的列表，从中选择一个亮度偏移值，小于 1 图片变暗，大于 1 图片变亮。Keras 中关于亮度调整的设定与 TensorFlow 不同，

TensorFlow 中 0 表示没有亮度，1 表示最大亮度。

（5）随机缩放。使用 zoom_range 这个参数，可以指定一个包含两个浮点数的列表，这两个数分别是下限和上限。如果只给一个浮点数，范围是在 1–zoon_range 和 1+zoom_range 之间。小于 1 表示放大图像，大于 1 表示缩小图像。

代码的第 40～50 行使用图像增强计算来丰富数据集。ImageDataGenerator 类里有 rescale 这个参数，相当于把图片的值乘以这个参数值，一般都会给 rescale 赋值 1/255。因为原始图片 RGB 系数在 0～255 之间，rescale 赋值 1/255 后相当于把图片的值给转换到 0～1 之间。brightness_range 参数确定图像增强时的亮度范围值。zoom_range 是随机缩放的参数。

"data_format" 参数有两个取值 channels_first 或 channels_last，用于通知算法把 channel 放在最前面还是最后面，默认是在后面。如果使用 Theano 这个蒙特利尔大学开发的库，则要把 channel 放到前面。对于四维张量，channels_last 对应的格式是（batch_size, rows, cols, channels），channels_first 对应的格式是（batch_size, channels, rows, cols）。"channel" 指颜色通道，黑白图像的颜色通道只有一维，而彩色图像的颜色通道有三维。flow_from_directory 这个方法中的 batch_size 用于指定一批生成图像的数量。洗牌参数 shuffle 如果设置为 True，则图片顺序会打乱。fill_mode 设定为 constant，是使用常量值填充缺失的像素，该常量值由 ImageDataGenerator 的 cval 参数指定。水平翻转参数 horizontal_flip 设定为 True。

代码第 52 行在 ImageDataGenerator 对象 work_dr 上调用 flow_from_directory 方法，从 directory 中指定的目录生成批量数据。

`target_size` 参数设置为指定图像目标高度和宽度的元组。`batch_size` 参数设置为 6500，这意味着每个批次将包含 6500 个样本。`shuffle` 参数设置为 False，表示不会打乱数据的顺序。

代码第 53 行函数调用 `train_data_gen.next()` 返回一批增强图像数据及其相应的标签。然后将返回的值分配给 `train_data` 和 `train_labels`。`train_data` 是一个形状为（batch_size，IMG_SIZE，IMG_SIZE，3）的 numpy 数组，包含一批增强图像数据。第一维对应批次中的样本数，第二维和第三维对应调整大小后的图像大小，最后一维对应图像中的颜色通道数。`train_labels` 是一个形状为（batch_size，num_classes）的 numpy 数组，其中 num_classes 是数据集中的类数，我们的案例中的类别数为 4。

16.5.3　过采样平衡数据

如果有健康人的影像图片 1000 张，某种疾病的影像图片只有 10 张，则为类不平衡问题。此时，可以使用 `imblearn` 库中的 SMOTE 技术对图像分类中包含图片数量比较少的类别进行过采样。

代码第 57～61 行实现过采样。`train_data` 和 `train_labels` 分别包含训练集的输入图像和相应的分类标签。SMOTE 对象使用随机种子 42 创建。相同的随机种子将始终产生相同的随机数或值序列，这对于重现结果和调试很有用。然后在 `train_data` 和 `train_labels` 上调用 SMOTE 对象的 `fit_resample()` 方法，其中 `train_data` 被重塑为具有维度（样本数，IMG_SIZE * IMG_SIZE *3）的二维数组，以匹配 SMOTE 预期的输入格式。`fit_resample()` 方法对 `train_labels` 中的少数类进行过采样以平衡类分布。最后将 `train_data` 重塑回四维数组，维度为（样本数，IMG_SIZE，IMG_SIZE，3），以匹配图像的原始输入格式，并打印 `train_data` 和 `train_labels` 的形状以确认过采样已成功。

SMOTE（Synthetic Minority Over-sampling Technique，合成少数过采样技术）是机器学习中用于解决类不平衡问题的一种技术。它于 2002 年由尼特什·乔拉（Nitesh Chawla）等提出。SMOTE 的工作原理是生成少数类（样本较少的类）的合成实例，而不是简单地对现有实例进行过采样。该方法先随机选择一个少数类的实例，然后选择它的 k 个最近邻居之一来作为补充最后在两个实例之间进行插值来创建合成实例。重复该过程，直到达到所需的过采样水平。使用合成实例有助于降低简单复制现有实例可能产生的过拟合风险。此外，通过生成新实例而不是简单地复制现有实例有助于在数据集中引入更多多样性并增强模型泛化能力。SMOTE 也有不足，如果少数类别与多数类别的分布非常相似、或少数类别离决策边界太近时可能会生成噪声。在这种情况下，ADASYN 或 Borderline-SMOTE 等替代过采样技术可能更有效。

代码第 63～65 行用于构建训练集、验证集和测试集。使用 `sklearn.model_selection` 模块中的 `train_test_split` 函数将原始训练数据集 `train_data` 及其对应的标签 `train_labels` 分成三个独立的集合：

（1）`train_data` 和 `train_labels`：这些集合将用于训练深度学习模型。

（2）`test_data` 和 `test_labels`：这是测试集，将用于评估经过训练的模型在以前从未见过的数据上的性能。

（3）val_data 和 val_labels：这些集合将用于超参数调整和模型选择，从一组已经在 train_data 和 train_labels 集合上训练的模型中选择性能最好的模型。

train_test_split 函数将输入数据和标签随机分成两组或更多组，其中每组样本的比例由 test_size 参数确定，设置为 0.2 表示 20%的样本将分配给测试集，而其余 80% 将用于训练和验证。random_state 参数用于设置随机种子以实现可重复性，以便每次使用相同的随机种子运行代码时获得相同的拆分。

16.5.4　定制化构建一个 CNN 模型

代码第 67～68 行用于新建一个 InceptionV3 模型的实例，input_shape=(180,180,3)是设置模型输入的张量形状。在这种情况下，输入形状是一个 3D 张量，其高度和宽度均为 180 像素，具有 3 个颜色通道（红色、绿色和蓝色）。include_top=False 是指不应包括 InceptionV3 模型的最终完全连接层（也称为"顶层"）。默认情况下，顶层被训练为使用 ImageNet 数据集将图像分类为 1000 个类别，但在这种情况下，我们稍后将添加我们的自定义顶层。weights="imagenet"：这会使用在 ImageNet 数据集上预训练的权重来初始化模型。这是深度学习中用于提高模型在新任务上的性能的常见做法，因为预训练的权重可以帮助模型学习有用的特征。

 背景知识

InceptionV3 模型

InceptionV3 是谷歌开发的深度卷积神经网络架构。2015 年，谷歌改进了先前版本的 Inception 架构（V1 和 V2），因此称新架构为 V3。

InceptionV3 旨在高效地处理图像，且在各种计算机视觉任务中被证明非常有效，如图像分类、对象检测和语义分割。InceptionV3 通过结合使用多种架构创新来实现高性能，如 inception 模块，它由具有不同大小过滤器（1×1、3×3 和 5×5）的多个卷积层和池化层组成，所有这些层都并行连接在一起。这允许网络从输入图像中学习多尺度特征。此外，InceptionV3 还使用了批量归一化，有助于减少内部协变量偏移问题（当我们网络的输入分布发生变化时，会发生内部协变量偏移），加快训练速度。它还使用分解卷积方法，将标准卷积运算分成两个较小的运算：深度卷积和点卷积，这显著减少了网络的参数数量和计算复杂度，同时保持了高精度。

接下来第 71 行 for 循环里面的"layer.trainable=False"把模型中的所有层设置为不可训练，这些层的权重在训练期间不会更新。第 74～93 行开始定制一个 CNN，"custom_inception_model"是 Keras 中"Sequential"模型的一个实例。该模型是通过将预训练的 InceptionV3 模型"inception_model"作为"顺序"模型的第一层传递来创建的。

Dropout(0.5)是增加一个丢弃层，这是一种正则化技术，用于防止神经网络中的过拟合。它在训练期间的每次更新时随机将一小部分输入单元设置为 0，这有助于减少神经元之间的共同适应并防止过度依赖特定特征。0.5 是指定的丢弃率，在每次训练迭代中随机丢弃一半的输入单元，这是一个相对较高的丢弃率。

GlobalAveragePooling2D()是增加一个全局平均池化层，计算前一层每个特征图的平均值。它会计算所有空间位置的每个特征图的平均值，从而为每个特征图生成一个值。该层的输出是一个固定长度的特征向量，它总结了整个输入图像的信息。相当于把每张图片的每个通道值加起来求平均值，结果是没有了宽度和高度，只剩下图片个数和平均值两个维度。[batch，height，width，channel]变成[batch，channel]。通过使用 `GlobalAveragePooling2D` 而不是传统的全连接层，我们减少了模型中可训练参数的数量，并鼓励它学习更稳健的特征。此外，它可以通过减少输入的空间维度并鼓励模型学习更多可泛化的特征来帮助防止过拟合。

`Flatten()`用于增加展平层，将多维张量转换为一维数组或向量。这是一种将一层的输出转换为可以输入到另一层的格式的简单方法。例如，存在一个卷积神经网络，它有一个输出形状为（batch_size，height，width，channels）的 2D 卷积层。如果想将此层连接到需要一维输入的全连接层，我们可以使用 `Flatten()`层将输出张量转换为形状向量（batch_size，height×width×channels）。

`BatchNormalization()`是批量归一化层，通过减少内部协变量偏移问题来提高训练性能和泛化能力。内部协变量偏移是指在训练期间随着前一层的参数更新而发生的输入到一层的分布变化。机器学习假设训练数据和测试数据相互独立且具有相同分布，`BatchNormalization()`通过对层的输入进行归一化使得输入的均值和方差保持在固定范围内，通常为零均值和单位方差。

`Dense(512,activation='relu')`是增加具有 512 个神经元和 ReLU 激活函数的全连接层，全连接层就是该层中的每个神经元都连接到上一层中的每个神经元。激活函数 ReLU（Rectified Linear Unit）是深度学习模型中最常用的激活函数之一，它使用函数 $f(x)=max(0,x)$ 把每个元素都做转换后用于输入张量。该激活函数将非线性引入神经网络，这对于网络学习输入和输出之间的复杂关系非常重要。该层中的 512 个神经元意味着该层的输出张量将具有（batch_size，512）的形状。

Dense(4,activation='softmax')是增加一个具有 4 个神经元和 1 个 softmax 激活函数的全连接层。在神经网络中，当任务是将输入数据分类为多个类别时，最终输出层通常使用 softmax 激活函数。softmax 函数输出不同类别的概率分布，表示分类到每个类别的可能性。

 背景知识

超参数与机器学习的学习率

机器学习领域有两类参数：机器可学习参数和超参数。机器可学习参数是算法在特定数据集训练期间自行学习/估计的参数，如线性函数的斜率和截距。另一类是超参数，不是学习来的，而是预先由机器学习工程师或数据科学家设定的，以调节算法如何学习和修改模型性能的变量。

超参数包括模型超参数和算法超参数，模型超参数决定模型选择，如神经网络的大小。算法超参数不影响模型性能，但是影响学习的速度和质量。学习率就是一种算法超参数。

学习率（learning rate）用符号 α 表示，用于控制机器学习算法更新或学习参数估计值的速度。学习率调节神经网络损失函数梯度的权重。它指定神经网络多久刷新一次它学到的概念。在设置学习率时，需要在收敛和超调之间进行权衡，虽然下降方向通常由损失函数的梯度确定，但学习率决定了在该方向上迈出的步数。学习率太高会使学习跳过最小值，并在最小值周围振荡。而学习率太低要么收敛时间太长，要么陷入不希望的局部最小值。为了实现更快的收敛，防止振荡和陷入不想要的局部最小值，学习率通常在训练期间有计划地改变或自适应变化。

回　调

在机器学习中，回调（callback）是在模型训练过程中的特定点执行的一组函数。回调可用于执行各种任务，例如，记录训练进度、保存最佳模型权重、当性能没有提高时提前停止训练，以及在训练期间调整学习率。

回调通常用于深度学习框架，如 TensorFlow 和 Keras，以在训练过程中添加额外的功能，而不仅仅是优化模型参数。该框架提供了一组内置的回调，用户也可以创建自定义回调来执行特定的任务。

例如，Keras 中一些常见的内置回调包括：

· ModelCheckpoint：保存训练过程中表现最好的模型的权重。

· EarlyStopping：如果验证损失停止改善，则提前停止训练。

· ReduceLROnPlateau：如果验证损失停止改善，则降低学习率。

· TensorBoard：将训练进度和指标写入 TensorBoard 中可视化的目录。

回调是提高机器学习模型性能和调试训练过程的有效方法。通过监控训练过程并在此过程中进行调整，回调可以帮助防止过拟合，使模型更快地收敛到更好的解决方案。

验证损失

验证损失（validation loss）是用于评估训练期间机器学习模型性能的指标。在训练过程中，会留出一部分数据作为验证集，用于评估模型在未见过的数据上的表现。验证损失计算是指模型的预测输出与验证集上的实际输出之间的差异。

训练机器学习模型的目标是最小化验证损失，即使该模型能够很好地泛化到新数据。如果验证损失很低，则表明该模型在以前未见过的数据上表现良好，因此很可能在新的、未见过的数据上表现良好。

验证损失通常与训练损失结合使用，训练损失是模型的预测输出与训练集上的实际输出之间的差异。训练损失用于评估模型在训练过的数据上的性能，而验证损失用于评估模型泛化到新数据的能力。

训练的目标是减少训练损失和验证损失。然而，如果模型过拟合，这意味着它在训练数据上表现良好但在验证数据上表现不佳，则验证损失将开始增加，而训练损失继续减少。

这表明模型正在记忆训练数据而不是学习泛化，需要进行调整以防止过拟合，如正则化或提前停止。

时 期

在机器学习中，一个时期（epoch）被定义为在神经网络的训练阶段所有训练样本通过整个训练数据集的一次完整传递。在卷积神经网络的上下文中，一个时期指的是所有训练样本通过 CNN 的前向和反向传播的一个周期。

在每个时期，CNN 根据前向传播和反向传播过程中获得的误差更新其权重和偏差。时期的值是一个超参数，需要在训练 CNN 之前设置，它决定了整个训练集被用于训练 CNN 的次数。

确定时期的数量很重要，因为使用时期太少可能会导致欠拟合，而使用太多的时期可能会导致过拟合。通常，epoch 的数量是通过监控 CNN 在验证数据集上的性能来确定的，并在性能开始下降时停止训练。

ReduceLROnPlateau 是 Keras 中的一个函数，即 "Reduce learning rate on plateau（在平原上减少学习率）" 的意思，可在监控某个指标

不再提升时降低学习率。此函数通常用于训练深度神经网络以提高其性能。

ReduceLROnPlateau 函数在训练过程中监控一个指标，如验证损失（val_loss）。当监控指标在一定数量的时期（epoch）内停止改善时，学习率会降低，即乘以一个用户指定的小于 1 的系数。学习率的降低允许优化器对模型的权重进行更小的调整，这可以帮助模型收敛到更好的解决方案。ReduceLROnPlateau 函数中有几个参数可以由用户设置，包括：

· monitor：要监控的指标，如验证损失 val_loss。

· factor：学习率降低的因子。例如，factor=0.1，学习率将降低到原值的 0.1。

· patience：没有改进的 epoch 数，在这之后学习率将降低。

代码第 96～102 行定义了一个名为 MyCallback 的自定义 Keras 回调。这个回调的 on_epoch_end 方法在训练期间的每个 epoch 结束时被调用。在此方法中，日志字典参数包含当前时期的训练和验证指标，即如果训练准确度指标超过阈值 0.99，MyCallback 将停止训练。这是通过将模型的 stop_training 属性设置为 True 来实现的。

第 105 行 rop_callback 是 Keras 提供的 ReduceLROnPlateau 回调类的一个实例。当验证损失停止改善时，此回调会降低优化器的学习率。monitor 参数指定监控的指标以进行改进，patience 参数控制在降低学习率之前需要等待的 epoch 数量。

第 106 行 METRICS 列表定义了两个在训练期间跟踪的指标：分类准确度和 AUC。这些指标将在每个 epoch 结束时计算，它们的值将显示在训练日志中。CALLBACKS 列表将 my_callback 和 rop_callback 组合成一个列表，并传递给 Keras 模型的 fit( )方法。当模型被训练时，这些回调将在适当的时候被调用以修改模型的行为。

第 110 行的 compile()方法设置训练模型。optimizer 参数指定训练期间使用的优化算法，在本例中为 RMSprop。损失参数指定使用的损失函数，即分类交叉熵。metrics 参数指定训练期间需要跟踪的指标，在本例中是之前定义的 METRICS。

第 116 行的 fit()方法使用训练数据 train_data 和分类标签 train_labels 训练模型。validation_data 参数提供了一个验证集来评估模型在训练期间的性能。callbacks 参数指定训练期间使用的任何回调，在本例中为 my_callback 和 rop_callback。epochs 参数指定运行的训练期数，在本例中为 1。

16.5.5　CNN 模型的输出及性能评估

第 117 行的 evaluate()方法用于评估经过训练的模型在测试数据集上的性能，这个方法返回一个测试指标列表，这些指标是在模型编译（Compile）步骤中指定的，即第 106 行代码。

代码 5-1 CNN 输出结果如下：

1. 2023-05-08 11：12：51.799501：I tensorflow/core/platform/cpu_feature_guard.cc：182] This TensorFlow binary is optimized to use available CPU instructions in performance-critical operations.

2. To enable the following instructions：AVX2 FMA，in other operations，rebuild TensorFlow with the appropriate compiler flags.

3. Found 5121 files belonging to 4 classes.

4. Using 4097 files for training.

5. Found 5121 files belonging to 4 classes.

6. Using 1024 files for validation.

7. Found 5121 files belonging to 4 classes.

8. Found 5121 images belonging to 4 classes.

9. （5121，180，180，3）（5121，4）

10. （10240，180，180，3）（10240，4）

11. 205/205 [==============================] - 218s 1s/step - loss：1.3918 - acc：0.4172 - auc：0.6866 - val_loss：0.8417 - val_acc：0.6187 - val_auc：0.8708 - lr：0.0010

12. 64/64 [==============================] - 45s 697ms/step - loss：0.8519 - acc：0.6152 - auc：0.8692

13. Testing Accuracy：61.52%

为了方便说明，我们给输出结果加了行号。第 1～2 行是 TensorFlow 生成的日志消息，此消息表明正在使用的 TensorFlow 二进制文件经过优化，可以使用对性能至关重要的可用 CPU 指令。该消息还表明额外的 CPU 指令（特别是 AVX2 和 FMA）在系统上可用，但没有被 TensorFlow 使用。这些指令可以为某些操作提供显著的性能改进。第 3～8 行确定了训练集和验证集的大小，分别包含 4097 和 1024 张图片。第 9 行是代码第 54 行的输出，这是图片增强前的 5121 张图片，高度和宽度均为 180 像素，RGB 图片的颜色通道数为 3。第 10 行输出的是图片增强后的数量达到 10 240 张。

第 11 行是训练和验证的过程。205 是批次数量，共花费 218 秒，其中每批次约 1 秒。loss 是损失函数的值，acc 是训练集上的准确度，auc 是训练集上的 ROC 曲线面积。val 开头的三个指标是在验证集上

的损失函数值、准确度和 ROC 曲线面积。lr 是学习率。在代码运行过
程中这一行的数字是动态变化的。"/"前面的内容表示批次数量会一
直增加至 205；同时，loss 的值一直降低，acc 和 auc 一直增加，直到
达到上述第 11 行所显示的值为止。

第 12 行输出体现测试的过程，即在测试集上的损失函数值、准确
率和 ROC 曲线面积。最后，第 13 行显示，在测试集上的准确率为
61.52%，即第 12 行输出中的 acc 的值。

如果我们把第 114 行的 EPOCH 设置为 10，CNN 可以在完整的训
练集上反复运行 10 次。这是代码 5-1CNN.py 输出如下：

Epoch 1/10
205/205 [==============================] - 167s 796ms/step
- loss：1.3837 - acc：0.4128 - auc：0.6826 - val_loss：0.8137 - val_acc：0.6492
- val_auc：0.8819 - lr：0.0010

Epoch 2/10
205/205 [==============================] - 163s 794ms/step
- loss：0.8942 - acc：0.5976 - auc：0.8540 - val_loss：0.6817 - val_acc：0.6779
- val_auc：0.9096 - lr：0.0010

Epoch 3/10
205/205 [==============================] - 170s 830ms/step
- loss：0.7683 - acc：0.6402 - auc：0.8894 - val_loss：0.6428 - val_acc：0.7016
- val_auc：0.9225 - lr：0.0010

Epoch 4/10
205/205 [==============================] - 189s 924ms/step
- loss：0.6988 - acc：0.6795 - auc：0.9105 - val_loss：0.6267 - val_acc：0.7071
- val_auc：0.9270 - lr：0.0010

Epoch 5/10

205/205 [==============================] - 210s 1s/step - loss: 0.6807 - acc: 0.6978 - auc: 0.9171 - val_loss: 0.5671 - val_acc: 0.7395 - val_auc: 0.9392 - lr: 0.0010

Epoch 6/10

205/205 [==============================] - 197s 962ms/step - loss: 0.6327 - acc: 0.7282 - auc: 0.9286 - val_loss: 0.5400 - val_acc: 0.7505 - val_auc: 0.9451 - lr: 0.0010

Epoch 7/10

205/205 [==============================] - 187s 914ms/step - loss: 0.5976 - acc: 0.7336 - auc: 0.9352 - val_loss: 0.5216 - val_acc: 0.7590 - val_auc: 0.9496 - lr: 0.0010

Epoch 8/10

205/205 [==============================] - 181s 886ms/step - loss: 0.5629 - acc: 0.7609 - auc: 0.9431 - val_loss: 0.5118 - val_acc: 0.7608 - val_auc: 0.9508 - lr: 0.0010

Epoch 9/10

205/205 [==============================] - 178s 871ms/step - loss: 0.5460 - acc: 0.7618 - auc: 0.9461 - val_loss: 0.4726 - val_acc: 0.7822 - val_auc: 0.9579 - lr: 0.0010

Epoch 10/10

205/205 [==============================] - 168s 818ms/step - loss: 0.5283 - acc: 0.7752 - auc: 0.9497 - val_loss: 0.4580 - val_acc: 0.7810 - val_auc: 0.9600 - lr: 0.0010

64/64 [==============================] - 40s 620ms/step - loss: 0.4332 - acc: 0.8125 - auc: 0.9655

Testing Accuracy: 81.25%

　　我们可以看到每次 CNN 运行后的各种指标的变化，损失函数的值持续下降，acc 和 auc 的值基本上持续增加。时期 9 到时期 10 的过程中，验证集上的准确率发生了下降，从 0.7822 到 0.7810，这时应该停止增加时期。第 10 个时期结束后测试集上的准确率达到了 81.25%，远大于第 1 个时期的结果。

　　我们给出的示例使用了 InceptionV3 模型，Keras 还支持其他很多种深度学习模型[①]。在一些公开的测试集上性能表现较好的模型包括：EfficientNetV2L、NASNetLarge、InceptionResNetV2、Xception 等。读者可以自行尝试这些模型。

---

① https：//keras.io/api/applications/

后　记

　　我本人是幸运的，在人工智能及医疗健康领域均有一些了解。回想我4岁读小学，11岁考入东北育才学校第7期超常教育实验班，15岁考入东北大学计算机系。大学本科时，沈阳音乐学院张红星教授教我学习国学，其间对《道德经》的几种英译本的研究让我产生了对语言智能计算、文本对齐的兴趣。后来了解到东北大学有机器翻译的相关研究，2000年我成为姚天顺教授的硕士研究生，开始研究自然语言处理，并成为使用统计方法、机器学习算法做相关研究的先行者。很多活跃在公司或高校的AI领域专家都出自东北大学自然语言处理实验室。在香港读博士期间，我使用机器学习、数据挖掘技术支持精确的信息检索，并参与了2004年的TREC会议和检索比赛。在美非能源、微软、微博、完美世界、亚马逊等公司的工作中，我积累了丰富的将人工智能技术用于IT、能源、零售、教育等领域的经验。

　　我在中国中医科学院从事过中医学的博士后研究，合作导师是崔蒙研究员，崔老师的工作为国际标准化组织（ISO）于2017年2月发布的《中医临床术语系统分类结构》做了重要支持。我使用机器学习算法做中医典籍、中医医案的处理和分析，并构建医学领域的语义网及本体。

　　2009年起，我开始正式学医，定期在医院实习。中医老师是我岳父，他医术高超，在没有网上挂号的时代，他的就诊者看病需要排队至少 24 小时。现在他已古稀之年，接诊量仍然每年过万。根据我的记录，2016 年 6 月的一天，我们就应诊了七十余名病人，遇到很多新的病例或多病并发，症状或疾病包括：胆肠吻合术术后异常、鼻炎、脱发、乳腺纤维瘤、肾囊肿合并肾结石和甲状腺结节、扩张性心肌病合并风湿、肺腺癌腹腔积液、脱髓鞘病、胆囊切除病人的糖尿病、老年崩漏、脊髓纤维化、肾上腺癌切除后的肺结节、痔疮、胸膜增厚合并肠息肉、下肢凉、孕妇咳嗽、口腔溃疡合并梅尼埃病、高血脂合并心律不齐和失眠、帕金森病伴随腰痛腿胀、子宫腺肌病、备孕、里急后重、子宫内膜异位增生、咳嗽咽炎脑鸣、蛋白尿合并膝盖滑囊炎、多发子宫肌瘤、四肢麻、痤疮、便秘、强直性脊柱炎、肺性脑病、哮喘、月经不调、胶质瘤术后导致单侧行动不便和语言障碍等。不分科的学习和实习让我了解了身体不同系统的各种疾病，并产生疾病诊断和治疗的全局观。学习和研究的过程中，我使用人工智能技术对国内外的医疗数据、医案、医学论文进行处理和分析，试图找到一些疾病的诊断、治疗方法的新见解。我认为，任何领域应用人工智能技术都要充分理解应用场景，并产生实用价值。

2013 年，国家中医药管理局出台师承政策，我成为国内第一批传统医学师承人员，2018 年通过了严格的出师考试，拿到了"传统医学师承出师证书"，这个证书可以让非医学背景的人参加执业医师考试，第二年我参加并通过了中医执业助理医师的考试，正式成为本硕博都是计算机专业的中医医师。听到别人叫我"王大夫"，我非常自豪。

王大禹

2024 年 9 月